ALIMENTACIÓN QUE AYUDA A CALMAR TU MENTE

Dra. Uma Naidoo

ALIMENTACIÓN QUE AYUDA A CALMAR TU MENTE

Una guía revolucionaria para controlar
tu ansiedad a través de lo que comes

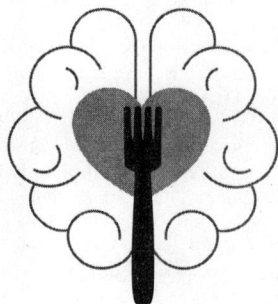

DIANA

Título original: *CALM YOUR MIND WITH FOOD, A Revolutionary Guide to Controlling Your Anxiety*

© 2023, Uma Naidoo
Esta edición se publica por acuerdo con Little, Brown and Company, Nueva York, Nueva York, EE. UU. Todos los derechos reservados.

Traducción: Laura Mier
Formación: Alejandra Romero
Diseño de portada: Planeta Arte & Diseño / Paulina Zaragoza Colin
Ilustración de portada: © Getty Images
Fotografía de la autora: Cortesía de la autora

Derechos reservados

© 2025, Editorial Planeta Mexicana, S.A. de C.V.
Bajo el sello editorial DIANA M.R.
Avenida Presidente Masarik núm. 111,
Piso 2, Polanco V Sección, Miguel Hidalgo
C.P. 11560, Ciudad de México
www.planetadelibros.com.mx

Primera edición en formato epub: octubre de 2025
ISBN: 978-607-39-3244-8

Primera edición impresa en México: octubre de 2025
ISBN: 978-607-39-3070-3

Impreso en los talleres de Litográfica Ingramex, S.A. de C.V.
Centeno núm. 162-1, colonia Granjas Esmeralda, Ciudad de México
Impreso y hecho en México – *Printed and made in Mexico*

A mis padres, quienes me inculcaron que la educación era el camino para superar el *apartheid* y alcanzar la libertad que ellos nunca tuvieron.

A mi esposo, que es mi mayor y más fuerte apoyo.

ÍNDICE

PARTE III
EL PROTOCOLO

INTRODUCCIÓN

Mi primer libro salió en un momento difícil. La fecha de publicación, en agosto de 2020, significó que un lanzamiento cuidadosamente planeado se arruinó por completo durante el apogeo de la pandemia por COVID-19. La situación en el mundo evolucionaba con tanta rapidez que tomó tiempo para que las giras virtuales de libros y las conferencias magistrales a distancia se solidificaran, y me preocupaba que mi trabajo para comunicar la importancia de la psiquiatría nutricional pasara desapercibido. Aún mayor que esa preocupación era el estrés de ser una médica de primera línea durante una época tan incierta como terrible.

Gracias a los heroicos esfuerzos de mi increíble equipo editorial, el lanzamiento de mi libro no fracasó como temía. La pandemia atrajo más atención tanto a la salud mental como a la alimentación; después de todo, a muchos de nosotros no nos quedaba más remedio que comer y preocuparnos, preocuparnos y comer. A medida que el libro iba teniendo éxito, debería haberme alegrado de cómo estaba ayudando a personas de todo el mundo a comprender mejor la relación entre los alimentos que comen y el funcionamiento interno de su cerebro. Pero, aunque me sentía agradecida de que la gente leyera y aprendiera del libro, la carga de los primeros días de la pandemia no disminuía; en todo caso, se hacía más pesada. Por extraño que parezca, con cada galardón, reportaje, aparición en televisión y crítica positiva, sentía un gran pánico por lo que vendría después. Pensar en cómo mantener el impulso no era emocionante ni satisfactorio; era aterrador. Sentía que no podía hacerlo.

Como psiquiatra que ha pasado años diagnosticando ansiedad en otras personas, sé cómo reconocer los signos. Yo también los había sentido antes, cuando me diagnosticaron cáncer y tuve que enfrentarme a un programa abrumador de quimioterapia y otros tratamientos. Esa fue mi primera lucha evidente con mi propia salud mental, y mi experiencia con el verdadero poder de la psiquiatría nutricional. La comida me ayudó a aliviar mi ansiedad y a apoyar mi tratamiento médico, lo que sentó las bases de mi trabajo actual.

Pero lo de mi libro se sentía diferente. En lugar de enfrentarme a una enfermedad mortal, me invitaban a programas de televisión y pódcast, mientras me convertía en colega y amiga de algunos de mis héroes médicos y mediáticos, como Deepak Chopra. Cuando me obligué a dar un paso atrás y a tomar perspectiva, supe que debería sentirme afortunada, eufórica y agradecida, pero, de alguna manera, la abrumadora ansiedad era la emoción que prevalecía. Para complicar aún más las cosas, a pesar de prestar atención a mi alimentación y encontrar tiempo para hacer ejercicio, comencé a subir de peso, debido, en parte, al estrés y la ansiedad, y en parte a las secuelas de la quimioterapia que causaban estragos en mi metabolismo. Aunque luché contra mi timidez, no pude evitar la sensación de que subir de peso socavaba mis argumentos sobre la nutrición saludable, lo que agravó aún más mi ansiedad por las apariencias y las pláticas.

Con el paso del tiempo, parecía que nada funcionaba. Mis prácticas habituales de cuidado personal, alimentación consciente, meditación, yoga y otras formas de ejercicio parecían gotas en un océano de ansiedad. Me esforcé por mantener una nutrición constante, pero me sentía como si hubiera seguido un régimen de papas a la francesa y donas. A veces, mi ansiedad se desbordaba por estos problemas continuos y me sentía totalmente desesperada; dejaba de hacer ejercicio durante días y luego descuidaba mi nutrición. Las preocupaciones por la pandemia, junto con todo lo demás, interrumpieron mi sueño, a medida que el «coronasomnio» se hacía presente. Todo se combinó en un ciclo de angustia, estrés y ansiedad que se retroalimentaba.

Cuando llegó el momento de empezar a planificar un nuevo libro, supe de inmediato sobre qué tema quería escribir: la ansiedad. El trastorno mental más diagnosticado en el mundo había llegado a mi puerta, y esperaba que, al aprender más de las investigaciones de vanguardia sobre las conexiones entre la nutrición y la ansiedad, pudiera ayudarme a manejar mi propia ansiedad y arrojar luz sobre un tema tan urgente y complicado para todos. A través de mi trabajo clínico y mi investigación para el primer libro, ya sabía lo entrelazada que estaba la ansiedad con el microbioma intestinal, pero cuando comencé a recopilar artículos y a redactar las primeras partes de este libro, me sorprendí al descubrir cómo la ansiedad está ligada a tantos aspectos diferentes de la salud física, como a la inmunidad, la inflamación, la respuesta de la leptina y el metabolismo.

Esta investigación me hizo enfrentarme a las capas más profundas de lo que la ansiedad le hace al cuerpo y al cerebro. Estudiar cómo está estrechamente relacionada con el desequilibrio metabólico me ayudó a comprender cómo había contribuido a que mi metabolismo se desequilibrara, lo que me llevó a un aumento de peso persistente. A su vez, aprender cómo la ansiedad está relacionada con la leptina, la hormona del hambre, me dio una base para entender por qué devoraba mis comidas, pero de alguna manera me saciaba menos, a pesar de que estaba comiendo más. Esto fue un doloroso recordatorio de que incluso los alimentos saludables pueden ser perjudiciales cuando no se comen con moderación.

Trabajar en el libro me dio la fortaleza para redoblar mis esfuerzos y dar pequeños pasos para manejar mi ansiedad, confiando en que la suma de pequeñas y sencillas acciones tendría un gran efecto en cómo me sentía. Una vez que las restricciones del COVID-19 lo permitieron, reservé masajes regulares y otros tratamientos de spa que me ayudaran a aliviar el estrés. Descubrí una curiosa plastilina perfumada que llevaba en la bolsa cuando viajaba para usarla como pelota antiestrés cuando las cosas se ponían tensas. Elegí una con aroma relajante de lavanda y otra con aroma marino relajante, ya que el mar siempre ha sido un lugar de calma para mí (puedes encontrar mi receta de plastilina casera de lavanda en la página 333). Aprendí de nuevo a respirar alternando las fosas nasales, un ejercicio de respiración yóguico que calma y relaja, y comencé a practicarlo a diario. Fui a ver a un profesor de meditación trascendental para mejorar mis habilidades, en aquel entonces entorpecidas. Como me sentía desconectada del yoga, aprendí *qigong,* una antigua práctica de movimiento china que involucra suavemente a todo el cuerpo con el objetivo de reducir tanto su inflamación como la del cerebro. Más tarde, pude retomar mi saludo al sol de yoga, que siempre me había servido para dar la bienvenida al día con energía positiva.

Para contener la avalancha de obligaciones en apariencia interminables, invertí en una aplicación de gestión del tiempo para mi iPad, que me ayudó a organizar mis días implacablemente ocupados. Empecé a retrasar los plazos propuestos por los medios de comunicación para enviar un presupuesto o un artículo, y empecé a aceptar invitaciones a pódcast solo en los días compatibles con mi apretada agenda hospitalaria.

En cuanto a mi dieta, pasé de tres tazas de café al día a una, y aumenté poco a poco la cantidad de agua que bebía para compensar la deshidratación, que puede empeorar la ansiedad. Actualicé la receta de la *golden milk* de mi querida abuela añadiendo más especias que alivian la ansiedad, y me propuse beberlo todos los días. Esto me ayudó a conectar con un recuerdo positivo de la infancia, además de proporcionar a mi cerebro fitoquímicos bioactivos curativos. Además de recordarme a mí misma que debía comer conscientemente y masticar la comida con lentitud, reconocí que podía presentar cierta resistencia a la leptina y comencé a abordarla a través del manejo del estrés y mis elecciones alimentarias. Aunque no restringí las calorías, tuve cuidado de no comer papas a la francesa u otras opciones poco saludables que solían pedir mis amigos o familiares cuando pudimos volver a comer juntos. Me incliné por las verduras crucíferas, que sacian y ayudan a compensar los dolores de hambre que puede crear una hormona del apetito desequilibrada. Comía todas las verduras de hoja verde que podía, tanto para hacer ensaladas como para preparar un licuado nutritivo los días de entrenamiento. Empecé a llevar conmigo una mezcla de frutos secos saludables por si me daba hambre y aparecía la tentación de una dona. Me esforcé por recuperar mi pasión por la cocina, elaborando algunas de las recetas que aparecen en este libro y descubriendo nuevas comidas favoritas.

La combinación de estas técnicas para reducir la ansiedad me ayudó a sentirme más centrada y recuperé la capacidad de vivir el momento y concentrarme en la tarea que tenía entre manos. A pesar de ello, todavía no me sentía del todo completa hasta que experimenté dos acontecimientos personales diferentes.

Aunque siempre he trabajado duro en mi propia terapia para deshacerme de la ansiedad que rodea mi experiencia con el cáncer, no entendía muy bien lo profundamente arraigada que estaba en mi inconsciente. Varias veces al año acudía a mis pruebas y exámenes. En medio de la escritura de este libro, fui como de costumbre a una de esas revisiones y, mientras revisaba los resultados, mi doctora me miró y dijo:

—Tengo buenas noticias: tus pruebas son normales, te daremos de baja de la clínica de seguimiento y pasarás a la clínica de supervivencia.

La miré con sorpresa y euforia, pero al mismo tiempo se me llenaron los ojos de lágrimas. Mientras le daba las gracias entre lágrimas, sentí como si me hubieran quitado físicamente un peso enorme de encima. Mi corazón recuperó su ritmo normal, mi respiración se volvió más regular y, al ponerme de pie, me sentí ligera y libre.

Cuando viviste una enfermedad como el cáncer, te despiertas cada día después de tu diagnóstico inicial preguntándote si sobrevivirás. Al principio, es una preocupación consciente y visceral. A medida que perseveras en las etapas de cuidado y tratamiento, el cáncer pierde presencia, pero persiste en tu vida como una sombra latente. Avanzas en tu día y en tu vida, y con el tiempo tal vez aprendes a ignorarlo, pero permanece bajo la superficie. Escuchar de mi médica aquellas palabras me liberó de unas cadenas mentales a las que me había acostumbrado tanto que apenas me daba cuenta de que estaban ahí. La opresión en mi pecho comenzaba a aflojarse y la luz del día de alguna manera parecía más brillante. Esa noche, mientras cenaba, algo cambió. Tenía menos hambre, pero la comida sabía mejor. Pude comer despacio y con atención y no tuve problemas para reconocer cuando me había llenado.

Mientras avanzaba en los días siguientes sintiéndome significativamente más tranquila, tuve un encuentro casual que me brindó otra clave fundamental de comprensión para ayudar a liberarme de la ansiedad. Quedé con una amiga para cenar, y me preguntó si podía llevar consigo a un sanador que en verdad la había ayudado. Yo estaba un poco escéptica, pero la reducción de mi ansiedad después de recibir mis buenas noticias me hizo sentir más abierta a experiencias nuevas y diferentes. Al final, él y yo congeniamos casi al instante. Mientras hablábamos durante la cena, dedujo algo profundo sobre mi vida, mis antecedentes y mi trauma, algo que siempre he mantenido bien oculto.

Crecí en Sudáfrica bajo el *apartheid*. Aunque las políticas de segregación racial que separaban a blancos y negros son bien conocidas, las familias indias también fueron segregadas y vivían en condiciones inferiores. De niña, no podía ir a los mismos parques infantiles o de atracciones que mis compañeros blancos, y tenía que asistir a escuelas separadas que no eran tan buenas en comparación con las instalaciones para blancos. No creo que entendiera realmente lo que eso significaba en ese momento; no estoy segura de que un niño pueda entender en realidad un odio y prejuicios tan descarados. Pero el sanador fue capaz de ver profundamente en mi alma y movilizar algunas emociones que nunca había podido formar por completo. Cuando creces en una sociedad que juzga cada una de tus acciones por el color de tu piel, desarrollas un profundo sentimiento de vergüenza. Intentas esconderte. Sientes que el éxito te llevaría a ser el objeto de ataques y que sería más seguro esconderte. Aunque fui la mejor de mi clase en la escuela, capitana de mi equipo deportivo, bailarina de *ballet* y pianista, parecía que mis logros significaban poco, superados por mi color de piel. Mis padres, orgullosos, guardaban un álbum de mis numerosos certificados de premios, trofeos y medallas, pero para la sociedad blanca sudafricana yo no tenía ninguna importancia.

Poco a poco empecé a comprender que este mismo sentimiento también estaba en la raíz de mis actuales luchas con la ansiedad. Fue un recordatorio aleccionador de la complejidad de la mente humana. Mientras los que me rodeaban aplaudían mi libro y mi trabajo, un doloroso vacío persistía en mi interior. Pero por primera vez, parecía que podía sacar a la superficie esa sensación de vacío y darle sentido. En ocasiones se necesita una persona valiente que dé un salto y evidencie un problema, atrayendo la atención consciente sobre él.

Comprender y liberarme de las cargas de mi experiencia con el cáncer y mi trauma infantil me dio la herramienta final para desbloquear mi ansiedad y mis dificultades metabólicas. Las presiones de un libro exitoso y los temores de vivir una pandemia se sintieron más claros y posibles de manejar con mi nueva perspectiva. Así, por fin, pude ayudar a restablecer mi metabolismo a medida que despejaba el camino para aliviar mi ansiedad. Recuperé mi peso normal y una vez más sentí que podía disfrutar de la vida sin el espectro de la preocupación.

Todo esto es para decir que escribí este libro por preocupación y compasión por mis pacientes y por curiosidad profesional sobre un campo de la ciencia emocionante y atractivo, pero también lo escribí por el dolor de la experiencia personal. Cada día veía más ansiedad en mi trabajo clínico, leía sobre ella en las noticias, se reportaban suicidios, como nunca antes en toda mi carrera. Pero yo también estaba viviendo mi lucha. El bienestar mental es para todos; la ansiedad no discrimina y puede afectar a cualquiera de nosotros. La capacidad de luchar contra la ansiedad no debe estar reservada solo a aquellos que tienen acceso a una buena atención médica. Necesitamos soluciones más accesibles que no requieran recetas ni seguros. La alimentación y la nutrición son herramientas valiosas que pueden acercarnos mucho más a aliviar la ansiedad, junto con otros tratamientos y avances. Comer es algo que todas las personas deben hacer cada día. No podemos permitirnos descuidar una forma tan básica de luchar por una buena salud mental.

Si te sientes ansioso, no eres el único. En este libro aprenderemos cómo la ansiedad se conecta de manera fundamental con tu cerebro y tu cuerpo, y cómo puedes aprovechar el poder que tienes en lo que pones en tu tenedor para calmar tu mente.

PARTE I
EL PROBLEMA

CAPÍTULO 1

LA LUCHA CONTRA LA EPIDEMIA
MUNDIAL DE ANSIEDAD

Mientras escribía este libro me invitaron a dar una conferencia magistral en el primer Congreso de Medicina Integrativa y Personalizada en Londres. Fue un gran honor que me pidieran hablar en un evento internacional, y me entusiasmó que los organizadores estuvieran interesados en mi trabajo. Acepté con humildad, sintiéndome segura de presentarme ante un grupo de médicos con ideas afines. Por supuesto, puede ser estresante hablar frente a un público como ese en persona, especialmente después de unos años acostumbrada a las videollamadas. Sin embargo, mi vasta experiencia en situaciones similares me permitió confiar en mi capacidad para mantener la calma y ser profesional.

Lo que siguió casi me provocó un desmayo. Recibí un correo electrónico informándome de que mi trabajo había llamado la atención de la familia real. Junto con otros tres médicos estadounidenses, fui invitada a reunirme con su alteza real el príncipe de Gales, que ahora es el rey de Inglaterra, para hablar de nuestro trabajo. Tenía que ser un error. ¿Iba a conocer al príncipe Carlos? ¿Cómo demonios había pasado eso?

La ansiedad me inundó como un chorro a presión. Me sudaban las palmas de las manos, mis pensamientos se aceleraban y mi corazón latía con fuerza en el pecho. El síndrome de la impostora contra el que llevo años luchando volvió a manifestarse. Seguro que el príncipe de Gales se daría cuenta de que era un fraude. ¡Sería el fin de mi carrera! Mi cerebro ansioso distorsionó lo que debería haber sido un momento positivo y lo convirtió en algo completamente diferente.

Por fortuna fui capaz de controlar mis sentimientos. No podía dejar que la ansiedad me hiciera fracasar. Me concentré en el momento e hice algunos ejercicios de *pranayama*, es decir, ejercicios de respiración del yoga. Me llevó tiempo calmarme y ser capaz de aceptar plenamente la situación, pero cuando escribí un «sí» comedido y cortés a la invitación, me sentí tranquila y abrí espacio a la emoción y la alegría.

Una vez en Londres, a medida que se acercaba mi reunión con el príncipe, tuve que trabajar de manera activa para separar la alegría del miedo y la ansiedad. La mañana del evento me levanté temprano, medité y me aseguré de beber agua fría, que ayuda a aliviar la deshidratación nocturna; además, su frescura siempre me relaja la mente y el cuerpo. Desayuné alimentos calmantes, como tofu revuelto sazonado con cúrcuma y pimienta negra, con champiñones y espinacas de guarnición. Me las arreglé para mantener la calma y la concentración cuando mi cepillo eléctrico sufrió un cortocircuito, aunque la perspectiva de tener un mal día de cabello siempre me ha arruinado el humor. Mientras veía el vestido que me pondría y practicaba mi reverencia, hice más ejercicios de respiración y utilicé la atención plena para evitar que mis pensamientos se dispararan. Aunque fui a la reunión con algunas mariposas en el estómago, lo peor de mi ansiedad había remitido y pude entrar con confianza.

Probablemente puedas adivinar cómo nos fue en la reunión. El príncipe Carlos fue encantador, al igual que los otros médicos presentes, y mantuvimos una animada discusión sobre el tipo de enfoque integral de la salud mental que aprenderemos en este libro. No fue el final de mi carrera, sino el increíble comienzo de un emocionante papel como embajadora de Estados Unidos para el Colegio de Medicina del Reino Unido, liderando la campaña *Food for Mood* [Alimentos para el estado de ánimo].

En el avión de vuelta a casa desde Reino Unido, reflexioné sobre cómo la ansiedad casi había hecho fracasar un momento tan trascendental en mi vida. Puede ser fácil minimizar los sentimientos de ansiedad, diciéndote a ti mismo que *seas más fuerte* o que *lo superes*. Sin embargo, la ansiedad es real y perjudicial. Me sentí agradecida de haber podido calmar la mía a través de una combinación de práctica, comprensión de cómo funciona el cerebro y una dieta que crea una base sólida para la salud mental. Pensé en mis pacientes que han tenido luchas similares, ya sea con desafíos específicos en su vida personal y profesional o con el tipo de ansiedad generalizada que magnifica los detalles más pequeños hasta sumir su mundo en el caos.

Toda la experiencia fue un poderoso recordatorio de agradecimiento por tener la oportunidad de ayudar a otros a mejorar su salud mental y a comprender y superar su ansiedad a través de la poderosa medicina de la alimentación.

LA EPIDEMIA DE ANSIEDAD

La Asociación Estadounidense de Psiquiatría (APA, por sus siglas en inglés) realiza una serie de encuestas de opinión pública, entre las que se incluye una mensual reciente llamada Healthy Minds Monthly [Mentes sanas todos los meses], que ofrece una visión fascinante de la salud mental del estadounidense promedio.[1] Al examinar los resultados de los últimos años, se pone de manifiesto la creciente preocupación por una larga lista de factores estresantes tanto modernos como atemporales: los efectos de las redes sociales, la salud y la seguridad de nuestros hijos, el estrés laboral y la dificultad para llegar a fin de mes. En marzo de 2020, la ansiedad se disparó por el repentino aumento de casos de COVID-19, y el 48% de los estadounidenses declaró sentir ansiedad por contraer la nueva enfermedad, y un número aún mayor se preocupaba de que afectara a sus seres queridos, sus finanzas y la economía en general.[2] Pero a medida que la ansiedad específica por el virus comenzó a remitir, fue rápidamente reemplazada

---

[1] Encuestas de opinión pública de la APA. American Psychiatric Association. Consultado el 15 de febrero de 2023. https://psychiatry.org/news-room/apa-public-opinion-polls.

[2] «New Poll: COVID-19 Impacting Mental Well-Being: Americans Feeling Anxious, Especially for Loved Ones; Older Adults Are Less Anxious». American Psychiatric Association. 25 de marzo de 2020. Consultado el 15 de febrero de 2023. https://psychiatry.org/News-room/News-Releases/new-poll-covid-19-impacting-mental-well-being-amer.

por preocupaciones sobre el regreso al lugar de trabajo, la guerra en Ucrania, el cambio climático, la inflación y el fantasma de los tiroteos masivos.[3] En octubre de 2022, el 79% de los adultos declaró que creía que el estado de la salud mental en Estados Unidos era una emergencia de salud pública.[4]

Los hallazgos de la APA son solo una pieza en un cúmulo de evidencias de que estamos experimentando una crisis de ansiedad sin precedentes. La ansiedad es la afección de salud mental diagnosticada con mayor frecuencia en el mundo, y nuestras mejores encuestas epidemiológicas muestran que hasta el 33.7% de las personas sufrirá un trastorno de ansiedad a lo largo de su vida.[5] Otras estimaciones muestran que alrededor de 40 millones de estadounidenses, o el 18.1% de la población, sufren de ansiedad cada año.[6] Sabemos que la ansiedad tiende a ser más frecuente en las mujeres que en los hombres,[7] y que las desigualdades en el acceso a la atención médica pueden suponer un desafío particular para su tratamiento en las comunidades racializadas.[8] Especialmente preocupante es el aumento vertiginoso de la ansiedad

---

[3] «Después de dos años de COVID-19, la ansiedad de los estadounidenses se dirige a los acontecimientos mundiales, según la encuesta anual de salud mental de la APA». American Psychiatric Association. 22 de mayo de 2022. Consultado el 15 de febrero de 2023. https://psychiatry.org/news-room/news-releases/americans-anxiety-global-events.

[4] «A medida que se acercan los exámenes parciales, el 79% de los estadounidenses cree que la salud mental es una emergencia de salud pública que necesita más atención por parte de los legisladores». American Psychiatric Association. 6 de octubre de 2022. Consultado el 15 de febrero de 2023. https://www.psychiatry.org/News-room/News-Releases/Midterms-poll-mental-health-priority.

[5] Bandelow B, Michaelis S. «Epidemiology of anxiety disorders in the 21st century». *Dialogues in Clinical Neuroscience.* 2015; 17(3): 327-35. https://doi.org/10.31887/dcns.2015.17.3/bbandelow.

[6] «Trastornos de ansiedad: hechos y estadísticas». Anxiety & Depression Association of America. Consultado el 15 de febrero de 2023. https://adaa.org/understanding-anxiety/facts-statistics.

[7] McLean C. P., Asnaani A., Litz B. T., Hofmann S. G., «Gender differences in anxiety disorders: Prevalence, course of illness, comorbidity and burden of illness». *Journal of Psychiatric Research.* 2011; 45(8): 1027-35. https://doi.org/10.1016/j.jpsychires.2011.03.006.

[8] Eken H. N., Dee E. C., Powers A. R. III, Jordan A., «Racial and ethnic differences in perception of provider cultural competence among patients with depression and

en los jóvenes. Entre 2016 y 2020, los diagnósticos de ansiedad en niños de entre 3 y 17 años aumentaron un 29%.[9] La ansiedad es tan común entre todos los grupos que, en septiembre de 2022, el Grupo de Trabajo de Servicios Preventivos de Estados Unidos recomendó que se realizara un examen de detección de ansiedad a todos los adultos menores de 65 años.[10]

Si estás leyendo este libro, sospecho que conoces de primera mano sobre el poder destructivo de la ansiedad, o tal vez la has visto consumir a un ser querido. Probablemente estés familiarizado con los pensamientos desbocados, las palmas sudorosas y las náuseas que pueden hacerte sentir incapaz de levantarte de la cama y afrontar el día. Pero por muy graves que sean los síntomas mentales diarios de la ansiedad, no cuentan toda la historia. La ansiedad puede aumentar el riesgo de padecer enfermedades cardiacas,[11] diabetes,[12] enfermedades autoinmunes[13] y alzhéimer.[14] Como sobreviviente de cáncer, sé

anxiety symptoms: A retrospective, population-based, crosssectional analysis». *Lancet Psychiatry*. 2021; 8(11): 957-968. https://doi.org/10.1016/s2215-0366(21)00285-6.
[9] «HHS leaders urge states to maximize efforts to support children's mental health». 25 de mayo de 2022. Consultado el 15 de febrero de 2023. https://www.hhs.gov/about/news/2022/05/25/hhs-leaders-urge-states-maximize-efforts-support-childrens-mental-health.html.
[10] Baumgaertner E., «Health panel recommends anxiety screening for all adults under 65». *The New York Times*. 20 de septiembre de 2022. Consultado el 15 de febrero de 2023. https://www.nytimes.com/2022/09/20/health/anxiety-screening-recommendation.html.
[11] Karlsen H. R., Matejschek F., Saksvik-Lehouillier I., Langvik E., «Anxiety as a risk factor for cardiovascular disease independent of depression: A narrative review of current status and conflicting findings». *Health Psychology Open*. 2021; 8(1): 205510292098746. https://doi.org/10.1177/2055102920987462.
[12] Chien I. C., Lin C. H., «Increased risk of diabetes in patients with anxiety disorders: A population-based study». *Journal of Psychosomatic Research*. 2016; 86: 47-52. https://doi.org/10.1016/j.jpsychores.2016.05.003.
[13] Siegmann E. M., Müller H. H. O., Luecke C., Philipsen A., Kornhuber J., Grömer T. W., «Association of Depression and Anxiety Disorders With Autoimmune Thyroiditis». *JAMA Psychiatry*. 2018; 75(6): 577. https://doi.org/10.1001/jamapsychiatry.2018.0190.
[14] Becker E., Orellana Rios C. L., Lahmann C., Rücker G., Bauer J., Boeker M., «Anxiety as a risk factor of Alzheimer's disease and vascular dementia». *British Journal of Psychiatry*. 2018; 213(5): 654-660. https://doi.org/10.1192/bjp.2018.173.

por experiencia cómo la ansiedad puede golpear con la fuerza de un camión desbocado en plena autopista, complicando la recuperación del cuerpo de una enfermedad grave.

Quizá lo más insidioso es que la ansiedad tiende a alimentarse a sí misma. En mis pacientes, a menudo veo cómo las preocupaciones se agravan unas a otras, un factor de estrés alimenta a otro hasta que su salud mental entra en una espiral descendente. Yo también soy susceptible a eso: incluso investigando y escribiendo estas estadísticas, mi ritmo cardiaco se eleva y mis palmas están sudorosas. Pero cuando me alejo de la pantalla, respiro hondo y me tomo un momento para estar atenta, recuerdo que, a pesar del colosal desafío de la crisis mundial de ansiedad, no es momento de desesperarse. Aunque puede resultar abrumador considerar el número de personas que sufren ansiedad en todo el mundo, como psiquiatra, me alienta tanto nuestro creciente conocimiento del intrincado funcionamiento del cerebro humano como nuestra comprensión de que una buena salud mental es un esfuerzo en equipo que requiere el apoyo de todo tu cuerpo. Como psiquiatra nutricional, me entusiasman las pruebas que demuestran que la alimentación puede ser una herramienta indispensable para mejorar la salud mental. Y como chef, disfruto imaginar la creatividad y el talento con que los cocineros caseros combinan ingredientes saludables para crear comidas deliciosas, nutritivas y que combatan la ansiedad.

Incluso durante una crisis de ansiedad sin precedentes, nuestro conocimiento sobre esta afección está aumentando a toda velocidad, y se están dando pasos agigantados en nuestra comprensión de que la ansiedad no es solo una afección mental, sino una enfermedad compleja e interrelacionada que debe tratarse con un enfoque integral. En este libro, profundizaremos en las últimas investigaciones sobre las formas en que la ansiedad se arraiga en el cerebro, el intestino, el sistema inmunitario y el metabolismo, todos los cuales tienen que funcionar de manera correcta para mantener nuestra mente tranquila y despejada.

QUÉ ES LA ANSIEDAD

Las emociones humanas son complejas. Incluso la persona más equilibrada del mundo se ve arrastrada por los vaivenes de la emoción, experimentando altibajos emocionales, a veces en rápida sucesión. Mi reunión con el príncipe de Gales debería haber tenido una perspectiva de orgullo y afirmación, pero, en cambio, mi mente se sumió en una ansiedad turbulenta. ¿Por qué?

El estudio de las emociones se denomina «ciencia afectiva» y es uno de los campos de estudio psiquiátricos más estimulantes e innovadores. Las hipótesis que se han mantenido durante mucho tiempo sobre lo que ocurre en el cerebro cuando se desencadenan diferentes emociones se están poniendo en tela de juicio a medida que surgen nuevas teorías. A pesar de nuestro creciente conocimiento sobre la salud mental, no tenemos una comprensión clara de las causas exactas de la ansiedad, pero sí sabemos que intervienen muchos factores. En el modelo biopsicosocial de la ansiedad, los clasificamos como:

- **Biológicos:** genética, neuroquímica (por ejemplo, desequilibrios de los neurotransmisores), afecciones de salud, enfermedades crónicas y factores nutricionales.
- **Psicológicos:** rasgos de personalidad, sensibilidad a la ansiedad, historial de traumas.
- **Sociales:** soledad, calidad del sueño, ejercicio, abuso de sustancias.[15]

Para una persona determinada, cualquiera de estos factores puede pesar más que los demás, y cada individuo puede responder de forma distinta al mismo conjunto de factores estresantes. Los escenarios

[15] Murniati N., Al Aufa B., Kusuma D., Kamso S., «A scoping review on biopsychosocial predictors of mental health among older adults». *International Journal of Environmental Research and Public Health.* 2022; 19(17): 10909. https://doi.org/10.3390/ijerph191710909.

que podrían causar ansiedad extrema en una persona pueden parecer totalmente rutinarios para otra. Y una estrategia para combatir la ansiedad que funciona para una persona puede no dar los mismos resultados en otra. Todo forma parte del confuso y enigmático rompecabezas del cerebro humano.

Sin importar los factores específicos que provocan la ansiedad, esta desencadena un conjunto distinto de procesos fisiológicos inconscientes en tu cuerpo. Para entender cómo este reacciona a la ansiedad, es útil comprender primero a su primo, el miedo. Este es una emoción primitiva y visceral provocada por la presencia de un peligro real. Cuando detectas la amenaza a través de uno de tus cinco sentidos, se activa una pequeña parte de tu cerebro llamada «amígdala», que transmite la alarma al hipotálamo cercano, el cual está estrechamente conectado a la hipófisis y a las glándulas suprarrenales en una relación conocida como «eje hipotálamo-hipofisario-adrenal» (eje HPA), que libera hormonas como la adrenalina y el cortisol y se coordina con el sistema nervioso autónomo (SNA) para desencadenar una respuesta de lucha o huida.

El efecto combinado de esta respuesta de miedo en cascada es que tus sentidos se agudizan para ayudarte a responder a la amenaza. Por ejemplo, si estás conduciendo y ves que un camión de seis toneladas se cruza a tu carril, tu eje HPA y tu SNA entrarán en acción. Tu ritmo cardiaco aumentará, tus pupilas y vasos sanguíneos se dilatarán, respirarás más hondo y tu cuerpo pondrá energía adicional a disposición de tus células. Con estas facultades aumentadas, tu cerebro y tu cuerpo son más capaces de reaccionar con la suficiente rapidez como para que puedas desviarte hacia un lado y evitar un choque potencialmente mortal.

Es fácil ver por qué la respuesta al miedo es útil, incluso esencial, para nuestra capacidad de sobrevivir en un mundo peligroso. También parece intuitivo que esté programada en los circuitos de nuestro cerebro: si nuestros antepasados hubieran estado menos inclinados a sentir temor, sus genes podrían no haber sobrevivido, gracias a la selección natural. Después de todo, no solo los seres humanos experimentan una respuesta de miedo: vemos reacciones similares en los animales cada vez que una ardilla huye de un perro demasiado impetuoso.

El miedo es un subconjunto de una categoría más amplia de reacciones fisiológicas llamada «respuesta al estrés». En la vida cotidiana, solemos pensar en el estrés como una tensión psicológica o emocional provocada por dificultades familiares, laborales, escolares, económicas u otros retos cotidianos. Sin embargo, en la terminología médica, el estrés tiene una definición más extensa; un estudio lo describe como «cualquier estímulo intrínseco o extrínseco que provoca una respuesta biológica».[16] Según esa definición, el camión que se cruza en tu carril es un factor estresante, así como lo es que te preocupe hacer una presentación en el trabajo. Aunque estos escenarios plantean diferentes niveles de amenaza, ambos provocan la misma respuesta básica en tu cuerpo, activando tu amígdala y desencadenando una cascada de respuesta al estrés a través del eje HPA y el SNA. Por eso puedes sentir sensaciones similares de pánico, nerviosismo, sudoración excesiva y aumento del ritmo cardiaco, tanto si estás en peligro inminente como si nada más estás nervioso por una tarea que se avecina. Aunque la intensidad de la respuesta al estrés puede variar, las vías básicas son las mismas.

Si bien el estrés y la ansiedad están relacionados, hay una diferencia crucial entre ambos. La respuesta al estrés está causada por estímulos activos a los que tu cuerpo está reaccionando. Lo ideal es que, cuando se elimina el factor estresante, la respuesta al estrés se disipe y tu cuerpo pueda volver a funcionar con normalidad. La ansiedad, en cambio, se preocupa por el futuro, anticipando amenazas potenciales que aún no se han materializado. El cerebro humano está programado para estar en alerta constante ante la posibilidad de problemas, siempre velando por nuestro bienestar. Eso es algo bueno, siempre que se mantenga en moderación, y constituye otra parte importante del sistema de defensa natural que nos permite anticiparnos a las amenazas y mantenernos fuera de peligro. Pero es fácil que el cerebro se vuelva

[16] Yaribeygi H. Panahi Y., Sahraei H., Johnston T. P., Sahebkar A., «The impact of stress on body function: A review». *EXCLI Journal*. 2017; 16: 1057-1072. https://doi.org/10.17179/excli2017-480. PMID: 28900385; PMCID: PMC5579396.

irracional ante los peligros a los que nos enfrentamos, al imaginar amenazas que no existen o al sobreestimar la gravedad de las que sí existen. Podemos estar preocupados por sufrir un accidente de coche o contraer una enfermedad potencialmente mortal como el COVID-19, pero la ansiedad es igual de debilitante cuando se trata de situaciones laborales, familiares o sociales. Es cierto que mi reunión con el príncipe Carlos no me ponía en ningún tipo de peligro tangible, pero eso no impidió que mi ansiedad saltara a la idea irracional de que esta gran oportunidad terminaría, de algún modo, provocando mi ruina profesional.

Sin importar el origen de nuestra ansiedad, estos sentimientos atrapan nuestro cerebro en patrones innecesarios de respuesta al estrés: acaparan los valiosos recursos de la mente y el cuerpo, causando una serie de síntomas cognitivos y físicos como falta de concentración, pensamientos desbocados, confusión, aumento del ritmo cardiaco, mareos y malestar estomacal. Las mismas vías de pensamiento y respuestas fisiológicas que podrían ayudarnos a sobrevivir en un escenario de vida o muerte, en una fracción de segundo se convierten en un peso innecesario para el cerebro y el cuerpo, privándonos de una función mental saludable. Y como la ansiedad es tan difícil de tratar, es común que las personas la padezcan durante largos periodos: meses, años o incluso toda la vida. La carga de vivir en un estado constante de respuesta al estrés provocado por la ansiedad puede causar o empeorar una serie de afecciones médicas graves, como un sistema inmunitario debilitado, inflamación crónica y un mayor riesgo de trastornos metabólicos como la diabetes mellitus tipo 2.

LA TEORÍA DE LA EMOCIÓN CONSTRUIDA

La ciencia afectiva moderna ha abierto nuevas vías para comprender la base de las emociones, incluyendo el miedo y la ansiedad. Por ejemplo, Lisa Feldman Barrett, una neurocientífica a la que respeto y admiro, ha cuestionado la idea de que las emociones están programadas en nuestro cerebro por miles de años de evolución. A través de una extensa investigación sobre las respuestas faciales, fisiológicas y neuronales a las emociones, desarrolló una nueva escuela de pensamiento llamada «teoría de la emoción construida», que postula que las emociones se «construyen» en el cerebro.[17] En lugar de confiar en un circuito innato de respuesta a las amenazas, Barrett propone que los cerebros constantemente están elaborando predicciones sobre el mundo circundante, basadas en experiencias previas. En lugar de ser una reacción universal y programada a una amenaza, sostiene que el miedo es, en esencia, un comportamiento aprendido, resultado de la búsqueda constante del cerebro de formas de entender y dar sentido al mundo.

La teoría de la emoción construida representa un cambio de paradigma en la ciencia afectiva, con profundas implicaciones en todo el espectro de cómo entendemos la naturaleza humana. Pero lo más importante para nuestro propósito es que arroja luz sobre el origen de la ansiedad. En lugar de una anticipación primaria de una amenaza tangible en nuestro cerebro animal, para Barrett, la ansiedad es más bien una respuesta predictiva que el cerebro extrae de nuestra experiencia pasada. Cuando una situación que provoca ansiedad nos hace entrar en pánico, es porque hemos condicionado a nuestro cerebro para el pánico.

Cuando se me presentó la oportunidad de reunirme con el príncipe Carlos para hablar de mi trabajo, mi cerebro se apresuró a generar emociones en torno a la posibilidad de conocer a una persona poderosa, y saltó directo a la ansiedad por todo lo que podría salir mal, aunque no hubiera ninguna amenaza lógica. ¿Y si no me hubiera preparado para la ansiedad y sí para el entusiasmo o la felicidad? La teoría de Barrett ofrece la posibilidad de hacer precisamente eso, reentrenar el cerebro para que construya emociones positivas en lugar de negativas. Esto puede parecer ilusorio si has luchado contra la ansiedad toda tu vida, pero la verdad es que la ansiedad es solo una

---

[17] Barrett, L. F., «The theory of constructed emotion: An active inference account of interoception and categorization». *Social Cognitive and Affective Neuroscience*. 2017; 12(1): 1-23. https://doi.org/10.1093/scan/nsw154.

de las muchas configuraciones bajo las cuales tu cerebro puede funcionar. Puedes modificar esta configuración adoptando diferentes formas de pensamiento. Se ha demostrado que la reinterpretación, la distracción, la aceptación y la atención plena reducen la ansiedad o, en el mejor de los casos, cambian la respuesta predictiva de tu cerebro de «ansioso» a «emocionado» o «presente».[18] Como explica Barrett en su popular charla TED: no estás a merced de tus emociones.[19] Mientras que el trabajo de Barrett está orientado a combatir la ansiedad a través de estrategias mentales, el mío se centra en calmar la mente a través de la comida, ambas estamos de acuerdo en que tienes más control del que crees.

Aunque la teoría de Barrett ofrece posibilidades tentadoras para el desarrollo de estrategias de tratamiento de la ansiedad en el futuro, solo estamos empezando a comprender todas sus implicaciones, ya que los científicos afectivos trabajan en equipo para afinar los detalles.[20] Por ahora, pasemos a algunas formas establecidas que los profesionales de la salud mental han utilizado para diagnosticar y tratar la ansiedad.

---

[18] McRae K., Hughes B., Chopra S., Gabrieli J. D. E., Gross J. J., Ochsner K. N., «The Neural Bases of Distraction and Reappraisal». *Journal of Cognitive Neuroscience.* 2010; 22(2): 248-262. https://doi.org/10.1162/jocn.2009.21243; Ellard K. K., Barlow D. H., Whitfield-Gabrieli S., Gabrieli J. D. E., Deckersbach T., «Neural correlates of emotion acceptance vs worry or suppression in generalized anxiety disorder». *Social Cognitive and Affective Neuroscience.* 2017; 12(6): 1009-1021. https://doi.org/10.1093/scan/nsx025; Taren A. A., Gianaros P. J., Greco C. M., *et al.,* «Mindfulness meditation training alters stress- related amygdala resting state functional connectivity: A randomized controlled trial». *Social Cognitive and Affective Neuroscience.* 2015; 10(12): 1758-1768. https://doi.org/10.1093/scan/nsv066.

[19] Barrett L. F., «You Aren't at the Mercy of Your Emotions». Presented at TED@ IBM; grabado en diciembre de 2017 en San Francisco, CA. TED video, 18:20. Consultado el 11 de julio de 2022. https://www.ted.com/talks/lisa_feldman_barrett_you_aren_t_at_the_mercy_of_your_emotions_your_brain_creates_them? language=en.

[20] Mobbs D., Adolphs R., Fanselow M. S., *et al.,* «Viewpoints: Approaches to defining and investigating fear». *Nature Neuroscience.* 2019; 22(8): 1205-1216. https://doi.org/10.1038/s41593-019-0456-6.

DIAGNÓSTICO

Aunque la ansiedad es el trastorno de salud mental más diagnosticado, sospecho que está significativamente *infra*diagnosticado. Esto se debe, en parte, a que mucha gente sigue prefiriendo no hablar de salud mental y, mucho menos, buscar tratamiento. Por cada uno de mis pacientes que viene a verme por su ansiedad, estoy segura de que hay muchas personas que luchan con problemas similares y no buscan ayuda. Pero en medio de los desafiantes acontecimientos de los últimos años, es reconfortante ver un diálogo más abierto sobre la ansiedad y otros problemas de salud mental. Artistas, deportistas y otras figuras públicas han hablado abiertamente de sus problemas de salud mental, y los persistentes estigmas en torno a la ansiedad están empezando a desmoronarse.

CUÁNDO BUSCAR ATENCIÓN MÉDICA

Sabes que la ansiedad es grave cuando afecta tu capacidad diaria para desenvolverte en situaciones sociales y en el trabajo. En este libro, conoceremos a varios de mis antiguos pacientes que llegaron a un punto en el que su ansiedad estaba repercutiendo en sus amistades, sus relaciones familiares, su desempeño profesional e incluso en su capacidad para tan solo salir de casa y enfrentarse al mundo. Pregúntate: Si no estuviera ansioso, ¿mejoraría mi vida social y laboral? Si la respuesta es *sí*, entonces es importante encontrar una manera de abordar tu ansiedad.

Suele ser fácil minimizar tus sentimientos de ansiedad diciéndote a ti mismo que seas fuerte o que lo superes; esto a menudo refleja los consejos de otras personas que pueden no entender tus problemas o descuidar su salud mental. Pero te aseguro que abrirte y obtener ayuda de un profesional de la salud mental te beneficiará a largo plazo, e incluso podría salvarte la vida; la ansiedad grave puede llevar a la incapacidad de cuidarte a ti mismo, así como a pensamientos suicidas o, incluso, homicidas. Aunque la mayoría de las personas ansiosas nunca llegan a esos extremos, es mejor empezar el tratamiento antes de que el problema se vuelva urgente.

Si aún no estás preparado para buscar a un profesional de la salud mental, habla de tus sentimientos de ansiedad con tu médico de cabecera. Él podrá aconsejarte sobre tus opciones para buscar un tratamiento adicional, así como hacerte pruebas para detectar otras afecciones médicas que puedan estar contribuyendo a tu ansiedad.

Aun cuando las personas buscan atención, existen desafíos en la forma en que se diagnostica la ansiedad. La edición actual del *Manual diagnóstico y estadístico de los trastornos mentales* de la Asociación Estadounidense de Psiquiatría, o *DSM-5-TR,* desglosa la ansiedad en varios trastornos, como el trastorno de ansiedad generalizada (TAG), el trastorno de ansiedad por separación, el trastorno de pánico y las fobias específicas, cada uno con un conjunto distintivo de síntomas que los psiquiatras pueden utilizar para hacer un diagnóstico clínico. Sin embargo, muchos médicos hemos encontrado que el enfoque del DSM es limitado, demasiado inflexible para satisfacer las necesidades del complicado espectro de la salud mental humana. Estos trastornos específicos tienen su utilidad en el trabajo clínico y de investigación —por ejemplo, veremos muchos estudios en los que los participantes son diagnosticados mediante estos criterios establecidos por el DSM—, pero no creo que sean adecuados para captar la amplia gama de manifestaciones de la ansiedad en el mundo moderno.

En otras palabras, no necesitas tener un trastorno escrito en un libro para que la ansiedad te paralice. Incluso si tus síntomas no encajan perfectamente en ninguna de las categorías del DSM, pueden ser una amenaza real para tu productividad y bienestar. La pandemia por COVID-19 y el confinamiento pusieron de manifiesto la importancia de la salud mental, dejando en claro que muchas personas sufrían, aunque no cumplieran los criterios diagnósticos formales de ansiedad.

Los efectos nocivos se manifestaron en forma de falta de sueño (el «coronasomnio» que padecí durante los primeros días de la pandemia), náuseas, dolores de cabeza, preocupaciones o tan solo la sensación de «aburrimiento». Algunos se automedicaron con una o dos copas de vino o una bola extra de helado por la noche, y muchos otros buscaron soluciones más saludables. Mi esperanza es que de un periodo tan difícil salga algo bueno y duradero, ya que la gente conservará estrategias para hacer frente a la ansiedad en el futuro.

Mi consejo para pacientes y amigos es que intenten no obsesionarse demasiado con las clasificaciones y los diagnósticos formales de la ansiedad. Como psiquiatra, tengo el mayor respeto por los profesionales de la salud mental que investigan y tratan a los pacientes clínicamente, pero también soy realista y entiendo que no todas las personas que luchan contra la ansiedad encajarán a la perfección en las restricciones del DSM, ya sea por un perfil único de síntomas o por la simple imposibilidad de acceder a la atención profesional debido al costo, al tiempo o a la ubicación. Te insto a que no dejes que eso te impida buscar alivio para la ansiedad a través de las estrategias nutricionales saludables y sin riesgos de las que hablaré en este libro.

¿Y LA DEPRESIÓN?

La depresión y la ansiedad se mencionan a menudo juntas, y con razón. La depresión es el segundo trastorno mental más diagnosticado, y muchos pacientes experimentan ambos, ya sea en momentos distintos o de manera simultánea. La evidencia ha demostrado que hasta el 85% de los pacientes deprimidos también tiene ansiedad significativa, y el 90% de los pacientes con un trastorno de ansiedad experimenta depresión.[21] En mi experiencia clínica, por lo regular puedo diagnosticar cuál de los dos le está causando más problemas a un paciente, pero eso no significa que el otro esté ausente del todo. Los

---

[21] Tiller J. W., «Depression and anxiety». *The Medical Journal of Australia*. 2013; 199 (S6): S28-S31. https://doi.org/10.5694/mja12.10628.

límites no siempre son tan claros como nos gustaría que fueran debido a la complejidad e imprevisibilidad del cerebro humano.

A menudo, no es esencial distinguir por completo la depresión de la ansiedad, porque los tratamientos para ambas tienen mucho en común. Para los fines de este libro, me he centrado sobre todo en las investigaciones sobre la ansiedad, pero también incorporaré algunos estudios muy interesantes que se centran en ambas afecciones, o incluso en la depresión en particular, ya que están muy entrelazadas.

Si has sufrido depresión, ya sea con o sin ansiedad, muchas de las recomendaciones de este libro pueden ayudarte, aunque no estén explícitamente centradas en la depresión. Y si no estás seguro de con cuál estás luchando, ten la esperanza de que es probable que mejores en ambas a la vez si sigues las sugerencias que aquí se ofrecen. Por eso la comida es una herramienta tan poderosa y flexible para añadir a tu kit de herramientas para la salud mental: comer alimentos integrales y saludables siempre va a ayudar a tu salud física y mental de diversas maneras, sin importar cuál sea tu lucha específica. El poder está en lo que pones en tu tenedor.

TRATAMIENTOS PARA LA ANSIEDAD

Existe una amplia gama de tratamientos para la ansiedad, y cada paciente encuentra el éxito a través de métodos diferentes. En nuestro mundo moderno, el término «tratamiento» tiende a remitirnos a los fármacos, que sin duda son una herramienta valiosa. Los medicamentos que buscan reequilibrar la química cerebral y aumentar los niveles de ciertos neurotransmisores clave, como los inhibidores selectivos de la recaptación de serotonina (ISRS), que aumentan los niveles del neurotransmisor serotonina encargado de modular el estado de ánimo, se recetan a menudo para la ansiedad a largo plazo, y los sedantes como las benzodiazepinas suelen controlar los ataques de ansiedad agudos. Los medicamentos para la ansiedad se recetan a un ritmo récord. Durante las primeras etapas de la pandemia por COVID-19, las recetas del ISRS Zoloft (sertralina) aumentaron más del 20% entre febrero y marzo de 2020, lo que provocó una escasez mundial del medicamento.[22] Pero, aunque los medicamentos pueden ser eficaces, no existe un medicamento milagroso que funcione para todos, y algunas personas no responden a ellos en absoluto. Además, los fármacos conllevan sus propios problemas en forma de efectos secundarios e incluso dependencias. Aunque pueden ser una pieza importante del rompecabezas, nadie debe esperar una píldora mágica que cure la ansiedad por completo, y solo deben tomarse bajo la supervisión de un médico o psiquiatra.

Muchas personas que sufren de ansiedad también encuentran alivio a través de la psicoterapia. Una terapia popular para tratar la ansiedad es la terapia cognitivo-conductual (TCC), que es una forma muy estructurada que busca cambiar los patrones de pensamiento y las creencias que conducen a la ansiedad. Una técnica de la TCC es la terapia de exposición, cuyo objetivo es exponer de manera intencional al paciente a situaciones que le provocan ansiedad para enseñarle a reconocer cuándo su cerebro está enviando falsas alarmas sobre amenazas percibidas. Aunque la TCC ha sido una estrategia utilizada durante mucho tiempo para quienes padecen ansiedad, los estudios sobre su eficacia son contradictorios.[23]

Aunque la psicoterapia no tiene efectos secundarios como los ansiolíticos, su costo puede estar fuera del alcance de muchas personas y el tiempo que requiere resulta difícil de incluir en una agenda apretada. Incluso para aquellos decididos a buscar tratamiento a través de la terapia, puede ser difícil encontrar un proveedor disponible, debido a la escasez de terapeutas que se enfrentan a un aumento de la demanda. Incluso en las principales áreas metropolitanas, se complica hallar un médico que acepte pacientes, y en muchas zonas rurales

---

[22] Collier S., «What should you do during a psychiatric medication shortage?», *Harvard Health Blog*. 2 de julio de 2020. Consultado el 15 de febrero de 2023. https://www.health.harvard.edu/blog/what-should-you-do-during-a-psychiatric-medication-shortage-2020070220526.

[23] Kaczkurkin A. N., Foa E. B., «Cognitive-behavioral therapy for anxiety disorders: An update on the empirical evidence». *Dialogues in Clinical Neuroscience*. 2015; 17(3): 337-346. https://doi.org/10.31887/dcns.2015.17.3/akaczkurkin.

simplemente no hay psiquiatras. Más de la mitad de los condados de Estados Unidos no tienen uno, lo que implica largos desplazamientos y tiempos de espera. Hay indicios de que el futuro puede ser más prometedor debido al aumento del número de residentes de psiquiatría y de jóvenes que están de acuerdo con la idea de convertirse en profesionales de la salud mental.[24] Sin embargo, este panorama sirve de poco si necesitas atención ahora.

Durante el pico de la pandemia por COVID-19, la atención médica a distancia se convirtió en una herramienta necesaria para mí y otros profesionales de la salud mental para proporcionar atención. Incluso ahora que las citas presenciales son posibles de nuevo, la consulta médica virtual sigue siendo una opción viable que amplía el acceso a la atención de la salud mental. Aunque prefiero ver a los pacientes en persona, estudios recientes demuestran que no hay diferencias significativas en los resultados entre la atención presencial y la remota.[25] Por lo tanto, encontrar un profesional en línea podría ser la opción adecuada para ti.

Más allá de los tratamientos más formalizados, hay muchas otras formas de aliviar la ansiedad. Después de que me diagnosticaron con cáncer, encontré consuelo en la simple actividad de salir a caminar y respirar con mayor conciencia. Tuve cuidado de reinterpretar mis pensamientos para centrarme en los aspectos positivos de la situación y evitar las noticias y otros estímulos con potencial de sumirme en una espiral de ansiedad. También practiqué la meditación trascendental, la cual ha demostrado ser de ayuda para reducir la

---

[24] Weiner S., «A growing psychiatrist shortage and an enormous demand for mental health services». Asociación de Facultades de Medicina de Estados Unidos. 9 de agosto de 2022. Consultado el 17 de febrero de 2023. https://www.aamc.org/news-insights/growing-psychiatrist-shortage-enormous-demand-mental-health-services.

[25] Bulkes N. Z., Davis K., Kay B., Riemann B. C., «Comparing efficacy of telehealth to in-person mental health care in intensive-treatment-seeking adults». *Journal of Psychiatric Research*. 2022; 145: 347-352. https://doi.org/10.1016/j.jpsychires.2021.11.003.

ansiedad.[26] Volví a lo que mis abuelos me enseñaron sobre el yoga *pranayama,* es decir, los ejercicios de respiración que me ayudaron antes de mi encuentro con el príncipe de Gales.[27] He tenido pacientes que le apuestan al ejercicio como una forma de calmar sus mentes, lo que también ha sido corroborado por la investigación.[28] Incluso algo tan simple como mantenerse hidratado bebiendo agua ha supuesto una gran diferencia.[29]

La ansiedad puede reducirse descubriendo un nuevo interés o una nueva pasión. Durante mi visita a Londres, me presentaron a una mujer que había pasado años atormentada por la ansiedad y una miríada de otras afecciones mentales que la mantenían postrada en cama y medicada. Aunque hubo una variedad de factores en su recuperación, el más importante fue su descubrimiento del arte a través de una clase gratuita de la que se enteró por un folleto en un consultorio médico. Crear arte le dio un medio para expresar sus emociones más profundas, lo que la ayudó a relajarse después de años de estar torturada por la ansiedad. Hoy en día, vive una vida feliz, saludable y sin ansiedad, mientras ayuda a otros a través de su increíble trabajo en la defensa de la salud mental.

---

[26] Orme-Johnson D. W., Barnes V. A., «Effects of the Transcendental Meditation technique on trait anxiety: A meta-analysis of randomized controlled trials». *Journal of Alternative and Complementary Medicine.* 2014; 20(5): 330-341. https://doi.org/10.1089/acm.2013.0204.

[27] Novaes M. M., Palhano-Fontes F., Onias H., *et al.,* «Effects of yoga respiratory practice (Bhastrika pranayama) on anxiety, affect, and brain functional connectivity and activity: A randomized controlled trial». *Frontiers in Psychiatry.* 2020; 11. https://doi.org/10.3389/fpsyt.2020.00467.

[28] Kandola A., Stubbs B., «Exercise and anxiety». *Advances in Experimental Medicine and Biology.* 2020; 1228: 345-352. https://doi.org/10.1007/978-981-15-1792-1_23.

[29] Haghighatdoost F., Feizi A., *et al.,* «Drinking plain water is associated with decreased risk of depression and anxiety in adults: Results from a large cross-sectional study». *World Journal of Psychiatry.* 2018; 8(3): 88-96. https://doi.org/10.5498/wjp.v8.i3.88.

También hay numerosos recursos impresos y en línea para ayudar a controlar la ansiedad. Dos libros que recomiendo son *Aunque tenga miedo, hágalo igual* de la doctora Susan Jeffers, y *Life Unlocked* del Dr. Srinivasan Pillay, los cuales ofrecen consejos prácticos sobre cómo lidiar con el miedo y la ansiedad. En cuanto a aplicaciones para el celular, me gustan Calm (https://www.calm.com) y Headspace (https://www.headspace.com), que brindan estrategias de meditación. Reulay (https://www.reulay.com), en cuyo consejo asesor participo, ofrece soluciones para la ansiedad basadas en la investigación. CIRCA (https://circa.world) es una aplicación que incluye soluciones para este trastorno basadas en el estudio del cerebro.

Es claro que la gente de todo el mundo adopta diferentes formas de escapar de las garras de la ansiedad. En la encuesta mensual Healthy Minds de la APA de enero de 2022, uno de cada cuatro estadounidenses informó haber hecho un propósito de Año Nuevo relacionado con la salud mental, incluyendo planes para meditar, ver a un terapeuta o psiquiatra, desintoxicarse de las redes sociales, empezar a escribir un diario y usar una aplicación de salud mental.[30] Cada cerebro es distinto, y he visto repetidamente en mi clínica que diferentes pacientes responden a diversas terapias.

Aunque todas estas son estrategias importantes para aliviar la ansiedad y encaminarte hacia una mente sana, todavía existen importantes desafíos para tratar la ansiedad de manera eficaz y duradera. La mayoría de los ensayos clínicos sobre trastornos de ansiedad

---

[30] «One in four Americans plans a mental health New Year's resolution for 2022». American Psychiatric Association. 20 de diciembre de 2021. Consultado el 15 de febrero de 2023. https://psychiatry.org/News-room/News-Releases/One-in-Four-Americans-Plans-a-Mental-Health-New-Ye.

documentan tasas de respuesta del 50 al 60% y tasas de remisión de entre el 25 y el 35%.[31] Esto significa que hasta el 75% de las personas tratadas por ansiedad quizá no llegue a mejorar. Aunque esta desalentadora estadística es, sin duda, una prueba de lo difícil que puede ser tratar la ansiedad, también es una señal de que, hasta hace poco, los tratamientos no han tenido en cuenta el hecho de que se trata de una afección tanto de la mente como del cuerpo. En consecuencia, los planes de tratamiento suelen dejar de lado la herramienta más accesible e importante para mejorar tu salud mental: tu dieta.

LA PROMESA DE LA NUTRICIÓN PSIQUIÁTRICA

Prestar atención a lo que comes no es, desde luego, una idea novedosa para las personas preocupadas por su salud en el siglo XXI. Paralelo a la epidemia de ansiedad, el mundo también está sufriendo una epidemia de problemas de salud relacionados con una mala alimentación. Según la Organización Mundial de la Salud, 650 millones de adultos, 340 millones de adolescentes y 39 millones de niños son obesos.[32] ¡Eso son más de mil millones de personas! En Estados Unidos, la prevalencia de la obesidad es superior al 40% y va en aumento, con el correspondiente incremento de las enfermedades relacionadas con la obesidad, como las cardiopatías, los accidentes cerebrovasculares y las enfermedades metabólicas, incluida la diabetes tipo 2.[33] Tanto si tu prioridad es mantener un peso saludable, controlar los niveles

---

[31] Roy-Byrne P., «Treatment-refractory anxiety; definition, risk factors, and treatment challenges». *Dialogues in Clinical Neuroscience*. 2015; 17(2): 191-206.

[32] Día Mundial de la Obesidad 2022, «Accelerating action to stop obesity». Organización Mundial de la Salud. 4 de marzo de 2022. Consultado el 15 de febrero de 2023. https://www.who.int/news/item/04-03-2022-world-obesity-day-2022-acce lerating-action-to-stop-obesity.

[33] Datos sobre la obesidad en adultos. Centros para el Control y la Prevención de Enfermedades. Consultado el 15 de febrero de 2023. https://www.cdc.gov/obesity/data/adult.html.

de colesterol y azúcar en sangre, o simplemente tratar de comer de forma ética y sostenible en una era de cambio climático y granjas industriales, existe una avalancha de consejos y planes de alimentación.

Aunque las conexiones entre los alimentos que comes y las afecciones como la diabetes y las enfermedades cardiacas han estado claras durante mucho tiempo, la ciencia empieza a reconocer una verdad crucial: tu dieta y tu salud metabólica también determinan tu bienestar mental.

No hace mucho, mis tres áreas de estudio (nutrición, artes culinarias y psiquiatría) podrían haber parecido una extraña mezcla de intereses; sin embargo, durante la última década, la investigación científica nos ha llevado a comprender que estas epidemias gemelas de salud mental y física están relacionadas. Como veremos en capítulos posteriores, afecciones como la disbiosis intestinal, la inflamación crónica y las enfermedades metabólicas suelen estar implicadas en la causa de la ansiedad. Lo contrario también es cierto: en casi todas estas patologías, se ha demostrado que la ansiedad causa o empeora los síntomas físicos. El campo de la investigación médica que revela las formas en que los alimentos que ingieres afectan tus sentimientos y tu estado de ánimo se llama «psiquiatría nutricional».

En la primera parte de este libro revisaremos a fondo las últimas investigaciones sobre la conexión entre la dieta y la ansiedad, explorando la ciencia que hay detrás de por qué existen estas asociaciones y cómo se puede revertir el daño. Aunque este material a veces puede parecer denso, refleja la diversidad de sistemas corporales que contribuyen a la ansiedad y la gran cantidad de estudios que han desentrañado estas asociaciones en los últimos años. Te prometo que tener un conocimiento sólido de la ciencia hará que tus comidas contra la ansiedad sean mucho más deliciosas. En el capítulo 2 aprenderemos los fundamentos de la conexión entre el intestino y el cerebro y cómo los billones de bacterias que viven en tu intestino son uno de los factores más importantes para controlar la ansiedad. En el capítulo 3 profundizaremos en cómo las conexiones entre tu intestino y tu salud mental también involucran a tu sistema inmunitario debido a la alta concentración de procesos inmunológicos en la mucosa intestinal. En el capítulo 4 veremos que las malas elecciones alimentarias pueden contribuir a la inflamación crónica en tu cuerpo y cerebro, lo que puede exacerbar la ansiedad. En el capítulo 5 aprenderemos sobre la hormona leptina, que controla tu apetito y determina tu respuesta a la ansiedad. En el capítulo 6 exploraremos los vínculos entre el metabolismo y la salud mental, estableciendo cómo la ansiedad puede ser tanto consecuencia como una causa de los trastornos metabólicos que representan una de las amenazas más graves para la salud en el mundo moderno.

Una vez que hayamos comprendido bien los diferentes procesos a través de los cuales la dieta afecta a la ansiedad, aprenderemos a establecer hábitos alimentarios que proporcionen a tu cuerpo los recursos necesarios para controlarla. En la segunda parte del libro, aprenderemos sobre los diferentes macronutrientes, micronutrientes, bioactivos y fitoquímicos que pueden ayudar a aliviar la ansiedad; también veremos cómo desarrollar hábitos de compra de alimentos saludables para el cerebro, y cómo evitar aquellos que pueden hacerte vulnerable. En la tercera parte, tomaremos ese conocimiento y examinaremos cómo crear un plan de alimentación que te ayude a priorizar los alimentos que combaten la ansiedad. Por último, diseñé un conjunto de recetas basadas en mi formación como chef profesional y en mi experiencia clínica con pacientes, que te ofrecen formas de crear deliciosas comidas contra la ansiedad que se adaptarán a tu ajetreada vida.

A medida que exploramos las conexiones entre la dieta y la ansiedad, estaremos a la vanguardia de la investigación de algunos de los campos más emocionantes de la ciencia médica. Pero lo que más quiero que recuerdes es que, al calmar tu mente con la alimentación, estás aprovechando el poder de una de las partes más fundamentales de la vida humana. Debes comer para sobrevivir; no hay forma de evitar ese simple hecho. Por ello, te animo a que consideres con sumo cuidado tus elecciones dietéticas, construyendo tu estilo de vida en torno a alimentos integrales saludables llenos del equilibrio adecuado de macro y micronutrientes que te ayudarán a prosperar tanto física como mentalmente.

Para empezar, aprendamos los fundamentos de la interacción más importante entre mente y cuerpo: la conexión entre tu cerebro y tu intestino.

CAPÍTULO 2

LA INTUICIÓN DE TU INTESTINO

En el siglo IV a. C., Hipócrates, el padre de la medicina moderna, compartió una opinión profética de que «la mala digestión es la raíz de todos los males» y que «la muerte se asienta en los intestinos».[1]

En el siglo XVII, el científico holandés Antoni van Leeuwenhoek utilizó microscopios caseros de una sola lente sobre muestras extraídas de su propio cuerpo para realizar las primeras observaciones de bacterias. Al describir su notable descubrimiento, dijo: «Entonces vi casi siempre, con gran asombro, que en dicha materia había muchos animálculos vivos, muy pequeños, que se movían con gran belleza».[2]

En el siglo XIX, el zoólogo francés Élie Metchnikoff creía que las bacterias de la leche fermentada eran beneficiosas para combatir la «autointoxicación», un término utilizado para describir una amplia gama de síntomas, desde la fatiga hasta la melancolía. Su teoría de que comer yogur podía retrasar la senilidad y mejorar la salud fue popular mientras vivió, pero luego perdió su prominencia durante más de un siglo.[3]

A partir de finales del siglo XX y hasta la actualidad, la investigación médica moderna ha comenzado a unir estas ideas fundamentales, creando una comprensión completa de la increíble influencia de las diminutas bacterias en un organismo tan grande y complejo como un ser humano. Hipócrates tenía razón sobre la influencia que

---

[1] Lichtenstein G. R. Carta del editor. *Gastroenterology and Hepatology*. 2013 Sep; 9(9): 552. PMID: 24729764; PMCID: PMC3983972.

[2] Pariente N., «A field is born». *Nature Portfolio*. 17 de junio de 2019. Consultado el 15 de febrero de 2023. https://www.nature.com/articles/d42859-019-00006-2.

[3] Mackowiak P. A., «Recycling Metchnikoff: Probiotics, the intestinal microbiome and the quest for long life». *Frontiers in Public Health*. 2013; 1. https://doi.org/10.3389/fpubh.2013.00052.

tiene el tracto digestivo en el resto del cuerpo, aunque sospecho que incluso él se sorprendería de su impacto tan profundo en nuestra forma de pensar y sentir. Van Leeuwenhoek ayudó a comprender tanto los riesgos como los beneficios de los organismos microscópicos que colonizan nuestros cuerpos. La teoría de Metchnikoff sobre el yogur se convirtió en la base del uso moderno de los probióticos al establecer la idea de que comer alimentos que fomentan el crecimiento bacteriano puede mejorar la salud intestinal.

Más tarde, en 2001, el nobel Joshua Lederberg utilizó por primera vez el término «microbioma» para referirse a la amplia gama de microorganismos que viven en el cuerpo humano.[4] Durante las décadas siguientes, los investigadores médicos han demostrado que un cerebro sano depende de un intestino sano, y un intestino sano depende de fomentar un microbioma sano. De este modo, se creó un pilar fundamental de la psiquiatría nutricional que introdujo una nueva forma de pensar sobre la salud mental.

Para comprender mejor estas ideas, examinemos las diferentes conexiones entre el intestino y el cerebro, y luego analicemos más de cerca la influencia del microbioma.

CONEXIONES ENTRE EL INTESTINO Y EL CEREBRO

La célebre descripción de Platón sobre la razón y la emoción como dos caballos que nos jalan en direcciones opuestas creó la concepción del juicio humano como el estira y afloja entre nuestra «cabeza» racional y nuestro «corazón» apasionado. Esta dicotomía fue desarrollada aún más por pensadores de la Ilustración como Thomas Jefferson, quien escribió un diálogo entre su cabeza y su corazón en una carta de amor de 1786.[5] Hoy en día, todavía es muy común mencionar el

---

[4] Lederberg J. y McCray A. T., «Ome SweetOmics – a genealogical treasury of words». *Scientist*. 2001; 15(7): 8.
[5] Jefferson T. Thomas Jefferson a Maria Cosway, 12 de octubre de 1786. Founders Online. Consultado el 15 de febrero de 2023. https://founders.archives.gov/documents/Jefferson/01-10-02-0309.

conflicto entre la cabeza y el corazón. Junto con estos, hay otra parte del cuerpo que está asociada con los pensamientos y sentimientos: el intestino *[guts,* en inglés]. En el uso común, el intestino es la raíz de nuestro ser, el nexo de todo lo que *sabemos.* Cuando demuestras valentía y determinación, se usa la expresión «tienes estómago fuerte» [en inglés, *have guts].* Cuando actúas por una corazonada se dice «confía en tu instinto» [en inglés, *trust your gut].* Cuando realmente detestas a alguien, «lo odias con todas tus entrañas» [en inglés dices *hate their guts].* Está claro que tenemos una comprensión innata de la importancia del intestino en el desarrollo y la expresión de las emociones, aunque la comunidad médica no lo haya entendido, hasta hace poco, como un punto de apoyo para la salud mental.

Por supuesto, con una comprensión más refinada y literal de la fisiología, podemos ver los límites prácticos de estas metáforas. Sabemos que nuestros cerebros procesan toda la gama de emociones, y no solo el pensamiento racional frío y calculador. Nuestros corazones están demasiado ocupados bombeando sangre para ser realmente el centro anatómico de la emoción y el deseo, mientras que los intestinos no tienen un poder especial para fortalecer nuestra determinación o unir las piezas de un misterio. Aun así, la investigación moderna ha demostrado que los intestinos *sí* desempeñan un papel esencial en la regulación de nuestras emociones, y las alteraciones en ellos pueden provocar dificultades mentales, incluida la ansiedad.

A lo largo de los años trabajando en mi clínica, he descubierto que a mis pacientes les puede resultar difícil interiorizar el papel del intestino en la salud mental. Estoy de acuerdo en que es contradictorio que dos sistemas orgánicos tan distantes físicamente estén unidos de manera tan estrecha. También sospecho que hay un elemento de incredulidad en que los humildes intestinos, encargados del poco atractivo proceso de separar los nutrientes de los desechos, puedan influir en algo tan elevado como la capacidad de la mente para interpretar el mundo que nos rodea. Quiero disipar esta concepción del intestino como una sucia refinería de combustible y concebirlo como una bulliciosa ciudad cuyos residentes, una multitud de bacterias útiles, realizan un trabajo esencial para mantener el buen funcionamiento de los sistemas digestivo, inmunitario y nervioso.

Es importante recordar que tu intestino y tu cerebro no siempre fueron dos sistemas orgánicos separados. Ya sea en el útero o en un tubo de ensayo, comienzas como un cigoto, o huevo fertilizado, que se forma cuando un espermatozoide y un óvulo se unen. A partir de ese cigoto, miles de millones de pequeñas células crecen y se desarrollan para formar las partes de tu cuerpo, desde el órgano más grande, tu piel, hasta las estructuras más pequeñas dentro de tu hermoso cerebro. Tu sistema nervioso central (SNC), compuesto por tu cerebro y tu médula espinal, está formado por células especiales conocidas como «células de la cresta neural». Estas migran a lo largo del embrión en desarrollo, en especial a lo que se convertirá en tu intestino, formando lo que llamamos el «sistema nervioso entérico» (SNE), una red de nervios que controlan las funciones gastrointestinales. El SNE contiene entre 100 y 500 millones de neuronas, la mayor colección de células nerviosas del cuerpo, incluso mayor que la del cerebro. Por eso algunos expertos llaman al intestino «el segundo cerebro».

El SNE se considera parte del sistema nervioso autónomo (SNA), que desempeña un papel importante en la respuesta al estrés y controla una serie de procesos corporales involuntarios, como los latidos del corazón, la respiración y la dilatación de las pupilas. El SNE, separado del SNC, puede funcionar sin ninguna intervención directa de tu cerebro. Pero el hecho de que ambos sean independientes no significa que no se comuniquen; se mantienen en estrecho contacto, enviando y recibiendo información en una conversación casi constante, como dos adolescentes pegados a sus celulares mandándose mensajes instantáneos sobre cada pequeño acontecimiento del día.

El principal conducto para este intercambio es el nervio vago, a menudo llamado «nervio errante» debido a la sinuosa distancia que recorre por tu cuerpo. El nervio vago conecta el tronco encefálico con la pared intestinal, creando un vínculo físico entre el tracto digestivo y el SNC. Con la ayuda de conexiones a través de un conjunto de nervios más pequeños, los nervios espinales sensoriales, el nervio vago proporciona una vía para que los impulsos nerviosos viajen de un lado a otro, llevando mensajes cruciales. Las hormonas, los neurotransmisores, los marcadores inflamatorios y las señales inmunitarias también viajan del intestino al cerebro a través del sistema circulatorio, proporcionando otras vías de comunicación y colaboración.[6]

¿Por qué el intestino y el cerebro necesitan comunicarse? Gran parte de la comunicación consiste en controlar la digestión, regular el apetito, controlar los alimentos ingeridos y descomponerlos para obtener energía. Pero el intestino y el cerebro también se comunican sobre el estado de ánimo. Probablemente estés familiarizado con el incómodo retumbar de la indigestión nerviosa en momentos de estrés, o con la inquietante sensación de «mariposas en el estómago» cuando te sientes nervioso o emocionado. Ambos son ejemplos de cómo el intestino y el cerebro se comunican a través del nervio vago, manteniendo el SNC y el tracto digestivo en sintonía.

Un poco de indigestión nerviosa no es motivo de preocupación, pero existen vínculos claros entre los problemas de salud mental y los problemas digestivos más graves. Por ejemplo, el trastorno gastrointestinal conocido como «síndrome del intestino irritable» (SII) suele estar relacionado con trastornos como la ansiedad y la depresión. Podrías pensar que el SII es una causa fundamental de ansiedad debido al miedo constante a que los intestinos se alteren en un lugar sin fácil acceso a un baño. Pero, de hecho, los científicos han observado el efecto contrario: la ansiedad puede ser la causa principal del SII, y el SII puede tratarse con intervenciones dirigidas a la salud mental, como la psicoterapia y los inhibidores selectivos de la recaptación de serotonina (ISRS).[7] La ansiedad también ha sido implicada en causar

---

[6] Yu C. D., Xu Q. J., Chang R. B., «Vagal sensory neurons and gut-brain signaling». *Current Opinion in Neurobiology*. 2020; 62: 133-140. https://doi.org/10.1016/j.conb.2020.03.006.
[7] North C. S., «Relationship of functional gastrointestinal disorders and psychiatric disorders: Implications for treatment». *World Journal of Gastroenterology*. 2007; 13 (14): 2020. https://doi.org/10.3748/wjg.v13.i14.2020.

o empeorar otras afecciones digestivas graves, como el reflujo ácido[8] y las úlceras pépticas.[9]

Tu intestino y tu cerebro están entrelazados fisiológicamente de manera profunda, y cada uno ayuda al otro a realizar las tareas vitales necesarias para mantenerte feliz y saludable. Pero como ya insinué, hay un tercer actor importante en su dinámica. Para comprender mejor la relación entre el intestino y el cerebro es esencial aprender más sobre el papel de tu microbioma intestinal.

EL MICROBIOMA INTESTINAL

El participante más importante en la conexión intestino–cerebro no es en realidad parte de *ti* en absoluto; es otro organismo completamente distinto. O, más exactamente, son *miles de millones* de organismos: las bacterias que componen tu microbioma intestinal junto con su material genético. Somos superorganismos formados por nuestras células humanas y por las de nuestro microbioma, y necesitamos que ambos sistemas funcionen en armoniosa simbiosis para sobrevivir. Parafraseando el «Canto de mí mismo» de Walt Whitman, tú *sí* que tienes multitud… de bacterias.

Vale la pena señalar que tu microbioma no se limita solo a tu tracto digestivo, ni está compuesto solo por bacterias. Incluye virus, hongos, protozoos y arqueas que viven en tu intestino, y también en tu piel, boca, conductos nasales y tracto urogenital. Por todo tu cuerpo, estos microorganismos desempeñan un papel importante en el organismo. Tu microbioma supera en número a tus células humanas en una proporción de 10 a 1, y puede estar compuesta por

---

[8] Mohammad S., *et al.,* «Depression and anxiety in patients with gastroesophageal reflux disorder with and without chest pain». *Cureus.* Publicado en línea el 8 de noviembre de 2019. https://doi.org/10.7759/cureus.6103.
[9] Goodwin R. D., «Generalized anxiety disorder and peptic ulcer disease among adults in the United States». *Psychosomatic Medicine.* 2002; 64(6): 862-866. https://doi.org/10.1097/01.psy.0000038935.67401.f3.

más de mil especies diferentes.[10] Contiene entre 2 y 20 millones de genes, mientras que el genoma humano contiene entre 20 000 y 25 000 genes. En otras palabras, el microbioma puede representar hasta el 99.9% del material genético presente en el cuerpo humano.[11] Cuando cambias tu perspectiva y tomas en cuenta la gran cantidad y variedad de microbioma alojado en tu cuerpo, es difícil creer que *no* tenga una gran influencia en tu salud.

Al principio de este capítulo, vimos algunos destellos de la historia científica que nos ayudaron a comprender la importancia del microbioma a medida que científicos y pensadores estudiaban el papel del intestino en la salud y el de las bacterias en el mundo natural. Pero tras el uso inicial del término «microbioma» por parte de Joshua Lederberg en 2001, la investigación sobre su desempeño en el cuerpo humano se ha disparado. En 2007, el Instituto Nacional de Salud de Estados Unidos (NIH, por sus siglas en inglés: National Institutes of Health) lanzó el Proyecto Microbioma Humano.[12] El objetivo principal de la primera fase de este proyecto era caracterizar el genoma de todos los microbios que viven en el cuerpo humano. Una vez que los científicos comprendieron qué microbios estaban presentes, en 2014, el proyecto pasó a su segunda fase, que se centró en comprender su funcionamiento y su actividad.

Gracias al Proyecto Microbioma Humano, y a otros similares en el Reino Unido y Europa, estamos desarrollando una sólida comprensión de las diversas funciones que desempeña el microbioma intestinal. Entre muchas otras tareas, la microbiota intestinal nos ayuda a descomponer los alimentos, a producir vitaminas y otros nutrientes, a modular el sistema nervioso y las respuestas hormonales, y a

---

[10] Bull M. J., Plummer N. T., «Part 1: The human gut microbiome in health and disease». *Integrative Medicine (Encinitas, Calif.).* 2014; 13(6): 17-22.

[11] Martino C., Dilmore A. H., Burcham Z. M., Metcalf J. L., Jeste D., Knight R., «Microbiota succession throughout life from the cradle to the grave». *Nature Reviews Microbiology.* Publicado en línea el 29 de julio de 2022. https://doi.org/10.1038/s41579-022-00768-z.

[12] Human Microbiome Project (HMP). National Institutes of Health. Consultado el 15 de febrero de 2023. https://commonfund.nih.gov/hmp.

favorecer la desintoxicación del cuerpo. Puede controlar nuestra respuesta a ciertos medicamentos e influye y prepara nuestro sistema inmunitario al combatir patógenos peligrosos (más sobre el papel del microbioma en el sistema inmunitario en el capítulo 3). Las alteraciones en el microbioma intestinal se han relacionado con una amplia gama de afecciones médicas, desde el SII, que ya comentamos, hasta el asma, afecciones cutáneas como el eccema, la artritis, la diabetes mellitus tipo 2, las enfermedades cardiovasculares, las enfermedades autoinmunes e incluso el alzhéimer.[13] Lo más importante para nuestros propósitos es que la microbiota intestinal desempeña un papel crucial en la salud mental, ya que garantiza un suministro adecuado de las sustancias químicas que pueden prevenir afecciones como la ansiedad.

El microbioma maleable

Dada la importancia del microbioma, podrías pensar que la composición de las bacterias en el cuerpo está planificada con sumo cuidado, como una receta exacta para lograr una salud perfecta. Por desgracia, no es tan sencillo. La composición y el equilibrio de las diferentes especies en el microbioma intestinal son asombrosamente únicos para cada individuo; dos personas que comparten el 99.9% de su genoma humano podrían *diferir* hasta en el 90% de la composición de su microbioma intestinal.[14] Esto significa que este es muy individualizado, al igual que nuestras huellas dactilares; así, lo que es saludable y equilibrado en una persona puede ser por completo diferente en otra.

---

[13] Vijay A., Valdes A. M., «Role of the gut microbiome in chronic diseases: A narrative review». *European Journal of Clinical Nutrition.* 2021; 76(4): 489-501. https://doi.org/10.1038/s41430-021-00991-6; Durack J., Lynch S. V. «The gut microbiome: Relationships with disease and opportunities for therapy». *Journal of Experimental Medicine.* 2018; 216(1): 20-40. https://doi.org/10.1084/jem.20180448.

[14] Ursell L. K., Metcalf J. L., Parfrey L. W., Knight R., «Defining the human microbiome». *Nutrition Reviews.* 2012; 70: S38-S44. https://doi.org/10.1111/j.1753-4887.2012.00493.

Además, la composición de tu microbioma no es estática. Responde y cambia de manera constante; es un proceso que los científicos llaman «sucesión microbiana». Algunos de los cambios que provoca el microbioma ocurren en un corto periodo, como el ritmo circadiano de tu cuerpo, o reloj interno, a medida que pasas del día a la noche. Otros cambios ocurren a lo largo de toda tu vida, con diferentes patrones microbianos evidentes desde el nacimiento hasta la infancia, la edad adulta y la vejez. Los factores ambientales también modifican tu microbioma. Por ejemplo, un tratamiento con antibióticos puede causar estragos en ciertas cepas de bacterias mientras otras prosperan, lo que provoca alteraciones en tu intestino. Este desequilibrio en la composición de las bacterias intestinales se denomina «disbiosis intestinal», y puede conducir a problemas de salud en diversas formas que veremos a continuación.

El factor ambiental más importante para mantener un microbioma intestinal saludable, y sobre el que tienes mayor control, es tu dieta. La comida que consumes tiene una gran influencia en el equilibrio de tu microbiota, porque también constituye la dieta de tu microbioma. ¿Has oído que las madres embarazadas «comen por dos»?, pues en realidad, cada persona en el mundo siempre está comiendo por *miles de millones*. Como los diferentes tipos de bacterias se desarrollan a partir de distintos nutrientes, las variaciones en la dieta pueden producir cambios significativos en las poblaciones bacterianas. Es crucial alimentar tu microbioma de manera que promueva las bacterias beneficiosas e inhiba las dañinas.

Para ilustrar cómo tu dieta moldea tu microbioma intestinal, considera a los miembros de la tribu hadza de Tanzania, que fueron objeto de un estudio pionero realizado por un grupo de investigadores de microbiología de Stanford.[15] Los hadza son cazadores recolectores y su dieta en la estación húmeda varía mucho de la que llevan en la estación seca. Al controlar muestras de heces de los hadza

---

[15] Smits S. A., Leach J., Sonnenburg E. D., *et al.*, «Seasonal cycling in the gut microbiome of the Hadza hunter-gatherers of Tanzania». *Science*. 2017; 357(6353): 802-806. https://doi.org/10.1126/science.aan4834.

a lo largo de un año, los investigadores descubrieron que la composición de sus microbiomas fluctuaba a medida que cambiaba su dieta. En la estación húmeda, cuando su dieta era rica en miel y frutos rojos, sus microbiomas mostraban gran fortaleza y diversidad. En la estación seca, cuando comían más carne y tenían una dieta menos variada, sus microbiomas mostraban menos diversidad. Cuando llegó de nuevo la estación húmeda, sus microbiomas recuperaron su estado anterior.

La lección de los hadza es importante incluso para aquellos de nosotros que no seguimos una dieta estacional de cazadores recolectores. Cuando cuidas tu microbioma intestinal, él cuida de ti. Comer alimentos que promuevan el crecimiento bacteriano saludable es crucial para tu bienestar, pero una dieta deficiente puede arruinarlo todo. Entraremos en más detalles sobre los alimentos individuales y las dietas generales que promueven la salud intestinal en las partes 2 y 3; no obstante, por ahora, lo importante es entender que mantener un microbioma intestinal saludable requiere esfuerzo. Te animo a que pienses en tu microbiota como algo de lo que debes ocuparte todos los días, como lavarte los dientes o bañarte. Eso podría significar comer alimentos probióticos como el yogur natural, que contienen bacterias vivas y saludables que refuerzan tu microbioma intestinal existente; consumir prebióticos como cebolla, poro y ajo, que proporcionan nutrientes a tus bacterias buenas; o simplemente evitar alimentos como el azúcar, que favorecen la proliferación de bacterias perjudiciales. El mantenimiento del microbioma como parte de tu rutina diaria es fundamental para tu bienestar mental. Así lo he comprobado en la salud de mis pacientes; me satisface ver que conectan estos puntos y empiezan a adaptar sus hábitos alimentarios para promover un intestino sano.

Una relación bidireccional

La comunicación bidireccional entre el intestino y el cerebro significa que los problemas en uno pueden repercutir en el otro. Al igual que una dieta poco saludable puede desequilibrar tu microbioma intestinal y afectar a tu salud mental, el estrés mental, como la ansiedad, también puede causar alteraciones en tu microbioma. Gran parte de la investigación sobre cómo tu estado de ánimo puede modificar tu intestino proviene de los estudios sobre el SII: se han establecido vínculos claros que demuestran que las personas que sufren ansiedad y depresión son más propensas a desarrollar SII. Pero no es necesario que desarrolles SII para experimentar cambios en tu microbioma. Los estudios demuestran que incluso una exposición de dos horas a situaciones estresantes causa alteraciones significativas en las comunidades bacterianas y en su equilibrio en el intestino.[16]

En un intestino y un cerebro sanos, un microbioma equilibrado conduce a una buena salud mental, lo que a su vez refuerza aún más el microbioma. Pero con una dieta poco saludable y un cerebro ansioso, un microbioma desequilibrado conduce a más problemas en el cerebro, lo que puede descompensar aún más el microbioma. La naturaleza de esta relación bidireccional a menudo lleva a mis pacientes a sentirse intimidados y abrumados, sin saber dónde comienza y termina el ciclo de la alimentación y la salud mental. Es fácil rendirte cuando la mente no deja de dar vueltas, pero te invito a verlo como una experiencia liberadora. Comprender cómo alimentarse para mantener la salud mental, en especial cuando se sufre ansiedad, es como tener siempre la respuesta correcta en un examen: no importa dónde esté el problema, la solución siempre es llevar una dieta rica en alimentos saludables para el cerebro, como frutos rojos, salmón y aceite de oliva.

Para comprender mejor cómo las alteraciones en el microbioma intestinal empeoran la ansiedad, conozcamos a una antigua paciente mía que descubrió que unos cambios dietéticos equivocados provocaron un aumento de su ansiedad.

---

[16] Galley J. D., Nelson M. C., Yu Z., *et al.,* «Exposure to a social stressor disrupts the community structure of the colonic mucosa-associated microbiota». *BMC Microbiology.* 2014; 14(1): 189. https://doi.org/10.1186/1471-2180-14-189.

EL INTESTINO ANSIOSO

Tilo era una mujer de mediana edad que había pasado gran parte de su vida luchando contra su peso. Un año antes de venir a verme, se unió a un programa grupal de pérdida de peso en el trabajo y descubrió que el apoyo de sus amigos y compañeros de trabajo la ayudó a empezar a adelgazar. Perdió casi nueve kilos con relativa rapidez, lo que la hizo sentir mejor emocional y físicamente. El dolor persistente de espalda y rodilla se resolvió con la pérdida de peso, lo que significó que rara vez necesitó el medicamento de venta libre que tomaba para mitigar esos dolores. Durante al menos un tiempo, se sintió muy bien.

Por desgracia, tras el arranque inicial de positividad en torno a su pérdida de peso, empezó a sentirse ansiosa. Cuando vino a verme por primera vez con la esperanza de mejorar su salud mental, sintió que su ansiedad estaba relacionada con un estancamiento en su pérdida de peso. Después de los primeros nueve kilos, tuvo dificultades en perder los últimos dos y medio para alcanzar su peso ideal, y se sintió frustrada por la falta de éxito. Se despertaba cada mañana con una nueva sensación de pavor, con el corazón acelerado, preocupada por cómo iba a pasar el día sin subirse a la báscula y angustiada por los kilos que no podía perder. Al principio, pensó que sus ansias de picar la estaban impidiendo perder peso, pero era bastante diligente a la hora de llevar un control de su alimentación. Mientras manejaba al trabajo, repasaba en su cabeza los alimentos que llevaba en su lonchera para asegurarse de no comer en exceso o de contar bien las calorías.

A medida que fui conociendo a Tilo, entendí que había tenido una leve ansiedad antes de su camino hacia la pérdida de peso, pero que fue capaz de controlarla tomando clases de zumba y de hip-hop, porque «se sacudía» la sensación. No obstante, ahora se sentía inquieta y dormía mal, y sus estrategias habituales no eran suficientes para controlar su ansiedad.

Mientras hablábamos de su historial dietético, me di cuenta de que había un asunto particular con el azúcar. Ella reconoció que tenía un problema con la ingesta alta de esta, y había trabajado muy duro para reducirla, utilizando el sistema de conteo de calorías del programa de pérdida de peso. Consumía la cantidad de calorías recomendada para el día y prestaba atención a sus micro y macronutrientes. Pero cuando revisé su plan de alimentación, noté que seguía consumiendo azúcar refinada en varios dulces que estaban aprobados por el programa dietético, ya que su bajo contenido calórico encajaba con el requisito del sistema de puntos de este. Algunos estaban endulzados con cosas como néctar de agave y jarabe de betabel, edulcorantes que pueden parecer saludables y puros, ¡pero el azúcar, sea cual sea su nombre, sigue siendo azúcar! En las etiquetas de los alimentos verás más de 260 nombres para el azúcar, pero tu cuerpo no diferencia en función de las tácticas de *marketing*.[17] Los dulces recomendados estaban endulzados con edulcorantes bajos en calorías como la sucralosa (vendida bajo la marca Splenda), pero, por desgracia, también se sabe que estos propician la disbiosis intestinal.

La animé a que dejara de consumir todas las fuentes de azúcar y edulcorantes artificiales durante una semana entera, aunque estuvieran aprobados por su programa. Aunque le resultó difícil, comió pequeñas raciones de arándanos y yogur natural rico en probióticos mezclado con canela y mantequilla de nueces para satisfacer su antojo de dulce y evitar los síntomas de abstinencia de azúcar. Con el tiempo, añadimos pequeñas porciones de «helado» hecho con fruta, pero seguimos sustituyendo los azúcares refinados en su comida, incluso cambiando la cátsup y el aderezo para ensaladas. Tilo empezó a beber agua natural con cítricos en lugar de las bebidas saborizadas bajas en calorías aprobadas por la dieta, que contenían edulcorantes artificiales.

La ansiedad de Tilo empezó a disminuir en la primera semana aplicando estos cambios nutricionales, y en las semanas siguientes la aguja de la báscula empezó a moverse de nuevo. Me dijo que era como si le hubiera recetado un medicamento para la ansiedad, pero

---

[17] Repositorio de azúcar añadido. Fundación de apoyo a la hipoglucemia. Consultado el 15 de febrero de 2023. https://hypoglycemia.org/added-sugar-repository/.

lo único que hice fue enseñarle a ser consciente de cómo sus elecciones dietéticas estaban empeorando su afección y darle algunas formas de satisfacer su antojo por lo dulce sin arruinar su salud mental.

Si crees que el problema de Tilo estaba arraigado en su intestino, estás en lo cierto. Pero ¿qué estaba pasando exactamente? Si su dieta era rica en azúcar antes de empezar el programa de pérdida de peso, ¿por qué empeoraba su ansiedad cuando *reducía el azúcar,* aunque no lo eliminara por completo? La respuesta es compleja, y tiene que ver con cambios en su microbioma intestinal.

Muchos estudios confirman la relación entre la ingesta de azúcar y la ansiedad.[18] El azúcar también es uno de los principales culpables de la alteración del microbioma, creando un entorno en el que las bacterias buenas son propensas a ser ahogadas por las bacterias malas. Sospecho que eso explica la leve ansiedad de Tilo antes de su programa de pérdida de peso, que pudo controlar gracias a su rutina de ejercicios. Pero cuando cambió gran parte del azúcar por sustitutos bajos en calorías, su microbioma intestinal se modificó aún más. La razón por la que los edulcorantes como la sucralosa tienen un sabor dulce sin añadir calorías es que tu intestino no puede absorber los azúcares que contienen. Tus papilas gustativas registran el dulzor, pero el resto de tu cuerpo no, lo que te permite satisfacer tu antojo por lo dulce sin subir de peso. Sin embargo, que tú no puedas procesar este tipo de azúcares no significa que tu microbiota intestinal tampoco. Al igual que un caballo puede subsistir comiendo hierba que nuestro cuerpo no puede procesar, algunas bacterias pueden prosperar con edulcorantes que nuestro cuerpo simplemente elimina. Si esos azúcares no son absorbidos por los intestinos grueso ni delgado, significa que están aún más disponibles para que las bacterias intestinales se alimenten de ellos.[19] En el caso de Tilo, eso significó un crecimiento excesivo

[18] Kose J., Cheung A., Fezeu L. K., *et al.,* «A Comparison of Sugar Intake between Individuals with High and Low Trait Anxiety: Results from the NutriNet-Santé Study». *Nutrients.* 2021; 13(5): 1526. https://doi.org/10.3390/nu13051526.

[19] Di Rienzi S. C., Britton R. A., «Adaptation of the gut microbiota to modern dietary sugars and sweeteners». *Advances in Nutrition.* 2019; 11(3): 616-629. https://doi.org/10.1093/advances/nmz118.

de bacterias malas que cobró su precio con el aumento de la ansiedad, que se corrigió limitando el azúcar y los edulcorantes.

La experiencia de Tilo es un buen recordatorio de que perder peso y estar sano no son necesariamente lo mismo. Aunque fue increíble para ella bajar los kilos que tanto le habían costado, hacerlo a través de prácticas dietéticas poco saludables provocó alteraciones en su microbioma intestinal y, en consecuencia, un aumento de la ansiedad. Al cambiar su dieta a una basada en alimentos integrales y con bajo contenido de azúcar sin edulcorantes artificiales, pudimos ayudarla a perder más peso, al mismo tiempo que reparamos el daño a su salud mental y nos aseguramos de que su intestino tuviera los recursos necesarios para mantenerla libre de ansiedad.

LA FÁBRICA DE NEUROTRANSMISORES

A estas alturas, tenemos claro que el microbioma intestinal desempeña un papel clave en la ansiedad, pero *¿por qué* es así? ¿Qué hace realmente la microbiota intestinal para *provocar* cambios en tu cerebro?

Una de las funciones cruciales de tu microbioma intestinal es ayudar a tu cuerpo a producir neurotransmisores, sustancias químicas que transmiten mensajes entre tus células nerviosas. Los neurotransmisores son esenciales para una amplia gama de funciones corporales, incluidos el movimiento y los procesos de los órganos, como mantener el latido del corazón, pero destacan por su papel en la cognición y el estado de ánimo. Los neurotransmisores como la serotonina, la dopamina y el ácido gamma-aminobutírico (GABA) son importantes para regular la función cerebral, y los desequilibrios en los niveles de neurotransmisores son un factor clave en una serie de trastornos de salud mental, como la depresión y la ansiedad.

Las bacterias intestinales son imprescindibles en la producción de estos neurotransmisores. A medida que las bacterias intestinales descomponen o metabolizan los alimentos, crean sustancias llamadas «metabolitos», que influyen en la producción de neurotransmisores; funcionan como sus precursores, como bloques de construcción que tu cuerpo puede ensamblar en moléculas completas de neurotransmisores. Otros estimulan a tu cuerpo para que produzca más de estos y sepa cuándo liberarlos.

Gran parte de esta síntesis de neurotransmisores ocurre localmente en el intestino, donde ayudan al SNE a regular los procesos de digestión. Sin embargo, los neurotransmisores más importantes son los que se encuentran en el cerebro; ahí es donde un trastorno en el equilibrio químico puede causar ansiedad. Mantener el cerebro abastecido de neurotransmisores no es tan sencillo como fabricarlos en el intestino y enviarlos al cerebro. Como medida de protección, tu cuerpo mantiene tu cerebro aislado del torrente sanguíneo a través de un complejo sistema de defensa llamado «barrera hematoencefálica»,[20] la cual no puede ser atravesada por los neurotransmisores, pero sí por sus precursores. Por lo tanto, los precursores producidos por las bacterias intestinales son transportados a través del torrente sanguíneo, atraviesan la barrera hematoencefálica y llegan al cerebro, donde se convierten en neurotransmisores que ayudan a controlar tus emociones.[21]

Hablemos de la serotonina. Esta es un neurotransmisor inhibidor, lo que significa que ayuda a calmar las células nerviosas, tranquilizándolas y reduciendo su hiperactividad. Se cree que la serotonina es una de las sustancias químicas cerebrales más importantes cuando se trata de la ansiedad; el tipo más común de medicamento recetado para combatir la ansiedad y la depresión es el ISRS, que aumenta los niveles de serotonina en el cerebro. Aunque la serotonina desempeña un papel clave en tu estado de ánimo y tus emociones, el 95% de la disponible en tu cuerpo se produce en el intestino, la mayor parte de la cual permanece en tu tracto digestivo para ayudar al sistema nervioso

---

[20] Daneman R., Prat A., «The blood-brain barrier». *Cold Spring Harbor Perspectives in Biology*. 5 de enero de 2015; 7(1): a020412. https://doi.org/10.1101/cshperspect.a020412.

[21] Chen Y., Xu J., Chen Y. «Regulation of neurotransmitters by the gut microbiota and effects on cognition in neurological disorders». *Nutrients*. 2021; 13(6): 2099. https://doi.org/10.3390/nu13062099.

entérico a regular la digestión.[22] Solo entre el 1 y el 2% de la serotonina de tu cuerpo se produce en el cerebro.

El precursor de la serotonina es el aminoácido triptófano, que se obtiene a través de fuentes dietéticas como las aves de corral y los garbanzos (trataremos más fuentes de triptófano en el capítulo 7). Tu cuerpo depende de las bacterias intestinales para metabolizar el triptófano de los alimentos que ingieres, creando una variedad de metabolitos y señalando un vasto y complicado conjunto de procesos que conducen a la síntesis de serotonina tanto en el intestino como en el cerebro. Cada paso del proceso está determinado por una variedad de cepas de bacterias intestinales.[23]

Tómate un momento para asimilarlo. El funcionamiento saludable del cerebro requiere la cantidad adecuada de serotonina. La producción de suficiente serotonina depende tanto de la ingesta de los nutrientes adecuados como de la presencia de las bacterias adecuadas en el intestino para facilitar el proceso de transformación de esos nutrientes en serotonina. Por lo tanto, si alguno de estos factores falla, ya sea porque no se ingiere suficiente triptófano en la dieta o porque no se tiene un microbioma intestinal bien equilibrado, el cerebro podría quedarse sin serotonina; en consecuencia, su carencia implica el riesgo de sufrir ansiedad.

Los ISRS ayudan a regular los niveles de serotonina, pero pueden tener efectos secundarios y a menudo requieren un arduo proceso para encontrar la combinación adecuada de medicamento y dosis. Por otro lado, cambiar tu dieta para promover la salud intestinal y proporcionarte un suministro constante de triptófano dietético es un primer paso sin riesgos que puede lograr el mismo objetivo final que los productos farmacéuticos. Aunque, en efecto, el medicamento es útil e incluso necesaria en muchos casos, creo firmemente que las

---

[22] Terry N, Margolis KG. «Serotonergic mechanisms regulating the GI tract: Experimental evidence and therapeutic relevance». *Gastrointestinal Pharmacology*. Publicado en línea. 2016: 319-342. https://doi.org/10.1007/164_2016_103.
[23] Kaur H., Bose C., Mande S. S., «Tryptophan metabolism by gut microbiome and gut-brain-axis: An in silico analysis». *Frontiers in Neuroscience*. 2019; 13: 1365. https://doi.org/10.3389/fnins.2019.01365.

intervenciones dietéticas son el punto de partida adecuado, pero a menudo se pasan por alto.

Quiero dejar claro que la serotonina no lo es todo, sino que es solo uno de los muchos compuestos que influyen en la salud mental. De hecho, en 2022, un estudio muy debatido postuló que la serotonina no es tan importante en la depresión y la ansiedad como se había aceptado durante mucho tiempo.[24] Aunque esta falta de certeza puede resultar frustrante para quienes buscan comprender su salud mental, creo que proporciona otro argumento sólido a favor de la práctica de la psiquiatría nutricional. Una buena salud intestinal y una adecuada nutrición no solo aumentan la producción de serotonina, sino que también garantizan niveles adecuados de otros neurotransmisores, todos los cuales desempeñan un papel en tu bienestar mental.

Por ejemplo, el neurotransmisor GABA es otro actor central en la modulación de la respuesta a la ansiedad, particularmente en la amígdala, la parte del cerebro descrita en el capítulo 1 como el punto neurálgico de la ansiedad. El GABA es también un neurotransmisor inhibidor, y cuando sus niveles son bajos, la amígdala es más reactiva y desencadena fuertes respuestas de estrés cuando no están justificadas. Al cerebro le falta una herramienta importante para mantener bajo control los estados de ánimo extremos, lo que puede contribuir de manera significativa a la ansiedad. Se ha demostrado que el GABA es producido por ciertas bacterias intestinales, como la especie *Bifidobacterium adolescentis,* por lo que un desequilibrio intestinal que provoque una escasez de esta puede significar una carencia de GABA en el intestino y el cerebro, aumentando el riesgo de ansiedad.[25]

Lo mismo ocurre con los neurotransmisores dopamina, acetilcolina y glutamato, entre otros. Además, los neurotransmisores y sus precursores no son los únicos compuestos producidos por las bacterias

---

[24] Moncrieff J., Cooper R. E., Stockmann T., *et al.* The serotonin theory of depression: A systematic umbrella review of the evidence. *Molecular Psychiatry.* 2022. https://doi.org/10.1038/s41380-022-01661-0.

[25] Duranti S., Ruiz L., Lugli G. A., *et al., «Bifidobacterium adolescentis* as a key member of the human gut microbiota in the production of GABA». *Scientific Reports.* 2020; 10(1). https://doi.org/10.1038/s41598-020-70986-z.

intestinales que desempeñan un papel importante en el cerebro. También están los ácidos grasos de cadena corta (AGCC) y el factor neurotrófico derivado del cerebro (BDNF), fundamentales en la relación entre el intestino y el cerebro.[26] El BDNF ayuda a la respuesta al estrés en el hipocampo y se ha demostrado que fluctúa a medida que cambia la microbiota intestinal.[27] Los AGCC son creados por bacterias que descomponen la fibra dietética. Estudios recientes demuestran que los niveles bajos de AGCC pueden producir mayor ansiedad y depresión, mientras que si son altos conducen a una reducción de ambas condiciones. Aunque la mayor parte de esta investigación proviene de estudios preliminares en animales, existe un gran potencial en estudiar con mayor profundidad los AGCC.[28]

CONFÍA EN TU INTESTINO

Dadas las conexiones entre la ansiedad y tu intestino, no es de extrañar que en un conjunto de estudios que analizan la eficacia del tratamiento de la ansiedad a través del microbioma intestinal, la mayoría mostrara que los síntomas de ansiedad de los participantes mejoraban a medida que sus microbiomas se volvían más saludables. En los estudios que mostraron resultados positivos, la tasa de eficacia para reducir la ansiedad fue del 86%, una cifra bastante alentadora para una

---

[26] Simpson C. A., Diaz-Arteche C., Eliby D., Schwartz O. S., Simmons J. *et al.*, «The gut microbiota in anxiety and depression - A systematic review». *Clinical Psychology Review*. 2021; 83: 101943. https://doi.org/10.1016/j.cpr.2020.101943.

[27] Clapp M., Aurora N., Herrera L., Bhatia M., *et al.*, «Gut microbiota's effect on mental health: The gut-brain axis». *Clinics and Practice*. 15 de septiembre de 2017, 15; 7(4): 987. https://doi.org/10.4081/cp.2017.987.

[28] Silva Y. P., Bernardi A., Frozza R. L., «The role of short-chain fatty acids from gut microbiota in gut-brain communication». *Frontiers in Endocrinology*. 2020; 11. https://doi.org/10.3389/fendo.2020.00025; Müller B., Rasmusson A. J., Just D., *et al.*, «Fecal short-chain fatty acid ratios as related to gastrointestinal and depressive symptoms in young adults». *Psychosomatic Medicine*. 1 de septiembre de 2021; 83(7): 693-699. https://doi.org/10.1097/PSY.0000000000000965.

afección que es tan notoriamente difícil de tratar. También es importante señalar que los estudios en los que se utilizó un suplemento probiótico —una pastilla destinada a fomentar el crecimiento bacteriano en el intestino— mostraron una menor reducción de la ansiedad que los estudios que se basaron en cambios dietéticos.[29] Esa es otra buena señal de que la medicina más poderosa para combatir la ansiedad es una dieta rica en alimentos saludables para el intestino, por ejemplo, los fermentados con probióticos como los pepinillos y el kimchi; prebióticos como el ajo, la cebolla y el plátano; y verduras ricas en fibra y cereales integrales.

Recuerda, si sientes que no entiendes del todo las complejidades de la conexión entre el intestino y el cerebro, reconfórtate con que ni siquiera los principales expertos del mundo entienden todos los detalles. Lo que sí entendemos es que las bacterias de tu intestino conocen los secretos de una mente tranquila. Al darles el alimento que necesitan, puedes confiar en que trabajarán a tu favor, sentando las bases para una buena salud mental y una vida libre de ansiedad.

La disbiosis intestinal constituye una de las principales amenazas para la salud mental, y está conectada con todos los demás factores que contribuyen a la ansiedad, los cuales discutiremos en los próximos capítulos. Para empezar, veamos cómo un intestino y un cerebro sanos son esenciales para mantener un sistema inmunitario saludable.

---

[29] Yang B., Wei J., Ju P., Chen J., «Effects of regulating intestinal microbiota on anxiety symptoms: A systematic review». *General Psychiatry*. 2019; 32(2): e100056. https://doi.org/10.1136/gpsych-2019-100056.

CAPÍTULO 3

INMUNE A LA ANSIEDAD

Mary vino a verme porque su ansiedad estaba fuera de control. A los 35 años, ella y su esposo decidieron que por fin era el momento de tener un bebé, pero no lo conseguían. La dificultad para embarazarse estaba creando tensión en su matrimonio, lo que le dificultaba conciliar el sueño o la mantenía despertándose en medio de la noche con temblores y miedo. La situación se había vuelto tan mala que, durante el día, le costaba concentrarse en las tareas del trabajo y del hogar.

Mary no está sola. Como muchas mujeres de su edad, sentía la tensión de tener un trabajo a tiempo completo y la presión de formar una familia. Si a eso le sumas el estrés de una pandemia y un sinfín de miedos, responsabilidades y frustraciones cotidianas, es fácil ver cómo su ansiedad podía ser el resultado de la acumulación de tensiones en su vida; sin embargo, tras un examen más detallado, me di cuenta de que podría haber algo más en juego.

Mientras hablábamos, observé un sarpullido a ambos lados de su cara que se extendía por los pómulos en forma de ala de mariposa. Ella creía que era una reacción a una nueva crema facial y me dijo que había hecho una cita con el dermatólogo, pero yo sospechaba que era algo más grave. El nombre clínico de este patrón de erupción es «erupción en mariposa», y es un signo revelador de que el sistema inmunitario de un paciente está atacando sus tejidos. Uno de los principales culpables, en especial en mujeres en edad fértil, es una enfermedad autoinmune llamada «lupus eritematoso sistémico», comúnmente conocida como «lupus». Los pacientes afectados por esta enfermedad pueden presentar inflamación en varios sistemas orgánicos: los riñones, la piel, las articulaciones, la sangre y el sistema nervioso.[1] Aunque no comprendemos del todo cómo o por qué se desarrolla el lupus en casos individuales, sí sabemos que muchos de estos cambios en los órganos son causados por una respuesta inmunitaria excesiva. Investigaciones recientes demuestran que la composición de nuestras bacterias intestinales puede ser un factor importante en los pacientes con lupus.[2] El estrés y la ansiedad alteran la barrera intestinal, de modo que se interrumpe la comunicación entre el intestino y el cerebro. Es el equivalente biológico de un servicio de telefonía irregular, que provoca la caída de llamadas y mensajes de texto que no se transmiten a medida que tu comunicación flaquea. Cuando esto se vuelve crónico, surge una especie de confusión metabólica, que contribuye al tipo de inmunidad anómala que puede conducir a afecciones como el lupus.[3]

Tratar una enfermedad de esta complejidad nunca es tarea fácil. Es una afección sin cura real; no obstante, a través de una variedad de tratamientos y terapias, la mayoría de los pacientes logran controlar sus síntomas. Derivé a Mary a un médico de atención primaria que trabajaba en estrecha colaboración con un reumatólogo, y quien le recetó un tratamiento con esteroides para reducir la inflamación. Yo le indiqué un tratamiento inicial con un ISRS y una benzodiacepina, tradicionales para la ansiedad, pero también hablé con ella sobre la posibilidad de hacer cambios importantes en su dieta para tratar su problema de forma integral. Hicimos un inventario de los hábitos poco saludables que había adquirido durante la pandemia. Admitió que le había tomado gusto al té de perlas, delicioso pero lleno de

[1] Wigren M., Nilsson J., Kaplan M. J., «Pathogenic immunity in systemic lupus erythematosus and atherosclerosis: Common mechanisms and possible targets for intervention». *Journal of Internal Medicine*. 26 de febrero de 2015; 278(5): 494-506. https://doi.org/10.1111/joim.12357.

[2] Guo M., Wang H., Xu S., *et al.,* «Alteration in gut microbiota is associated with dysregulation of cytokines and glucocorticoid therapy in systemic lupus erythematosus». *Gut Microbes.* 2020; 11(6): 1758-1773. https://doi.org/10.1080/19490976.2020.1768644.

[3] Ilchmann-Diounou H., Menard S., «Psychological stress, intestinal barrier dysfunctions, and autoimmune disorders: An overview». *Frontiers in Immunology.* 24 de agosto de 2020; 11: 1823. https://doi.org/10.3389/fimmu.2020.01823.

azúcar, y la animé a sustituirlo por un matcha con perlas más saludable (ver página 331). La asesoré sobre cómo añadir una mayor dosis
de alimentos antiinflamatorios a su dieta, lo que devolvería la biodi-
versidad a su microbioma intestinal: diferentes colores, texturas, ta-
maños y formas de verduras como pimientos, calabacitas, verduras de
verano, coles de Bruselas, coliflores, betabeles y más. Le recomendé que sustituyera su aceite vegetal, que le produce inflamación, por
aceite de oliva; que aumentara su consumo de alimentos fermentados, como el miso y el kimchi, y de omega-3, como salmón rojo
salvaje y anchoas; y que optara por la bebida de cáñamo en lugar de
la leche de vaca (ver página 330 para mi receta de bebida de cáñamo
casera). Explicaré estas recomendaciones específicas más adelante en
el libro, pero el objetivo general era que consumiera alimentos integrales saludables y se alejara de los ingredientes procesados.

Mary tuvo una buena respuesta a corto plazo a los esteroides, y
los medicamentos psiquiátricos le ayudaron un poco. Pero cuando
vino a una visita de seguimiento, todavía estaba luchando contra la
ansiedad y los síntomas del lupus. Le pregunté sobre los cambios en
su dieta y admitió que su vida estaba demasiado agitada; no podía
permitirse mejorar su forma de comer en medio de todo lo demás
que atravesaba. Me compadecí por completo, pero la animé a empezar poco a poco y a ser constante; luego, me reuní con ella y su esposo
para planificar las recetas, como el salmón al horno al estilo masala
(ver página 305) y mi ensalada verde relajante (ver página 317). Podía hacerlas con antelación y consumirlas por varios días para facilitar su preparación y planificación.

Efectivamente, una vez que se comprometió a mejorar su dieta,
empezamos a notar cambios en su estado de ánimo. Después de solo
un mes de seguir un plan de alimentación más saludable para su intestino y su cerebro, se sentía más tranquila y dormía mejor. Y a medida que disminuía su ansiedad, sus síntomas de lupus se volvían más
fáciles de controlar, una clara señal de que su sistema inmunitario
estaba mejorando. Ella podía creer que su dieta estuviera desempe-
ñando un papel tan importante tanto en su salud mental como en
su enfermedad autoinmune, pero le expliqué que, hasta hace poco,

nadie, desde pacientes como ella hasta los más altos escalafones de la medicina, sabía de la interacción vital entre nuestras bacterias intestinales, el sistema inmunitario y la ansiedad.

ESPERA: ¿QUÉ ESTÁ CAUSANDO QUÉ?

¿Qué pasaba en realidad en el interior del cuerpo de Mary cuando vino a verme por primera vez? Había tres factores principales en juego: su ansiedad, que se centraba en su cerebro; su microbioma intestinal, que estaba influenciado por su dieta; y sus luchas contra el lupus, resultado de las alteraciones en su sistema inmunitario. Es tentador tratar de determinar una causa raíz y conectar sus problemas en una secuencia definida de eventos. Por ejemplo, podríamos teorizar que su ansiedad surgió primero, lo que luego provocó alteraciones en su intestino y, finalmente, en su sistema inmunitario. O podríamos sospechar que su microbioma intestinal desequilibrado provocó su ansiedad, lo que desencadenó sus problemas inmunológicos. O tal vez sus problemas inmunológicos surgieron primero, lo que a su vez alteró su microbiota intestinal y provocó su ansiedad.

A decir verdad, *todos* estos escenarios son posibles. Aquí no hay calles de un solo sentido. Estos tres sistemas corporales están interconectados en un ecosistema delicadamente equilibrado, y la variedad y amplitud de sus interacciones son alucinantes. Pero, como dijimos antes, es importante darse cuenta de que la causa principal *no importa*. Una disrupción en cualquiera de estos tres sistemas es probable que condujera a problemas en los otros dos. Sin importar dónde se origine, la variable más segura, accesible y fácil de controlar es la comida. Como en el caso de Mary, no bastaba con tratar solo la ansiedad o el lupus; también era crucial atender su microbioma intestinal mediante cambios en su dieta. A través del cuidado de los tres sistemas pudo recuperar su salud plena.

Ya que exploramos la conexión que existe entre el intestino y el cerebro, conozcamos el sistema inmunitario y aprendamos sobre los mecanismos a través de los cuales influye en la salud mental y digestiva, y viceversa.

QUÉ ES LA INMUNIDAD

El mundo es un lugar peligroso. Todos los seres vivos son constantemente acosados por una multitud de invasores extraños y perjudiciales llamados «patógenos». Todos los organismos necesitan mecanismos de defensa para protegerse de ellos; de lo contrario, no vivirán mucho tiempo.[4]

Estoy segura de que estás familiarizado con al menos algunas de las funciones que desempeña tu sistema inmunitario. Todos hemos agradecido que este sea «fuerte» cuando un cosquilleo en la garganta no se convierte en un resfriado; o bien, nos hemos lamentado de que sea «débil» cuando nos enfermamos varias veces seguidas. Incluso durante el auge de la pandemia por COVID-19, todos recibimos un curso intensivo de inmunología desde una perspectiva tanto biológica como epidemiológica, con pláticas sobre inmunidad colectiva, eficacia de las vacunas y anticuerpos monoclonales. A pesar de saber lo importante que es el sistema inmunitario, su funcionamiento real puede parecer abstracto y opaco, por lo que quiero desmitificarlo para prepararnos bien y aprender cómo interactúa la inmunidad con el intestino y el cerebro.

El sistema inmunitario mantiene cada parte de tu cuerpo bajo vigilancia constante, lo que requiere un enfoque ágil y flexible. Debe estar activo en tu piel, tus vías respiratorias, tu tracto intestinal y en cualquier otro lugar donde puedan aparecer patógenos, células cancerosas y toxinas. Muchos de los órganos importantes para la inmunidad forman parte del sistema linfático, por ejemplo, la médula ósea,

---

[4] Seiler A., Fagundes C. P., Christian L. M., «The impact of everyday stressors on the immune system and health». En Choukèr A, ed. *Stress Challenges and Immunity in Space: From Mechanisms to Monitoring and Preventive Strategies*. Cham: Springer International Publishing; 2020: 71-92. https://doi.org/10.1007/978-3-030-16996-1_6.

donde se producen las células inmunitarias clave; los ganglios linfáticos; y el timo. Pero la acción del sistema inmunitario no se limita a un sistema de órganos. La piel, las membranas mucosas y (¡adivinaste!) el intestino, también son cruciales.

Hay dos tipos de inmunidad: la innata y la adaptativa. Funcionan de manera complementaria, pero diferente; intervienen para proteger tu cuerpo de diversos tipos de patógenos a través de distintos conjuntos de sustancias químicas y anticuerpos. Ambas son esenciales para que tu cuerpo se mantenga sano.[5] Aunque las funciones del sistema inmunitario son tan complejas como para llenar un libro entero, te comparto una breve descripción de cómo ambos tipos de inmunidad trabajan para protegerte.

Inmunidad innata

La inmunidad innata es la primera línea de respuesta de tu cuerpo ante un invasor extraño. Es como el equipo de paramédicos del cuerpo. Cuando hay problemas, el sistema inmunitario innato está listo para detectar el problema y aparecer rápidamente en escena con un equipo de emergencia diseñado para atender emergencias. Por ejemplo, cuando te cortas el dedo, se apresura a tratar de garantizar que las bacterias extraviadas no se conviertan en una infección en toda regla. La velocidad es esencial, dada la rapidez con la que algunos patógenos pueden convertirse en una amenaza real. Como tu cuerpo no tiene forma de saber qué invasores extraños intentarán entrar en él, el sistema inmunitario innato debe estar preparado para frustrar a los patógenos que no le son conocidos.

El sistema inmunitario innato localiza los problemas centrándose en ciertas señales de advertencia. Los investigadores las llaman

---

[5] Warrington R., Watson W., Kim H. L., Antonetti F. R., «An introduction to immunology and immunopathology». *Allergy, Asthma, and Clinical Immunology*. 2011; 7, Suplemento 1(Suppl 1): S1. https://doi.org/10.1186/1710-1492-7-S1-S1.

«patrones moleculares asociados a patógenos». Una vez que se detecta un problema, las células inmunitarias producen citoquinas, pequeñas proteínas que son cruciales para la comunicación de tus células inmunitarias.[6] Las citoquinas actúan como los *walkie-talkies* del equipo de paramédicos, piden refuerzos y se aseguran de que todos los que responden estén coordinados, como parte de una estrategia cohesiva para luchar contra los invasores.

Una vez que se detecta el problema y se reúne el equipo adecuado, el sistema inmunitario innato puede accionar todo tipo de mecanismos para frenar a los patógenos. Puede crear un entorno más hostil para los patógenos alterando el pH del cuerpo o elevando su temperatura (lo que se manifiesta como fiebre). Puede reclutar una variedad de leucocitos, o glóbulos blancos, que realizan muchas funciones diferentes para destruir los patógenos. Por ejemplo, los fagocitos, como los macrófagos y los neutrófilos, se especializan en engullir patógenos, envolviéndolos y destruyéndolos. Las células asesinas naturales reciben su nombre por su toxicidad innata para ciertos virus y células tumorales.[7] Una de las principales formas en que tu sistema inmunitario combate los patógenos es desencadenando la inflamación, que lleva sangre rica en leucocitos al área del problema. Como vimos con Mary al principio del capítulo, la inflamación puede ser perjudicial y útil a la vez; lo cual detallaré en el capítulo 4.

El sistema inmunitario innato utiliza una gran cantidad de recursos y estrategias para actuar como primera línea de defensa contra los patógenos. Pero hay una contrapartida: la inmunidad innata no tiene «memoria». Aunque está preparada para combatir patógenos que tu cuerpo nunca ha visto antes, no «aprende» nada de la experiencia. La próxima vez que tu sistema inmunitario innato vea ese

---

[6] Zhang J. M., An J., «Cytokines, inflammation, and pain». *International Anesthesiology Clinics*. 2007; 45(2): 27-37. https://doi.org/10.1097/aia.0b013e318034194e.
[7] Abel A. M., Yang C., Thakar M. S., Malarkannan S. «Natural killer cells: Development, maturation, and clinical utilization». *Frontiers in Immunology*. 12 de agosto de 2018; 9. https://doi.org/10.3389/fimmu.2018.01869.

mismo patógeno, desencadenará la misma respuesta, haya sido o no efectiva la primera vez. Algunos patógenos son tan sofisticados como para abrumar a los paramédicos, y se necesita ayuda a largo plazo. Por suerte, pueden usar sus citocinas como *walkie-talkies* y pedir refuerzos.

Inmunidad adaptativa

Si el sistema inmunitario innato es el equipo paramédico de tu cuerpo, el adaptativo es un experimentado grupo de investigadores médicos. Puede que no se especialicen en detener hemorragias o en soldar huesos rotos, pero destacan en el estudio de una enfermedad por dentro y por fuera, acumulando de manera gradual un conjunto de conocimientos para combatirla de forma más eficaz e inteligente. Mientras que el innato trabaja con un conjunto de herramientas estándar para diferentes tipos de patógenos, el adaptativo construye una respuesta única para cada patógeno y perfecciona su enfoque con el tiempo y la experiencia.

La inmunidad adaptativa entra en acción contra una serie de enfermedades infecciosas conocidas. Tomemos como ejemplo la varicela, un virus que elude tu sistema inmunitario innato para crear sus características ampollas y su erupción cutánea con comezón. Pero una vez que has estado expuesto, la varicela es atacada con tanta eficacia por tu sistema inmunitario adaptativo que probablemente solo la contraigas una vez durante la infancia. Al menos así fue cuando yo era joven. Ahora que hay una vacuna disponible, muchas personas no contraen la varicela en absoluto.

Las vacunas son otro ejemplo del funcionamiento de tu sistema inmunitario adaptativo; utilizan versiones debilitadas, inactivas o simuladas de virus para enseñarle a combatir el patógeno de forma más eficaz. Piensa en la vacuna contra el COVID-19, que instruye al sistema inmunitario adaptativo para hacer frente a un nuevo patógeno grave, de modo que las personas vacunadas contraen el virus con menor frecuencia, y si lo contraen, hay muchas menos probabilida-des de presentar síntomas graves.[8]

El sistema inmunitario adaptativo es activado por el sistema in-munitario innato a través de las células presentadoras de antígenos, las cuales, en particular las dendríticas, llamadas así por su estructu-ra ramificada, detectan e identifican antígenos, un término general para pequeñas moléculas extrañas y dañinas que desencadenan una respuesta inmunitaria. Cuando se detecta un antígeno, las células presentadoras de antígenos activan las células T, un tipo de glóbulo blanco que desempeña un papel importante en la inmunidad adap-tativa. Una vez activadas, se diferencian en células T colaboradoras y células T asesinas. Las primeras ofrecen apoyo secretando cito-quinas que coordinan la respuesta inmunitaria de diversas formas, mientras que las asesinas destruyen las células que se han corrompido. Las células T reciben la ayuda de las células B, otro tipo de glóbulo blanco que se encarga de producir anticuerpos, los cuales son proteínas que se unen a los antígenos para neutralizar las amenazas y eliminar-las de tu cuerpo.

La característica del sistema inmunitario adaptativo es que tanto las células T como las B mejoran su trabajo con el tiempo. Cada vez que se exponen a un patógeno concreto, agudizan su respuesta, lo que les permite defenderse mejor la próxima vez que lo combatan. Tu cuerpo recuerda qué anticuerpos producir para diferentes antígenos, por lo que es mucho más fácil enfrentar los desafíos de tu sistema inmunitario. Si este no tiene que esforzarse tanto para protegerte, sentirte mejor será más fácil. Lo que podría haber sido una enferme-dad debilitante la primera vez que tu cuerpo se enfrentó a ella, podría ser algo que ni siquiera notes la próxima ocasión que la combates.

Quiero enfatizar que esta es una descripción general básica de la mecánica de tu sistema inmunitario. El campo de la inmunología es

---

[8] Fowlkes A., Gaglani M., Groover K., *et al.,* «Effectiveness of COVID-19 vaccines in preventing SARS-CoV-2 infection among frontline workers before and during B.1.617.2 (Delta) variant predominance – Eight U.S. locations», Diciembre 2020 -Agosto 2021. *Morbidity and Mortality Weekly Report.* 2021; 70(34): 1167-1169. https://doi.org/10.15585/mmwr.mm7034e4.

extremadamente complejo y la investigación continúa descubriendo nuevos aspectos, pero es suficiente conocer lo básico para comprender las formas en que tu cerebro e intestino pueden alterar esta intrincada máquina.

LA INMUNIDAD Y TU INTESTINO

Hay pocas cosas que me gusten más que sostener a un recién nacido. Es increíble imaginar cómo lo que hace nueve meses comenzó como un mero cigoto se convirtió en un niño vivo, tan lleno del hermoso potencial de crecer y desarrollar todos los sistemas increíblemente complejos que componen su cuerpo. Además de maravillarme con sus diminutas manos y pies, no puedo evitar imaginar el incipiente desarrollo de un microbioma intestinal.

Mientras que otras partes importantes del cuerpo del bebé se habrían desarrollado durante el embarazo de la madre, el microbioma no tiene la misma ventaja. Los bebés en el útero son, en gran medida, estériles, y el cuerpo de la madre mantiene los microbios potencialmente dañinos lejos del feto en desarrollo (aunque hay investigaciones recientes que indican la presencia de algunas bacterias en la placenta, el cordón umbilical y el líquido amniótico). Sin embargo, una vez que el bebé llega al mundo, no existe tal lujo: incluso un niño pequeño necesita los beneficios de un microbioma intestinal amigable y un sistema inmunitario fuerte para protegerse de los invasores. Aunque el microbioma no se transmite por genética y no se desarrolla en el útero, una madre todavía tiene formas de ayudar a su nuevo bebé a establecer una colonia de bacterias beneficiosas.[9]

El primer vector para ayudar a un bebé a desarrollar un microbioma se encuentra en el canal de parto. A medida que el bebé pasa

[9] Milani C., Duranti S., Bottacini F., *et al.,* «The first microbial colonizers of the human gut: Composition, activities, and health implications of the infant gut microbiota». *Microbiology and Molecular Biology Reviews.* 2017; 81(4). https://doi.org/10.1128/mmbr.00036-17.

a través de él durante un parto vaginal, la madre le transfiere bacterias de sus intestinos y vagina; estas bacterias forman la base del microbioma. Los bebés prematuros y los nacidos por cesárea se pierden esa transferencia inicial, lo que da lugar a microbiomas menos complejos que los de los bebés nacidos por vía vaginal a término. Se trata de una compensación necesaria, ya que las cesáreas suelen ser esenciales para la salud de la madre y el bebé, y la diferencia en la composición del microbioma disminuye de manera gradual, de modo que la mayoría de los bebés, al primer año, alcanzan una composición bacteriana similar. Aun así, se ha demostrado que los adultos que nacieron por cesárea presentan un mayor riesgo de infecciones, alergias y trastornos inflamatorios.[10]

Hay una explosión de bacterias buenas en la primera semana de vida del bebé, facilitada por la lactancia materna, que promueve un microbioma saludable y una inmunidad creciente a través de la transferencia de anticuerpos.[11] A medida que proliferan diferentes cepas de bacterias, estimulan el desarrollo de diversas características del sistema inmunitario. Por ejemplo, en las primeras horas después del nacimiento, el microbioma de un bebé consiste en gran medida en cepas como las *Enterobacteriaceae* que promueven el desarrollo de células asesinas naturales y otros tipos de células T. En la primera semana de vida, el gran aumento de la proliferación bacteriana conduce al desarrollo de nuevos tipos de leucocitos, como los neutrófilos y los macrófagos. En las semanas siguientes, a medida que cepas como las *Firmicutes* y las *Bacteroidetes* proliferan, los leucocitos maduran y se desarrollan las células B. Por último, ambos sistemas alcanzan gradualmente la madurez a los 2 años de edad, pero cualquier alteración en ese proceso de desarrollo del intestino supone problemas

---

[10] Reyman M., van Houten M. A., van Baarle D., *et al.,* «Impact of delivery mode–associated gut microbiota dynamics on health in the first year of life». *Nature Communications.* 2019; 10(1). https://doi.org/10.1038/s41467-019-13014-7.
[11] van den Elsen L. W. J., Garssen J., Burcelin R., Verhasselt V., «Shaping the gut microbiota by breastfeeding: The gateway to allergy prevention» *Frontiers in Pediatrics.* 26 de febrero de 2019; 7: 47. https://doi.org/10.3389/fped.2019.00047.

más adelante en la vida.[12] El uso de antibióticos que alteran el microbioma en la infancia puede provocar problemas con los anticuerpos y las citoquinas que conducen a una mayor susceptibilidad a las alergias y al asma.[13] Ciertas diferencias en la composición del microbioma intestinal son capaces de provocar trastornos infantiles, como la diabetes mellitus tipo 1;[14] y trastornos metabólicos a largo plazo, como la obesidad, la diabetes mellitus tipo 2 y la enfermedad del hígado graso no alcohólico (aprenderemos más sobre los trastornos metabólicos en el capítulo 6).[15]

Quiero aclarar que el parto por cesárea, la alimentación con fórmula y el uso de antibióticos para combatir infecciones graves durante la infancia son herramientas importantes y valiosas que son fundamentales para garantizar un nacimiento seguro. La situación de cada madre es diferente. Nuestro creciente conocimiento sobre el papel del microbioma intestinal en el desarrollo inmunológico no es una razón para desalentar esas prácticas, sino una razón para desarrollar nuevas formas de mitigar las consecuencias con la mayor eficacia posible. Por fortuna, las investigaciones en curso han mostrado un potencial muy prometedor en los tratamientos probióticos para ayudar a estimular un microbioma saludable y el desarrollo inmunológico en estos casos.[16]

---

[12] Zhang H,, Zhang Z., Liao Y., Zhang W., Tang D., «The complex link and disease between the gut microbiome and the immune system in infants». *Frontiers in Cellular and Infection Microbiology*. 14 de junio de 2022; 12: 924119. https://doi.org/10.3389/fcimb.2022.924119.

[13] Borbet T. C., Pawline M. B., Zhang X., *et al.*, «Influence of the early-life gut microbiota on the immune responses to an inhaled allergen». *Mucosal Immunology*. 2022; 15: 1000-1011. https://doi.org/10.1038/s41385-022-00544-5.

[14] de Goffau M. C., Fuentes S., van den Bogert B., *et al.*, «Aberrant gut microbiota composition at the onset of type 1 diabetes in young children». *Diabetologia*. 2014; 57(8): 1569-1577. https://doi.org/10.1007/s00125-014-3274-0.

[15] Mahana D., Trent C. M., Kurtz Z. D., *et al.*, «Antibiotic perturbation of the murine gut microbiome enhances the adiposity, insulin resistance, and liver disease associated with high-fat diet». *Genome Medicine*. 2016; 8(1): 48. https://doi.org/10.1186/s13073-016-0297-9.

[16] Carpay N. C., Kamphorst K., de Meij T. G. J., Daams J. G., Vlieger A. M., van Elburg R. M., «Microbial effects of prebiotics, probiotics and synbiotics after

Aunque tu microbioma y tu sistema inmunitario estuvieran sanos durante su formación, eso no garantiza que todo siga funcionando perfectamente. A lo largo de toda tu vida, tu microbiota intestinal y tu sistema inmunitario seguirán trabajando juntos y manteniéndose en equilibrio, sobre todo en la mucosa intestinal.

LA LÍNEA DE DEFENSA MÁS IMPORTANTE DE TU CUERPO

Si bien el sistema inmunitario está activo en todo el cuerpo, a las células inmunitarias les gusta quedarse sobre todo en el intestino. En el capítulo 2, aprendimos que el intestino contiene la mayor concentración de células nerviosas del cuerpo; más aún, ¡entre el 70 y el 80% de tus células inmunitarias también residen ahí![17]

Esa concentración de células inmunitarias tiene sentido si se tiene en cuenta el desafío al que se enfrenta tu intestino cada día. Los alimentos que ingieres están llenos de nutrientes vitales, pero también pueden transportar patógenos peligrosos, es decir, bacterias, virus y parásitos dañinos que provocan diversas formas de intoxicación alimentaria, como norovirus, salmonela, estafilococo, listeria y botulismo. El proceso digestivo lleva a esos invasores potencialmente dañinos a lo más profundo de tu cuerpo, donde deben ser contenidos para evitar que te causen daño. Tu intestino separa los nutrientes útiles mientras rechaza las bacterias dañinas y otros patógenos, neutralizando, idealmente, las amenazas y expulsándolas como desechos. Pero tu intestino no puede permitirse ser indiscriminado, rechazando todas las bacterias a la vista. Como bien sabemos, para funcionar

Caesarean section or exposure to antibiotics in the first week of life: A systematic review». *PLOS One*. 9 de noviembre de 2022; 17(11): e0277405. https://doi.org/10.1371/journal.pone.0277405.

[17] Wiertsema S. P., van Bergenhenegouwen J., Garssen J., Knippels L. M. J., «The interplay between the gut microbiome and the immune system in the context of infectious diseases throughout life and the role of nutrition in optimizing treatment strategies». *Nutrients*. 2021; 13(3): 886. https://doi.org/10.3390/nu13030886.

de manera correcta, el intestino depende de enormes colonias de bacterias beneficiosas que deben preservarse incluso cuando se destruyen las perjudiciales. Separar las bacterias buenas de las malas es una tarea difícil, y solo es posible gracias a una gran variedad de procesos y métodos de comunicación entre tu sistema inmunitario y tu intestino.[18]

El nexo de la acción inmunológica en el intestino es la mucosa intestinal, una capa de moco revestida por células epiteliales que proporciona una barrera entre el contenido potencialmente dañino de tu intestino y el resto de tu cuerpo.[19] Si observas una sección transversal del intestino delgado, notarás un tubo cilíndrico que parece un rollo de papel de cocina. Las capas de papel de cocina son las capas externas del intestino, formadas sobre todo por diferentes tipos de músculos que ayudan al cuerpo a exprimir los alimentos a través del tracto intestinal. El centro hueco del tubo, la luz intestinal, es donde reside la mayor parte de la microbiota intestinal. El cartón que forma las paredes del tubo es la mucosa intestinal. El sistema inmunitario se instala en la mucosa, desde donde vigila de cerca para asegurarse de que no surjan amenazas. De hecho, en un intestino sano, *toda* la respuesta inmunitaria tiene lugar en la mucosa, porque las bacterias dañinas no pueden penetrar a través de esta capa protectora en el resto de tu cuerpo.[20]

Cuando todo funciona bien y tu salud intestinal bien equilibrada, con las bacterias beneficiosas protegidas y las dañinas contenidas, has alcanzado la homeostasis intestinal. Pero si tienes un desequilibrio en las bacterias intestinales que conduce a un crecimiento

---

[18] Okumura R., Takeda K., «Roles of intestinal epithelial cells in the maintenance of gut homeostasis». *Experimental and Molecular Medicine*. 26 de mayo de 2017; 49(5): e338. https://doi.org/10.1038/emm.2017.20.

[19] Turner J. R., «Intestinal mucosal barrier function in health and disease». *Nature Reviews. Immunology*. Noviembre de 2009; 9(11): 799-809. https://doi.org/10.1038/nri2653.

[20] Zheng D., Liwinski T., Elinav E., «Interaction between microbiota and immunity in health and disease». *Cell Research*. 2020; 30(6): 492-506. https://doi.org/10.1038/s41422-020-0332-7.

excesivo de las malas, o si algo está mal en tu sistema inmunitario, esta interacción crucial en la mucosa puede romperse. La propia mucosa puede degradarse físicamente y volverse más fácil de penetrar, permitiendo que los patógenos se infiltren en el resto de tu cuerpo. Este es el temido «síndrome del intestino permeable» (más formalmente llamado «permeabilidad intestinal») que se reconoce cada vez más como un enemigo de la buena salud mental y física.[21] Aunque apenas estamos empezando a comprender la variedad de daños que puede causar, el aumento de la permeabilidad intestinal se ha relacionado con el incremento de muchas enfermedades diferentes, desde úlceras gástricas hasta alergias alimentarias, pasando por enfermedades metabólicas, como la diabetes, y enfermedades autoinmunes, como la enfermedad inflamatoria intestinal (EII) y la celiaquía, la inflamación crónica y el cáncer.[22] Como veremos en el capítulo 4, el síndrome del intestino permeable es una causa clave del aumento de la inflamación en todo el cuerpo, otro factor importante en la ansiedad.

Quiero enfatizar que ninguna de estas interacciones se produce en el vacío. Como comentamos en el capítulo 2, la disbiosis intestinal puede ser un combustible para la ansiedad por sí sola; ahora entendemos que también provoca alteraciones inmunitarias que la desencadenan o empeoran de otras formas. En otras palabras, cualquier factor que altere la salud intestinal o inmunológica es probable que también altere la salud mental. Todo está conectado.

Por ahora, dejemos de centrarnos en el intestino y pasemos al resto del cuerpo para considerar algunos vínculos directos entre la salud mental y la inmunidad que ilustran cómo estar ansioso puede enfermarte y viceversa.

---

[21] Desai M. S., Seekatz A. M., Koropatkin N. M., *et al.,* «A dietary fiber-deprived gut microbiota degrades the colonic mucus barrier and enhances pathogen susceptibility». *Cell.* 17 de noviembre de 2016; 167(5): 1339-53.e21. https://doi.org/10.1016/j.cell.2016.10.043.

[22] Bischoff S. C., Barbara G., Buurman W., *et al.*, «Intestinal permeability — a new target for disease prevention and therapy». *BMC Gastroenterology.* 2014; 14(1). https://doi.org/10.1186/s12876-014-0189-7.

LA RELACIÓN ENTRE LA INMUNIDAD
Y LA ANSIEDAD

Mi paciente Eileen parecía feliz. Todos en el trabajo la llamaban «Miss Sunshine». Mientras los demás se quejaban cuando las cosas se ponían ajetreadas y estresantes, Eileen seguía sonriendo. Sonreía ante todo en el trabajo y en casa; ante su jefe tóxico, su esposo poco comprensivo y su vida abrumadora. Incluso cuando vino a mi consulta en busca de ayuda con su «estrés laboral», se mostró reacia a dejar de fingir. Tardé varios meses en conseguir que se abriera sobre su agobio, pero al final empezó a hablarme de lo difíciles que le habían resultado ciertas áreas. Cuando surgió un gran proyecto en el trabajo, se le encomendó la tarea de mantener todo unido, gestionando personalidades y grandes cargas de trabajo con plazos ajustados. Esos periodos estresantes eran los más complicados para ella, pero incluso entre proyectos, cuando el trabajo disminuía, hablaba de cómo estaba constantemente llena de temor, un sentimiento que trataba de enterrar en lo más profundo. Mis sospechas se confirmaron: Eileen sufría de ansiedad.

Empecé a ayudarla a identificar y comprender las capas de su ansiedad a través de la terapia, tratando de guiarla en los periodos de mucho trabajo y a dejar de lado su temor entre proyectos. Pero incluso mientras trabajaba en su salud mental, algo más empezó a preocuparme: Eileen estaba perdiendo peso, a pesar de no tener esa intención. La ansiedad puede hacer que algunas personas pierdan el apetito, pero ese no había sido el caso de Eileen en el pasado. La animé a que la evaluara su médico de cabecera, quien a su vez la derivó a un especialista. Al poco tiempo, le diagnosticaron cáncer de mama.

Como sobreviviente del cáncer, entendí el peso aplastante del diagnóstico, pero también sabía que Eileen tenía la resiliencia y la fuerza necesarias para recuperar su salud. Me hizo reflexionar sobre cómo mi experiencia con el cáncer me ayudó a sintonizar más con mi práctica espiritual y la atención plena, y me llevó a los principios de la psiquiatría nutricional, que se convirtieron en el modelo de mi trabajo actual. En aquel momento no sabía que esas prácticas de nutrición sana también impactaban mi inmunidad de forma positiva.

Por fortuna, por muy aterrador que fuera, el cáncer de Eileen era tratable y respondió bien a la quimioterapia. Después de su recuperación, siguió mostrando una actitud positiva y optimista, pero juntas desarrollamos estrategias para que evitara reprimir sus emociones hasta un grado tan dramático y destructivo, e hicimos cambios en su dieta para calmar la ansiedad y reforzar su inmunidad.

No hay forma de determinar la causa directa del cáncer de Eileen. En el cáncer de mama hay una gran cantidad de factores involucrados, y cualquiera de ellos podría haber estado en juego. Pero tengo la corazonada de que la salud mental de Eileen influyó en que fuera susceptible al cáncer. Un análisis en 2019 de 51 estudios, que abarcó una muestra de 2 611 907 participantes durante un periodo de más de diez años, estableció que las personas diagnosticadas con depresión o ansiedad eran significativamente más propensas a contraer cáncer, con tasas más altas de mortalidad también.[23]

Más allá de si los rasgos de personalidad de Eileen contribuyeron a su cáncer, hay abundantes pruebas de que nuestras emociones pueden afectar a nuestra inmunidad. Por ejemplo, un interesante estudio transversal de 2022 mostró que los pacientes que padecían enfermedades mentales como la ansiedad y la depresión tenían un mayor riesgo de sufrir complicaciones graves por el COVID-19 que los pacientes sin esos antecedentes.[24]

No hace falta un equipo de investigadores médicos para adivinar que eres más propenso a enfermar cuando sufres de estrés y ansiedad, ni es difícil ver por qué sufrir una enfermedad puede afectar tu

---

[23] Wang Y. H., Li J. Q., Shi J. F., *et al.,* «Depression and anxiety in relation to cancer incidence and mortality: A systematic review and meta-analysis of cohort studies». *Molecular Psychiatry.* 2020; 25(7): 1487-1499. https://doi.org/10.1038/s41380-019-0595-x.

[24] Alghamdi B. S., Alatawi Y., Alshehri F. S., Tayeb H. O., Tarazi F. I., «Relationship between public mental health and immune status during the COVID-19 pandemic: Cross-sectional data from Saudi Arabia». *Risk Management and Healthcare Policy.* 9 de abril de 2021; 14: 1439-1447. https://doi.org/10.2147/RMHP.S302144.

salud mental. Todos hemos pensado que nuestro sistema inmunitario parece colapsar en los peores momentos, justo cuando la vida se ve interrumpida por acontecimientos importantes en el trabajo o en la casa. A diferencia de muchos mitos sobre la susceptibilidad a las enfermedades, como que exponerse a la lluvia provoca un resfriado (que mi querida abuela me decía todo el tiempo), ¡esto es cierto! Por suerte para nosotros, hay equipos de investigadores médicos en el campo de la psiconeuroinmunología dedicados a comprender esta conexión.

CÓMO AFECTA LA SALUD MENTAL AL SISTEMA INMUNITARIO

Las dificultades de Eileen con su salud mental se originaban en dos problemas distintos pero relacionados: el estrés y la ansiedad. Como comentamos en el capítulo 1, las dos afecciones están estrechamente vinculadas y desencadenan la misma respuesta en el cerebro y el cuerpo, pero hay diferencias clave entre ellas. El estrés está causado por un desencadenante externo; en el caso de Eileen, fueron los grandes proyectos de trabajo que, en apariencia, manejó bien, pero que afectaron a su mente y su cuerpo. El estrés puede causar una serie de síntomas, como irritabilidad, malestar estomacal y trastornos del sueño, los cuales, cuando se elimina la fuente del estrés, idealmente desaparecen. La ansiedad produce síntomas similares a los causados por el estrés, pero como comentamos en el capítulo 1, tiene su origen en el interior, persistiendo incluso cuando no hay nada concreto por lo que estar ansioso. El estrés de Eileen alimentaba su ansiedad, pero ni en los periodos laborales más fáciles podía tranquilizarse; estaba atrapada en un estado de temor constante que mantenía la respuesta de estrés de su cuerpo, sin importar lo que en realidad estuviera sucediendo en el trabajo.

Recuerda que el estrés ejerce su impacto en el sistema inmunitario a través del SNC; el SNA, que controla nuestra respuesta de lucha o huida; y el eje HPA. Este eje regula la liberación de hormonas cruciales, en particular del cortisol o la «hormona del estrés», que se dispara cuando tu cuerpo está bajo estrés agudo para darte un impulso extra de energía. Aunque el cortisol y otras hormonas similares como la epinefrina (también conocida como adrenalina) desempeñan un papel importante para mantenerte a salvo del peligro, un exceso de ellas ocasiona diversos efectos negativos, como aumento de peso, fatiga y presión arterial alta. También pueden desregular el sistema inmunitario, interfiriendo en la producción de diversas citocinas que te ayudan a responder a las amenazas.[25]

Quiero reiterar que las hormonas liberadas en respuesta al estrés no son necesariamente malas: ¡sin nuestra capacidad de reaccionar con fuerza en situaciones estresantes, estoy seguro de que nuestra especie habría tenido mucho menos éxito! Mejor aún: hay algunas pruebas de que el estrés agudo puede estimular el sistema inmunitario. Por ejemplo, algunos estudios demuestran que, a corto plazo, mejora las respuestas inmunitarias inducidas por las vacunas y desencadenadas por la lucha contra los tumores y la recuperación de una cirugía.[26] Otros estudios han demostrado que el estrés agudo mejora la función de las células inmunitarias tanto en las respuestas innatas como en las adaptativas.[27]

Pero en otros casos, incluso el estrés agudo puede ser perjudicial para tu sistema inmunitario. Por ejemplo, un estudio realizado durante una década a estudiantes de Medicina descubrió que su inmunidad disminuía cada año bajo el simple estrés del periodo de exámenes de tres días. Los examinados tenían menos células asesinas naturales;

[25] Glaser R., Kiecolt-Glaser J. K.. «Stress-induced immune dysfunction: Implications for health». *Nature Reviews. Immunology*. 1.° de marzo de 2005; 5(3): 243-251. https://doi.org/10.1038/nri1571.
[26] Dhabhar F. S. «The short-term stress response - mother nature's mechanism for enhancing protection and performance under conditions of threat, challenge, and opportunity». *Frontiers in Neuroendocrinology*. Abril de 2018; 49: 175-192. https://doi.org/10.1016/j.yfrne.2018.03.004.
[27] Dhabhar F. S., «Enhancing versus suppressive effects of stress on immune function: Implications for immunoprotection and immunopathology». *Neuroimmunomodulation*. 2009; 16(5): 300-317. https://doi.org/10.1159/000216188.

casi dejaron de producir el interferón gamma, una citocina que estimula la inmunidad; y sus células T, que combaten las infecciones, mostraron una respuesta más débil de lo normal. Para el estrés de cualquier duración significativa, desde unos pocos días hasta unos pocos meses o años, todos los aspectos de la inmunidad empeoraron.[28]

Tratar a Eileen me ayudó a comprender por qué es tan importante que las personas que sufren de ansiedad conozcan un poco más sobre estas conexiones. Si bien el estrés agudo puede tener efectos positivos y negativos, los investigadores coinciden en que el estrés a largo plazo es universalmente perjudicial para el sistema inmunitario. Una revisión de más de trescientos estudios que abarcan treinta años descubrió que el estrés crónico causa un daño significativo en casi todas las medidas del sistema inmunitario, incluyendo el recuento de leucocitos, la función de las células asesinas naturales y la producción de citoquinas.[29] Esto se debe a que el cortisol y otras sustancias químicas liberadas por la respuesta al estrés no están destinadas a permanecer en tu sistema. Están diseñados para darte una rápida ráfaga de energía para ponerte a salvo, después de lo cual la amenaza debería evitarse, y la respuesta al estrés, disiparse. Pero si esta no se desactiva, ya sea debido a la exposición continua a factores estresantes reales o porque la ansiedad está engañando a tu cerebro para que anticipe aquellos que aún no han aparecido, tu sistema inmunitario comienza a perder la capacidad de combatir la inflamación y de coordinarse y comunicarse para responder a las amenazas.[30] Como resultado, el estrés crónico se ha relacionado con un mayor riesgo de numerosas patologías, incluidas enfermedades infecciosas, cardiovasculares y

[28] Glaser R., Kiecolt-Glaser J. K.. «Stress-induced immune dysfunction: Implications for health». *Nature Reviews. Immunology*. 1.° de marzo de 2005; 5(3): 243-251. https://doi.org/10.1038/nri1571.
[29] Segerstrom S. C., Miller G. E., «Psychological stress and the human immune system: A meta-analytic study of 30 years of inquiry». *Psychological Bulletin*. Julio de 2004; 130(4): 601-630. https://doi.org/10.1037/0033-2909.130.4.601.
[30] Bae Y. S., Shin E. C., Bae Y. S., Van Eden W., «Editorial: Stress and immunity». *Frontiers in Immunology*. 13 de febrero de 2019; 10: 245. https://doi.org/10.3389/fimmu.2019.00245.

autoinmunes, diabetes y ciertos tipos de cáncer, así como con la fragilidad y la mortalidad en general.

Piensa en Eileen. Antes de venir a verme, su ciclo de estrés y ansiedad era interminable. Incluso cuando no estaba en un periodo laboral estresante en particular, su ansiedad hacía que su cerebro mantuviera el flujo de cortisol y otras hormonas del estrés, sin darle oportunidad a su sistema inmunitario de recuperarse. Por lo tanto, no es sorprendente que los trastornos de ansiedad también se hayan relacionado específicamente con este conflicto entre las hormonas del estrés, el aumento de la inflamación y la disminución de la inmunidad. Por ejemplo, un estudio descubrió que las personas con TAG tenían niveles desequilibrados de citocinas cruciales en comparación con el grupo de control.[31] Otro mostró que los pacientes con TAG eran más propensos a desarrollar enfermedades cardiacas o sufrir infartos.[32] En otras investigaciones se sugiere que los pacientes con TAG tienen una activación de células T reducida en comparación con los grupos de control.[33]

Uno de los indicios más claros de la relación entre la salud mental y la inmunidad es la incidencia de enfermedades autoinmunes en pacientes con ansiedad, tal y como vimos con Mary y su lucha contra el lupus al principio del capítulo. Las enfermedades autoinmunes son afecciones en las que el sistema inmunitario del cuerpo ataca a las células sanas como si fueran patógenos. Al igual que el lupus, la mayoría de las enfermedades autoinmunes son crónicas y no tienen cura

---

[31] Hou R., Garner M., Holmes C., *et al.,* «Peripheral inflammatory cytokines and immune balance in Generalised Anxiety Disorder: Case-controlled study». *Brain, Behavior, and Immunity*. Mayo de 2017; 62: 212-218. https://doi.org/10.1016/j.bbi.2017.01.021.

[32] Wingo A. P., Gibson G., «Blood gene expression profiles suggest altered immune function associated with symptoms of generalized anxiety disorder». *Brain, Behavior, and Immunity*. Enero de 2015; 43: 184-191. https://doi.org/10.1016/j.bbi.2014.09.016.

[33] Vieira M. M., Ferreira T. B., Pacheco P. A., *et al.,* «Enhanced Th17 phenotype in individuals with generalized anxiety disorder». *Journal of Neuroimmunology*. 15 de diciembre de 2010; 229(1-2): 212-218. https://doi.org/10.1016/j.jneuroim.2010.07.018.

definitiva, aunque los síntomas a menudo pueden controlarse mediante un tratamiento. En diversos estudios se ha demostrado que las patologías como el lupus, la esclerosis múltiple y la artritis reumatoide están relacionadas con afecciones mentales graves, desde la esquizofrenia hasta la psicosis,[34] y también con afecciones más comunes como el estrés y la ansiedad.[35]

Aunque aún queda mucho por aprender sobre la relación entre la ansiedad y la alteración inmunológica, sabemos lo suficiente como para afirmar con rotundidad que se trata de otro vínculo crucial entre la salud mental y la salud integral.

AUMENTAR LA INMUNIDAD Y LA ANSIEDAD

Ahora que sabes más sobre la relación entre la ansiedad, tu intestino y tu inmunidad, espero que puedas ver la complejidad de estas cuestiones y, por tanto, la dificultad de determinar dónde está el problema. Pero quiero enfatizar de nuevo que no es necesario saber dónde surge, porque, pase lo que pase, el tratamiento más poderoso en todas estas áreas radica en lo que comes. Una dieta adecuada y saludable siempre dará como resultado un microbioma saludable, que aumentará la inmunidad y calmará tu mente.

Como mencionamos a lo largo de este capítulo, uno de los efectos más destructivos de la alteración de la inmunidad es el aumento de la inflamación. En el próximo capítulo nos centraremos en los peligros de la inflamación crónica y cómo esta se relaciona con la ansiedad.

---

[34] Jeppesen R., Benros M. E., «Autoimmune diseases and psychotic disorders». *Frontiers in Psychiatry*. 19 de marzo de 2019; 10. https://doi.org/10.3389/fpsyt.2019.00131.
[35] Song H., Fang F., Tomasson G., *et al.,* «Association of stress-related disorders with subsequent autoimmune disease». *JAMA*. 19 de junio de 2018; 319(23): 2388-2400. https://doi.org/10.1001/jama.2018.7028.

CAPÍTULO 4

INFLAMACIÓN EN EL CEREBRO

Un hombre de 49 años llamado Adi vino a verme por un repentino caso de ansiedad que se estaba apoderando de su vida. Aunque Adi nunca había lidiado con su salud mental, en fechas recientes había comenzado a experimentar ataques de pánico. Me dijo que cuando paseaba a su perro, cada vez que se cruzaban con otro perro en la colonia, su corazón se aceleraba y le sudaban las palmas, sintiendo en sus dedos como si la correa estuviera a punto de soltarse de su mano. Su mente se llenaba de pensamientos e imágenes de su perro siendo atacado o corriendo hacia el tráfico. Sabía que el miedo era irracional, pues los otros perros eran amigables, y el suyo era un compañero bien entrenado, obediente y cariñoso. Su ansiedad también se estaba infiltrando en su vida laboral. Las noches de los domingos y las mañanas de los lunes eran en particular malas, ya que imaginaba una multitud de crisis que se avecinaban, desastres que con toda seguridad lo llevarían a ser despedido. De nuevo, sabía que estos sentimientos no estaban justificados, porque había trabajado en su puesto durante décadas y era un miembro valioso del equipo.

Sus ataques de pánico se habían agravado tanto que pasaba gran parte del día preocupándose por si experimentaría otro. Por mucho que hubieran afectado su existencia, enfatizó que no quería medicarse, pero que estaba decidido a encontrar otras estrategias para detener estos episodios angustiantes antes de que se convirtieran en una forma de vida.

QUÉ ES UN ATAQUE DE PÁNICO

Un ataque de pánico es un episodio en el que se presentan cuatro o más de los siguientes síntomas: sudoración, temblores, inestabilidad, desrealización (sensación de estar en un sueño o trance), aumento del ritmo cardiaco, náuseas, hormigueo, dificultad para respirar, miedo a morir, miedo a volverse loco, escalofríos, asfixia o dolor en el pecho.

Incluso si te recuperas rápidamente de un ataque de pánico, debes buscar ayuda profesional. Los ataques de pánico pueden repetirse de modo inesperado, y el trastorno de pánico a menudo se relaciona con el desempleo, la depresión, el abuso de sustancias y los pensamientos suicidas.[1] Además, si sientes síntomas como dolor en el pecho, necesitarás una evaluación profesional en una sala de emergencias o atención urgente para determinar si estás sufriendo un infarto. Incluso si crees que es un ataque de pánico, es mejor pecar de precavido.

Cuando hablé con él sobre su cambio de humor, conjeturó que podría deberse a que se acercaba su cumpleaños número 50, ya que esto le había despertado algunos temores sobre el envejecimiento y la mortalidad. También me dijo que su madre había fallecido un año antes, dejando un gran vacío en su vida. Nunca se había casado y los dos habían vivido juntos desde que su padre falleció cuando él era solo un adolescente. Echaba de menos su amor y compañía y le costaba asimilar su dolor.

Como alguien que tiene lazos profundos con su familia, comprendí perfectamente el dolor por el que estaba pasando Adi, y nunca

---

[1] Manjunatha N., Ram D., «Panic disorder in general medical practice - A narrative review». *Journal of Family Medicine and Primary Care*. Marzo de 2022; 11(3): 861-869. https://doi.org/10.4103/jfmpc.jfmpc_888_21.

descartaría la carga mental que una pérdida tan grande puede suponer para una persona. Aunque dijo que los sentimientos más crudos de dolor habían pasado e insistió en que sus ataques de pánico no estaban relacionados de manera directa con sus emociones sobre la muerte de su madre, discutimos sobre cómo el dolor de la pérdida estaba obstaculizando su capacidad para seguir adelante.

Sospechaba que había algo más en juego, y después de hablar más con Adi, me enteré de que la muerte de su madre no solo había provocado un cambio en su sistema de seguridad y apoyo, sino también en su dieta. Me contó que siempre había ayudado con las tareas del hogar y la compra de alimentos, pero que su madre se encargaba de cocinar. Desde su muerte, sus antiguas rutinas le resultaban dolorosas, por lo que ya casi no hacía la despensa, e incluso cuando lo hacía, no sabía cómo convertir los ingredientes saludables en las comidas nutritivas que ella solía preparar. A la deriva, para calmarse, Adi había caído en un ciclo de dependencia de la comida rápida y los dulces.

Al hacer un balance de su dieta y coordinarla con el inicio de su ansiedad, me preocupó que el problema de Adi estuviera empeorando por la inflamación crónica. Hablé con él sobre los peligros de una dieta proinflamatoria y sobre cómo su cuerpo probablemente estaba enviando señales constantes para reunir una respuesta inmunitaria a una amenaza que no desaparecía, lo que desequilibraba su cerebro. El seguro de Adi no cubría los análisis de sangre para detectar inflamación, pero le aseguré que no eran necesarios. Tan solo necesitábamos controlar su dieta, haciendo hincapié en los alimentos antiinflamatorios que romperían el ciclo de una respuesta inmunitaria descontrolada y permitirían que su cuerpo y su cerebro recuperaran la estabilidad.

Como la línea del tiempo de su cambio de dieta y la aparición de sus síntomas era clara, el plan de tratamiento de Adi fue sencillo. Limitó su consumo de azúcares refinados y aceites vegetales procesados que suelen utilizar las cadenas de comida rápida. Para animarse a volver a las comidas caseras, se inscribió a clases de cocina, lo que le dio la oportunidad de socializar y hacer amigos mientras aprendía a preparar nuevos platillos y a recrear sus favoritos de los que preparaba su madre. Rápidamente, Adi consideró la cocina como una forma de terapia, nutritiva pero también relajante. Se convirtió en una forma de estimular nuevos aprendizajes, honrar el legado de su madre y recibir el amor y el cuidado que le había transmitido a través de ella.

Después de tres meses, Adi notó que se sentía mucho mejor. No había tenido ataques de pánico y su preocupación había disminuido de manera sustancial. Aprendió a cocinar tres platillos que podía alternar, y a preparar una ensalada saludable cuando tenía poco tiempo. Desarrolló estrategias para preparar las comidas, de modo que nunca se sintiera tentado a buscar comida rápida en su hora de descanso en el trabajo. Se unió a un club de cocina en línea y siguió asistiendo a sus clases, formando una comunidad que le ayudó a combatir la soledad. Compró una caminadora y empezó a hacer ejercicio con regularidad. Poco a poco, se reconcilió con la pérdida de su madre y con su antiguo yo, recuperando una mayor serenidad mental.

Al estudiar la inflamación crónica, podemos ver cuán entrelazadas están las relaciones entre la dieta, el sistema inmunitario y la ansiedad. En una revisión de 2010, la psiconeuroinmunóloga Janice Kiecolt-Glaser describió el estrecho nivel de vinculación entre estos procesos, cuando la ansiedad alimenta las malas elecciones dietéticas, las cuales conducen a una mayor inflamación que impulsa una mayor ansiedad.[2] En este capítulo desentrañaremos estas complicadas relaciones y aprenderemos otra forma para calmar tu mente con la alimentación.

---

[2] Kiecolt-Glaser J. K., «Stress, food, and inflammation: Psychoneuroimmunology and nutrition at the cutting edge». *Psychosomatic Medicine*. Mayo de 2010; 72(4): 365-369. Epub 21 de abril de 2010. https://doi.org/10.1097/PSY.0b013e3181 dbf489.

¿QUÉ ES LA INFLAMACIÓN?

Con toda seguridad has oído hablar de los efectos nocivos de la inflamación. En los últimos años, esta ha ganado relevancia en la lista de amenazas médicas hasta convertirse en una palabra de moda. En los programas matinales, en los libros y, por supuesto, en internet y en las redes sociales, encontrarás un aluvión de consejos sobre cómo combatir la inflamación en tu cuerpo. Hay una buena razón para ello, porque las enfermedades inflamatorias crónicas como las cardiopatías, los accidentes cerebrovasculares y la diabetes son, en conjunto, la causa más común de muerte en todo el mundo. La Organización Mundial de la Salud estima que el 74% de todas las muertes y el 86% de los decesos antes de los 70 años se deben a enfermedades no transmisibles, muchas de las cuales están profundamente relacionadas con la inflamación.[3] A su vez, las investigaciones recientes nos muestran que la inflamación también es un factor clave en las enfermedades mentales.

Gracias a la cantidad de debates que hay sobre el tema, cuando hablo de ello con mis pacientes, puedo confiar en que están al menos un poco familiarizados con el concepto, pero a menudo me parece que se sienten un poco abrumados al intentar equilibrar todo lo que han oído. La inflamación es un tema muy amplio y es capaz de causar tal variedad de daño al cuerpo que resulta confuso analizar los detalles. Creo con firmeza que la gente necesita entender el impacto real en la salud que subyace a las palabras de moda para poder integrar de manera significativa la información y, así, mejorar su bienestar mental.

Es bastante sencillo entender que la inflamación es *mala,* pero se necesita un poco más de esfuerzo para comprender las razones. Parte de la confusión es que la inflamación *no* siempre es mala. De hecho, el tipo de inflamación con el que probablemente estés más familiarizado

---

[3] Noncommunicable Diseases. Organización Mundial de la Salud. Consultado el 15 de febrero de 2023. https://www.who.int/health-topics/noncommunicable-di seases #tab=tab_1.

sea beneficioso en realidad, aunque no lo parezca. El enrojecimiento, la hinchazón y el dolor que sufres después de una lesión, ya sea por una cortada con papel, la picadura de un insecto o un esguince de tobillo, son signos de la llamada «inflamación aguda». Como mencionamos en el capítulo 3, esta es una de las herramientas más utilizadas por el sistema inmunitario para hacer su trabajo. La inflamación hace que los vasos sanguíneos se dilaten, lo que permite que fluya más sangre hacia el tejido lesionado, trayendo consigo una avalancha de glóbulos blancos y creando condiciones hostiles para los patógenos invasores. También confiere una variedad de ventajas a las células inmunitarias y promueve la curación de múltiples maneras. Además de curar lesiones, la inflamación aguda también es útil en la lucha contra las enfermedades. Cualquier enfermedad que termine en el sufijo «-itis» causa inflamación de alguna manera. Eso podría significar un ojo inflamado, como en la conjuntivitis (el temido «ojo rojo»); vías respiratorias inflamadas, como en la bronquitis; o piel inflamada, como en la dermatitis.

La inflamación aguda casi siempre provoca dolor, comezón u otras molestias. En consecuencia, tratar una enfermedad o lesión que la está causando a menudo requiere reducir esa inflamación para que te sientas mejor (por ejemplo, al poner hielo sobre un tobillo torcido para disminuir la hinchazón), pero esta sigue siendo una parte crucial del proceso de reparación del cuerpo. Lo más importante es que suele ser temporal. Una vez que tu sistema inmunitario cura el problema, ya sea por sí solo o mediante tratamiento médico, la inflamación disminuye y tu cuerpo puede volver a funcionar con normalidad.

Pero ¿y si la inflamación no desaparece? El esguince de tobillo o una cortada con papel se curan con bastante facilidad, pero hay otras afecciones que el cuerpo tiene más dificultad para resolver, lo que prolonga la duración de la respuesta inflamatoria. Cuando persiste durante meses o años, se considera crónica y se vuelve mucho más insidiosa y destructiva. La inflamación crónica es un asesino silencioso. Aunque algunas enfermedades que la producen vienen acompañadas de síntomas evidentes, como la inflamación dolorosa de las articulaciones en la artritis reumatoide o las dificultades gastrointestinales en la enfermedad de Crohn, la mayoría no los presentan. A menudo no sabes que padeces una inflamación crónica hasta que sufres un infarto o un derrame cerebral, o cuando desarrollas una enfermedad inflamatoria grave que es difícil de tratar. Como vimos en el caso de Adi, la aparición de una inflamación crónica también puede provocar síntomas de ansiedad, como los ataques de pánico que empezó a sufrir después de toda una vida de estabilidad mental.

La inflamación crónica tiene diversas causas. A veces es el resultado de una infección bacteriana o fúngica que no se erradicó del todo y, por tanto, persiste en los tejidos, provocando continuamente una respuesta inmunitaria; tal es el caso del síndrome de fatiga crónica. A veces está causada por enfermedades autoinmunes (como el lupus, que comentamos en el capítulo 3), ya que el cuerpo falla y ataca a sus tejidos. Puede deberse a la exposición continua a toxinas ambientales o sustancias a las que el cuerpo es alérgico;[4] o bien, como vimos con Adi, por el continuo consumo de alimentos poco saludables debido a una mala elección dietética, una asociación que analizaremos más adelante en el capítulo.

Más allá de su causa, la inflamación crónica causa daños importantes en tu cuerpo. Mantener una respuesta inmunitaria ineficaz constante requiere mucha energía, lo que resta recursos a las tareas principales de tu cuerpo y debilita tu sistema inmunitario. Además, tus órganos no están diseñados para soportar la intensidad de las respuestas inflamatorias durante periodos prolongados. Una herramienta que ayuda a tu cuerpo a sanar se convierte en una fuerza destructiva, y tus glóbulos blancos terminan dañando tus propios tejidos. Con el tiempo, este daño puede acumularse y convertirse en una causa fundamental del síndrome metabólico (que analizaremos con más detalle en el capítulo 6); de enfermedades cardiacas; cáncer; enfermedades neurodegenerativas, como el alzhéimer; y, como

---

[4] Pahwa R., Goyal A., Jialal I., «Chronic Inflammation». StatPearls, enero de 2022. Actualizado el 19 de junio de 2022. https://www.ncbi.nlm.nih.gov/books/NBK493173/.

veremos en este capítulo, de trastornos de salud mental, como la ansiedad.[5]

ANÁLISIS PARA DETECTAR LA INFLAMACIÓN

Dado que no siempre podemos ver o sentir la inflamación crónica, la forma más segura de confirmar su existencia es a través de un análisis de sangre que mida los niveles de marcadores inflamatorios, compuestos que aparecen en la sangre durante las respuestas inflamatorias. Muchos marcadores destacados son diferentes tipos de citoquinas, los mensajeros del sistema inmunitario que conocimos en el capítulo 3. Uno de los más citados es la interleucina-6, un tipo de citoquina que envía advertencias sobre patógenos por todo el cuerpo.[6] Los marcadores inflamatorios no citoquínicos incluyen proteínas como la C reactiva, que se produce en el hígado y es un valioso marcador inflamatorio en muchos estudios relacionados con la ansiedad.[7]

Los análisis de sangre para detectar inflamación no se suelen realizar como parte de los estudios de laboratorio tradicionales, aunque son cada vez más comunes entre los profesionales de la medicina integrativa y funcional, y se utilizan ampliamente para la investigación de la inflamación. Existe un desacuerdo sobre su utilidad en la comunidad médica: aunque pueden confirmar la presencia de inflamación, no ayudan a especificar la *causa* ni diferencian entre inflamación aguda y crónica. En otras palabras, incluso si una prueba

---

[5] Furman D., Campisi J., Verdin E., *et al.*, «Chronic inflammation in the etiology of disease across the life span». *Nature Medicine*. 2019; 25(12): 1822-1832. https://doi.org/10.1038/s41591-019-0675-0.

[6] Tanaka T., Narazaki M., Kishimoto T., «IL-6 in inflammation, immunity, and disease». *Cold Spring Harbor Perspectives in Biology*. 4 de septiembre de 2014; 6(10): a016295. https://doi.org/10.1101/cshperspect.a016295. PMID: 25190079; PMCID: PMC4176007.

[7] Chen L., Deng H., Cui H., *et al.* «Inflammatory responses and inflammation-associated diseases in organs». *Oncotarget*. 14 de diciembre de 2017; 9(6): 7204-7218. https://doi.org/10.18632/oncotarget.23208. PMID: 29467962; PMCID: PMC 5805548.

de marcadores inflamatorios da positivo, continúan las conjeturas para determinar la causa y el alcance de la inflamación.

Mi enfoque siempre es tender un puente entre la presentación clínica y los datos de laboratorio de la manera más sensata posible. Hay muchas situaciones en las que el enfoque correcto es «hacer pruebas, no adivinar». Por ejemplo, si sospecho que un paciente tiene una deficiencia de vitaminas, siempre pediría una prueba. Sin embargo, como vimos con Adi, las pruebas para detectar inflamación rara vez son necesarias, en especial porque el tipo de intervenciones dietéticas que recomiendo son un tratamiento de bajo riesgo. En lugar de repetir costosos análisis de sangre que pueden no dar una respuesta definitiva, siempre prefiero que el paciente haga cambios en su dieta y vea cómo responden los síntomas.

INFLAMACIÓN Y ANSIEDAD

Tómate un momento para reflexionar acerca de lo que hemos aprendido sobre la inflamación: es un proceso protector que persiste incluso en ausencia de amenazas, causando estragos en el cuerpo que se supone debe proteger. ¿Te resulta familiar ese dilema? Debería, porque es el mismo patrón básico que aprendimos sobre la ansiedad en el capítulo 1. La inflamación crónica es una respuesta inmunitaria sostenida en ausencia de una causa aguda. La ansiedad, a su vez, es una respuesta de miedo sostenida aun sin una amenaza tangible. En otras palabras, ambas son funciones de las defensas del cuerpo que se exceden y causan daño.

Por supuesto, más importante que ese vínculo teórico es la sólida evidencia científica de que ambos están estrechamente relacionados. El indicio más simple de esa vinculación es que numerosos estudios han demostrado que los pacientes con varios trastornos de ansiedad tienen altos niveles de marcadores inflamatorios. Por ejemplo, un análisis de 41 estudios realizado en 2018 descubrió que las personas que padecen ansiedad presentaban mayores niveles de citocinas proinflamatorias que los grupos de control sanos.[8] Otro análisis de 2019 descubrió que los pacientes con TAG tenían niveles significativamente más altos de proteína C reactiva que los grupos de control sanos.[9] Un estudio de 2022 mostró la misma asociación en pacientes con TAG y en personas con trastornos de pánico.[10] Y un estudio de 2021 de 144 890 pacientes de la base de datos británica UK Biobank encontró resultados similares, con niveles elevados de interleucina-6 y proteína C reactiva en pacientes con depresión y ansiedad.[11] Los estudios sobre la depresión han mostrado resultados similares.[12]

La correlación entre la ansiedad y los marcadores inflamatorios elevados establece una conexión entre las dos condiciones que es demasiado consistente para ser una coincidencia, pero no dice mucho sobre la causalidad. ¿La ansiedad causa inflamación? ¿O la inflamación causa ansiedad? Dudo que te sorprenda que nuestras mejores pruebas indiquen que es una vía de doble sentido.

Hay evidencia de que la inflamación en el cuerpo puede provocar ansiedad en el cerebro. En estudios con animales, los investigadores

---

[8] Renna M. E., O'Toole M. S., Spaeth P. E., Lekander M., Mennin D. S., «The association between anxiety, traumatic stress, and obsessive-compulsive disorders and chronic inflammation: A systematic review and meta-analysis». *Depression and Anxiety*. 10 de septiembre de 2018; 35(11): 1081-1094. https://doi.org/10.1002/da.22790.

[9] Costello H., Gould R. L., Abrol E., Howard R., «Systematic review and meta-analysis of the association between peripheral inflammatory cytokines and gener-alised anxiety disorder». *BMJ Open*. 2019; 9(7): e027925. https://doi.org/10.1136/bmjopen-2018-027925.

[10] Kennedy E., Niedzwiedz C. L., «The association of anxiety and stress-related disorders with C-reactive protein (CRP) within UK Biobank». *Brain, Behavior, and Immunity Health*. 2021; 19: 100410. https://doi.org/10.1016/j.bbih.2021.100410.

[11] Ye Z., Kappelmann N., Moser S., *et al.*, «Role of inflammation in depression and anxiety: Tests for disorder specificity, linearity and potential causality of asso-ciation in the UK Biobank». *eClinicalMedicine*. Agosto de 2021; 38: 100992. https://doi.org/10.1016/j.eclinm.2021.100992.

[12] Osimo E. F., Pillinger T., Rodriguez I. M., Khandaker G. M., Pariante C. M., Howes O. D., «Inflammatory markers in depression: A meta-analysis of mean dif-ferences and variability in 5,166 patients and 5,083 controls». *Brain, Behavior, and Immunity*. Julio de 2020; 87: 901-909. https://doi.org/10.1016/j.bbi.2020.02.010.

realizaron pruebas en las que introdujeron citocinas inflamatorias en ratones. Esta inducción de inflamación simulada hace que los ratones muestren un comportamiento depresivo y ansioso, que desaparece cuando se les trata con citocinas antiinflamatorias.[13] Los estudios en humanos demuestran que la inflamación relacionada con la enfermedad puede afectar estado de ánimo, incluidas la depresión y la ansiedad, entre otras consecuencias negativas que los investigadores denominan «comportamiento de enfermedad».[14]

Por otro lado, como establecimos en el capítulo 3, la respuesta al estrés crónico se reconoce como una de las principales causas de la inflamación.[15] Ya aprendimos cómo las sustancias químicas del estrés, como el cortisol y la adrenalina, pueden ser útiles a corto plazo, pero perjudiciales cuando están presentes durante largos periodos a niveles elevados. En efecto, la respuesta al estrés crónico y persistente se identifica como una causa de inflamación crónica.[16] Y como sabemos, aunque el estrés y la ansiedad no son idénticos, la ansiedad puede empeorar y prolongar los efectos negativos de los periodos estresantes. Además, se ha demostrado que las emociones negativas, como la ansiedad, contribuyen a un proceso de cicatrización más lento, lo que conlleva un mayor riesgo de inflamación prolongada.[17] Los problemas de salud mental también se han asociado con una

---

[13] Mesquita A. R., Correia-Neves M., Roque S., et al., «IL-10 modulates depressive- like behavior». *Journal of Psychiatric Research.* Diciembre de 2008; 43(2): 89-97. https://doi.org/10.1016/j.jpsychires.2008.02.004.

[14] Dantzer R., O'Connor J., Freund G., et al., «From inflammation to sickness and depression: When the immune system subjugates the brain». *Nature Reviews. Neuroscience.* Enero de 2008; 9: 46-56. https://doi.org/10.1038/nrn2297.

[15] Liu Y. Z., Wang Y. X., Jiang C. L., «Inflammation: The common pathway of stress-related diseases». *Frontiers in Human Neuroscience.* 19 de junio de 2017; 11: 316. https://doi.org/10.3389/fnhum.2017.00316.

[16] Rohleder N., «Stimulation of systemic low-grade inflammation by psychosocial stress». *Psychosomatic Medicine.* Abril de 2014; 76(3): 181-89. https://doi.org/10.1097/PSY.0000000000000049.

[17] Kiecolt-Glaser J. K., McGuire L., Robles T. F., Glaser R., «Emotions, morbidity, and mortality: New perspectives from psychoneuroimmunology». *Annual Review of Psychology.* Febrero de 2002; 53: 83-107. https://doi.org/10.1146/annurev.psych.53.100901.135217.

mayor producción de citocinas inflamatorias en ausencia de otras fuentes de inflamación.[18] En otras palabras, un cerebro ansioso puede causar o empeorar la inflamación en el cuerpo.

Aunque existen investigaciones sólidas que confirman las relaciones entre la inflamación y la salud mental, todavía estamos en las primeras etapas para comprender por completo las vías exactas a través de las cuales la inflamación empeora la ansiedad (y viceversa). A través de técnicas de imagen que monitorean la forma en que el cerebro reacciona en presencia de citoquinas inflamatorias, los investigadores descubrieron que los marcadores inflamatorios conducen a desequilibrios en neurotransmisores, disminuyendo sustancias químicas importantes como la serotonina, la dopamina y el GABA. El proceso es similar a cómo la disbiosis intestinal conduce a la escasez de esas mismas sustancias, y desequilibra la química cerebral. Además, la inflamación en el SNC puede aumentar la capacidad de respuesta de la amígdala, que, como establecimos en el capítulo 1, es un nexo central de la ansiedad, junto con la capacidad de respuesta de otras partes del cerebro que desempeñan un papel en el estado de ánimo y la respuesta a las amenazas.[19]

Dadas estas conexiones, existe sin duda un gran potencial para futuras terapias que reduzcan la inflamación como tratamiento para la ansiedad y otras afecciones de salud mental.[20] De hecho, algunos investigadores creen que los efectos antiinflamatorios de los ISRS como la fluoxetina (Prozac) y el escitalopram (Lexapro) pueden influir en

---

[18] Glaser R., Robles T. F., Sheridan J., Malarkey W. B., Kiecolt-Glaser J. K., «Mild depressive symptoms are associated with amplified and prolonged inflammatory responses after influenza virus vaccination in older adults». *Archives of General Psychiatry*. Octubre de 2003; 60(10): 1009-1014. https://doi.org/10.1001/archpsyc.60.10.1009.

[19] Felger J. C., «Imaging the role of inflammation in mood and anxiety-related disorders». *Current Neuropharmacology*. 2018; 16(5): 533-558. https://doi.org/10.2174/1570159X15666171123201142.

[20] Michopoulos V., Powers A., Gillespie C. F., Ressler K. J., Jovanovic T., «Inflammation in fear- and anxiety-based disorders: PTSD, GAD, and beyond». *Neuropsychopharmacology*. 11 de agosto de 2016; 42(1): 254-270. https://doi.org/10.1038/npp.2016.146.

su acción sobre la ansiedad.[21] Incluso los fármacos antiinflamatorios que no están diseñados para tratar problemas de salud mental pueden tener un efecto positivo. Un estudio de 2020 sobre la eficacia de la aspirina antiinflamatoria en problemas de salud mental en una cohorte de 316 904 pacientes con diagnóstico de cáncer, descubrió que 5 613 de estos pacientes recibieron un diagnóstico de depresión, ansiedad o trastorno relacionado con el estrés un año después de conocer su diagnóstico. Sin embargo, los investigadores descubrieron que los pacientes que ya habían estado tomando aspirina con regularidad (sobre todo como prevención de un ataque cardiaco o un derrame cerebral) tenían una tasa significativamente menor de ansiedad y depresión que aquellos que no la habían tomado.[22]

No pretendo sugerir que todas las personas que sufren de ansiedad deban comenzar a tomar aspirina de inmediato, porque incluso los medicamentos de venta libre en apariencia inofensivos pueden tener complicaciones y efectos secundarios (por ejemplo, el consumo diario de aspirina diluye la sangre y puede provocar hemorragia gastrointestinal). Se necesitarán más investigaciones para determinar la naturaleza exacta de las conexiones entre la ansiedad y la inflamación, para así conocer la eficacia y seguridad de los tratamientos basados en fármacos antiinflamatorios.

Lo que ya sabemos es que uno de los principales factores de la inflamación crónica es llevar una dieta deficiente. Por ello, una de las mejores formas de reducirla consiste en una dieta saludable rica en alimentos antiinflamatorios. Por lo tanto, si comer mal agrava la inflamación y la inflamación empeora la ansiedad, llevar una dieta antiinflamatoria combatirá la ansiedad. Antes de profundizar en las formas en que la comida puede agravar la inflamación, quiero destacar

---

[21] Hou R., Ye G., Liu Y., *et al.*, «Effects of SSRIs on peripheral inflammatory cytokines in patients with Generalized Anxiety Disorder». *Brain, Behavior, and Immunity*. Octubre de 2019; 81: 105-110. https://doi.org/10.1016/j.bbi.2019.06.001.

[22] Hu K., Sjölander A., Lu D., *et al.*, «Aspirin and other non-steroidal antiinflammatory drugs and depression, anxiety, and stress-related disorders following a cancer diagnosis: A nationwide register-based cohort study». *BMC Medicine*. 2020; 18(1): 238. https://doi.org/10.1186/s12916-020-01709-4.

un tipo más específico de inflamación que supone una amenaza particular para la salud mental.

LOS PELIGROS DE LA NEUROINFLAMACIÓN

Hasta ahora, hemos hablado de la inflamación crónica que puede surgir en cualquier parte de tu cuerpo, que la literatura médica llama «inflamación periférica». Pero hay un tipo específico de inflamación de especial relevancia para tu cerebro: la neuroinflamación. Como su nombre lo indica, ocurre en el SNC, formado por el cerebro y la médula espinal. A diferencia del tracto digestivo, que está bien equipado para hacer frente a los microbios invasores que se introducen en los alimentos, el SNC no está diseñado para entrar en contacto con patógenos peligrosos. Esto significa que la neuroinflamación es una reacción muy grave, un último esfuerzo para proteger el cerebro de cualquier daño.

Al igual que la inflamación en otras partes del cuerpo, en el SNC comienza como una respuesta coordinada para protegerse de intrusos dañinos. Los soldados inmunes más importantes de tu sistema nervioso son las células ovaladas llamadas «microglías», que desempeñan varias funciones en la neuroinmunidad, como vigilar amenazas, producir citoquinas y engullir patógenos y células afectadas, esta última muy similar a la de los macrófagos. Cuando detecta que algo va mal, la microglía organiza una poderosa respuesta inflamatoria para ayudar a corregir el problema.[23]

Esta respuesta inflamatoria, como la que ocurre en otras partes del cuerpo, puede ser perjudicial o beneficiosa, sobre todo cuando persiste durante largos periodos. Como en la inflamación aguda, en un mundo ideal, una vez que se neutraliza la amenaza, la respuesta inflamatoria se desactiva y las neuronas de tu SNC pueden retomar sus tareas cotidianas de ayudarte a pensar, sentir, saber, moverte,

---

[23] DiSabato D. J., Quan N., Godbout J. P., «Neuroinflammation: The devil is in the details». *Journal of Neurochemistry*. 15 de marzo de 2016;139 supl. 2: 136-153. https://doi.org/10.1111/jnc.13607.

responder y reaccionar. Si la neuroinflamación crece sin control debido a la exposición crónica a toxinas o a interferencias en tu sistema inmunitario, pueden surgir problemas graves.

Como vimos con la inflamación periférica, se ha demostrado que el estrés es una fuente relevante de la neuroinflamación, pues agrava la microglía en la amígdala, el hipocampo y otros centros de ansiedad.[24] La activación microglial se asocia con la ansiedad,[25] la depresión,[26] y una serie de trastornos neurológicos graves, como el alzhéimer, el párkinson, la esclerosis múltiple y la esclerosis lateral amiotrófica.[27] Una vez más, este es un campo de investigación muy nuevo, y tengo la sensación de que solo estamos rozando la superficie para comprender la amenaza de la neuroinflamación.

Resulta curioso que investigaciones recientes hayan demostrado que la dieta tiene un impacto real en los niveles de neuroinflamación, disminuyendo potencialmente la ansiedad, así como el riesgo de otras afecciones neurológicas a largo plazo. En lugar de centrarse en los alimentos que comes, esta investigación se ha centrado en *cuándo* comes esos alimentos, estudiando los efectos de la restricción dietética, ya sea reduciendo la cantidad de alimentos que comes al día o limitando los intervalos de tiempo en los que comes.[28] Hablaremos más

---

[24] Calcia M. A., Bonsall D. R., Bloomfield P. S., Selvaraj S., Barichello T., Howes O. D., «Stress and neuroinflammation: A systematic review of the effects of stress on microglia and the implications for mental illness». *Psychopharmacology*. 2016; 233 (9): 1637-1650. https://doi.org/10.1007/s00213-016-4218-9.

[25] León-Rodríguez A., Fernández-Arjona M, del M., Grondona J. M., Pedraza C., López-Ávalos M. D., «Anxiety-like behavior and microglial activation in the amygdala after acute neuroinflammation induced by microbial neuraminidase». *Scientific Reports*. 2022; 12(1). https://doi.org/10.1038/s41598-022-15617-5.

[26] Wang H., He Y., Sun Z., *et al.*, «Microglia in depression: An overview of microglia in the pathogenesis and treatment of depression». *Journal of Neuroinflammation*. 2022; 19(1). https://doi.org/10.1186/s12974-022-02492-0.

[27] Bachiller S., Jiménez-Ferrer I., Paulus A., *et al.*, «Microglia in neurological diseases: A road map to brain-disease dependent-inflammatory response». *Frontiers in Cellular Neuroscience*. 2018; 12.

[28] Fontana L., Ghezzi L., Cross A. H., Piccio L., «Effects of dietary restriction on neuroinflammation in neurodegenerative diseases». *Journal of Experimental Medicine*. 8 de enero de 2021; 218(2): e20190086. https://doi.org/10.1084/jem.20190086.

sobre las posibilidades de implementar un plan de ayuno intermitente en el capítulo 11.

CÓMO LA COMIDA PROMUEVE LA INFLAMACIÓN

Cuando estaba en la facultad de Medicina tenía una amiga que era alérgica a los cacahuates. Recuerdo que me sorprendió su vigilancia constante para asegurarse de no entrar nunca en contacto con ellos. Evitaba casi todos los productos horneados, sabiendo que, aunque una galleta no los contuviera como ingrediente, existía la posibilidad de contaminación cruzada en la cocina. No quería vivir con compañeros a menos que aceptaran no tener cacahuates ni mantequilla de cacahuate en casa. Llevaba su EpiPen (autoinyector de epinefrina) en el bolsillo de la bata de laboratorio incluso cuando estábamos en tareas clínicas sin cacahuates ni otras botanas a la vista.

Aunque respetaba su diligencia para protegerse tan a fondo, no entendí del todo la dificultad de su situación hasta que dediqué mi carrera a comprender los efectos devastadores de tomar decisiones dietéticas equivocadas. Resulta profundamente aterrador saber que algo tan simple y placentero como comer puede tener efectos secundarios mortales. Y aunque la mayoría de nosotros no tenemos alergias alimentarias graves, comprenderlas arroja luz sobre por qué nuestros cuerpos también rechazan otros tipos de alimentos dañinos.

Los alimentos están compuestos por los mismos elementos fundamentales que nosotros. Tu proceso digestivo los reduce a estos elementos para convertirlos en nutrientes y energía. Sin embargo, el cuerpo de algunas personas los reconoce de un modo erróneo como tóxicos e intenta rechazarlos. El sistema inmunitario alerta a una célula especial llamada «mastocito», que almacena y luego libera histamina, una sustancia química inmunitaria, la cual causa una variedad de síntomas alérgicos que, en su mayoría, aumentan la inflamación. Y, como aprendimos en este capítulo, una mayor inflamación incrementa la ansiedad.

En ese sentido, las alergias alimentarias pueden causar ansiedad de dos maneras: las personas alérgicas a los alimentos desarrollan ansiedad en torno a sus esfuerzos por evitar los alimentos que suponen una amenaza, y tener una reacción alérgica a los alimentos puede ser un factor de inflamación crónica, que también provoca ansiedad. Además, la inflamación relacionada con la alergia alimentaria es un factor directo de riesgo de la neuroinflamación, lo que resulta en un aumento de la microglía y la presencia de marcadores de inflamación en el cerebro.[29] Así que, aunque podemos asociar las alergias alimentarias graves con la anafilaxia y otros síntomas graves (con potencial de ser mortales), incluso las alergias alimentarias menos extremas tienen un efecto a largo plazo en la salud mental.

Las alergias alimentarias son bastante comunes entre los adultos de Estados Unidos, más del 10% resulta positivo en las pruebas correspondientes, y casi el 20% declara tener una (parte de esta discrepancia puede deberse a intolerancia alimentaria no alérgica, o a diferencias en la forma en que se definen y miden ambas afecciones).[30] Además, en la última década, las tasas de alergias alimentarias han aumentado de forma significativa. Aunque existe un gran debate científico sobre las razones por las que las alergias son cada vez más frecuentes, un factor parece ser el microbioma intestinal. Como establecimos en el capítulo 3, este desempeña un papel crucial en el desarrollo del sistema inmunitario, y los investigadores han establecido que las personas con alergias alimentarias tienen una composición del microbioma diferente a la de las personas sin alergias.[31]

---

[29] Zhou L., Chen L., Li X., Li T., Dong Z., Wang Y. T., «Food allergy induces alteration in brain inflammatory status and cognitive impairments». *Behavioural Brain Research*. 17 de mayo de 2019; 364: 374-382. https://doi.org/10.1016/j.bbr.2018. 01.011.

[30] Gupta R. S., Warren C. M., Smith B. M., *et al.*, «Prevalence and severity of food allergies among US adults». *JAMA Network Open*. 4 de enero de 2019; 2(1): e185630. https://doi.org/10.1001/jamanetworkopen.2018.5630.

[31] Bunyavanich S., Berin M. C., «Food allergy and the microbiome: Current understandings and future directions». *Journal of Allergy and Clinical Immunology*. Diciembre de 2019; 144(6): 1468-1477. https://doi.org/10.1016/j.jaci.2019.10.019. PMID: 31812181; PMCID: PMC6905201.

El microbioma intestinal también es fundamental para la inflamación en personas sin alergias alimentarias. Dada la interacción de la microbiota intestinal, el sistema inmunitario y la salud mental, no es sorprendente que se haya descubierto que el intestino interviene en las respuestas inflamatorias. Como vimos en otros contextos, la composición de las bacterias en el microbioma influye bastante en determinar que el intestino sea un entorno proinflamatorio o antiinflamatorio. Un estudio de 2021 estableció que una dieta saludable para el intestino, compuesta sobre todo por alimentos de origen vegetal y pescado, conducía a niveles más bajos de inflamación que una dieta compuesta por alimentos procesados, grasas de origen animal perjudiciales y azúcar. La dieta más saludable dio lugar a especies de bacterias florecientes que ayudan en la producción de AGCC y aumentan los niveles metabólicos de nutrientes. La dieta poco saludable condujo a un crecimiento excesivo de bacterias que crean toxinas desencadenantes de la respuesta inmunitaria y aumentan la inflamación.[32]

Un crecimiento excesivo de bacterias malas también puede causar el síndrome del intestino permeable, del que hablamos en el capítulo 3. Recuerda que este se produce cuando la mucosa que recubre el intestino se daña por las toxinas y ocasiona un desequilibrio en el microbioma intestinal, lo que permite que ingresen patógenos. Una vez que están sueltos dentro de tu cuerpo, el sistema inmunitario lucha para tratar de contenerlos antes de que puedan causar daño; de nuevo, aumentar la inflamación es a menudo una primera línea de defensa. Pero si tu microbioma intestinal está desequilibrado con frecuencia, lo que lleva a un intestino permeable que no puede repararse a sí mismo, tu cuerpo se enfrentará a un flujo constante de patógenos. En otras palabras, prepara el escenario para la inflamación crónica y la ansiedad.

[32] Bolte L. A., Vich Vila A., Imhann F., *et al.*, «Long-term dietary patterns are associated with pro-inflammatory and anti-inflammatory features of the gut microbiome». *Gut.* 2021; 70(7): 1287-1298. https://doi.org/10.1136/gutjnl-2020-322670.

LA INFLAMACIÓN ES ANSIÓGENA

Así como la última década trajo consigo una explosión de conocimientos sobre los vínculos entre la salud intestinal y la salud mental, sospecho que los próximos diez años continuarán desentrañando la asociación entre la inflamación y la ansiedad. A medida que nuestro conocimiento sobre ambas afecciones siga creciendo, estoy segura de que los investigadores seguirán abriendo camino en el combate a la ansiedad mediante el tratamiento inflamatorio, por no mencionar la amplia gama de síndromes inflamatorios que amenazan nuestra salud. Pero, por ahora, lo mejor que puedes hacer para limitar la inflamación es estructurar tu dieta con el propósito de evitar los alimentos proinflamatorios y priorizar los antiinflamatorios.

Detallaremos la dieta antiinflamatoria en la parte 2; mientras tanto, en los dos próximos capítulos quiero centrar nuestra atención en el principio y el final del proceso digestivo para apreciar otros vínculos entre la dieta y la ansiedad. Primero hablaremos de la leptina, una hormona clave para regular la ingesta de alimentos y el apetito. Luego exploraremos tu metabolismo, aprenderemos la manera en que tu cuerpo crea energía a partir de los alimentos que ingieres y cómo los errores en esos procesos suponen una profunda amenaza para la salud mental.

CAPÍTULO 5

ANSIEDAD Y LEPTINA, LA HORMONA DEL APETITO

Todos hemos tenido días estresantes en el trabajo. Desde el momento en que revisas tu correo electrónico por primera vez, tal vez incluso antes de levantarte de la cama, todo lo que tenías planeado para el día entero se te desmorona. Entonces inviertes horas de tu jornada apagando fuegos y lidiando con gente irascible, a sabiendas de que tu rendimiento disminuye con cada tarea malograda, pero no tienes más remedio que continuar.

Al final del día, te sientes improductivo, agotado y desesperado. Te das cuenta de que no has comido ni has salido de tu espacio de trabajo en casa, excepto para ir al baño. Te dejas caer en el sillón, miras al techo y oyes cómo tu corazón se acelera mientras esperas a que tu cerebro y tu cuerpo se calmen. Recostado, empiezas a pensar en la cena y en una botella de vino; una copa no va a ser suficiente. Vas a la cocina, abres la despensa y tratas de decidir qué comer. Ves una caja de macarrones con queso instantáneos, pero has estado intentando bajar de peso y sabes que no deberías comerte un enorme tazón de carbohidratos refinados y grasas.

Justo cuando te decides a comer una ensalada saludable, suena un mensaje en tu teléfono. Es tu jefe preguntándote, sin explicación ni garantías de que todo esté bien, si puedes conectarte a una videollamada una hora más tarde. Tu mente se pone en marcha. ¿De qué se trata? Debe ser algo importante. ¿Qué noticia podría ser tan mala que no puede esperar hasta el día siguiente? ¿Te van a despedir? ¿La empresa va a cerrar tu departamento y van a despedir a todo el mundo? Incluso si no hay razón para el pánico, estás harto de que el trabajo virtual implique que no hay hora de salida como en la oficina a las cinco de la tarde; el trabajo se extiende a todas horas sin límites.

Miras el reloj. Una hora no es mucho tiempo, pero de repente parece una eternidad, lo que te mantiene dándole vueltas a lo que podría querer tu jefe. Al menos tienes algo de tiempo para comer. Vuelves a la despensa, pero ahora comer de forma responsable no parece una prioridad. Sacas los macarrones con queso, una *baguette* para untar con mantequilla de ajo y, por si fuera poco, una pizza congelada que compraste solo porque estaba en oferta. Antes de que te des cuenta, te comiste todo, justo a tiempo para escuchar el pitido de un mensaje de texto en tu celular, lo que aumenta tu ansiedad. Tu jefe está listo para la videollamada.

¿Qué salió mal? Eras consciente de que estabas tomando malas decisiones alimentarias, pero, de pronto, fue como si tu cerebro hubiera perdido la capacidad de razonar y algo más instintivo se hubiera apoderado de ti. Parte de la respuesta podría ser puramente práctica: podrías racionalizar que solo comiste la comida chatarra porque era más fácil o más conveniente que las opciones saludables. Pero hay otra verdad básica: el estrés y la ansiedad provocan deseos de comer, en especial alimentos ricos en calorías, carbohidratos, grasas y azúcar, que son reconfortantes en estos momentos. Después de todo, se llaman «alimentos *reconfortantes*» por una razón, y estudios científicos confirman que comerlos puede conducir a una mejora a corto plazo del estado de ánimo durante momentos emocionales difíciles.[1]

Los médicos investigadores han analizado esa asociación a través del estudio de una hormona llamada «leptina». Desde su descubrimiento en 1994, la leptina se ha convertido en una pieza central de la investigación sobre nuestro apetito, un vínculo vital para comprender cómo nuestros cuerpos y cerebros nos dicen cuándo tenemos hambre y qué debemos comer. Las investigaciones más recientes también la señalan como otro factor implicado en las fuertes conexiones entre la ansiedad y los alimentos que comemos.

---

[1] Van Strien T., Gibson E. L., Baños R., Cebolla A., Winkens L. H. H., «Is comfort food actually comforting for emotional eaters? A (moderated) mediation analysis». *Physiology and Behavior*. Noviembre de 2019; 211: 112671. https://doi.org/10.1016/j.physbeh.2019.112671.

QUÉ ES LA LEPTINA

La leptina es una hormona secretada por el «tejido adiposo blanco», el término médico para el tipo de tejido que constituye la mayor parte de las reservas de grasa de un ser humano adulto. Aunque el tejido adiposo está demonizado en la cultura popular, un cuerpo humano sano requiere un porcentaje significativo de grasa corporal para funcionar de manera correcta. Solíamos pensar que el tejido adiposo era en gran medida inerte, que su propósito era aislar de las bajas temperaturas y almacenar el exceso de calorías, pero investigaciones recientes indican que, en realidad, es un órgano endocrino en toda regla que segrega hormonas que afectan a todo el cuerpo.[2] La leptina es una de ellas, y su función principal es indicar al cerebro cuándo comiste lo suficiente induciendo una sensación de plenitud o saciedad.

En su forma más básica, la leptina actúa como un termostato para las necesidades de almacenamiento de energía a largo plazo de tu cuerpo. Los niveles elevados de leptina reducen el apetito, y los niveles bajos lo aumentan. Por lo tanto, si tienes más tejido adiposo y más reservas de energía, se produce más leptina, lo que le indica al cerebro que no necesitas comer en exceso. Si tienes menos tejido adiposo, se produce menos leptina, y tu cerebro le avisa a tu cuerpo que necesita priorizar la búsqueda de sustento para evitar el riesgo de inanición.

Al realizar esta gestión a largo plazo de las reservas de grasa, la leptina también influye en la cantidad de comida que ingieres en un solo plato, e incluso en el tipo de alimentos que se te antojan, sobre todo en momentos de estrés. Diversos estudios demuestran que los niveles de leptina disminuyen tras un estrés agudo, lo que significa que cuando estás estresado o ansioso, tu cerebro lucha por recibir la

---

[2] Cinti F., Cinti S., «The endocrine adipose organ: A system playing a central role in COVID-19». *Cells.* 4 de julio de 2022; 11(13): 2109. https://doi.org/10.3390/cells11132109.

señal de que comiste suficiente.[3] Además, los estudios demuestran que los niveles más bajos de leptina se correlacionan con la necesidad de comer alimentos reconfortantes y que el aumento de esta hormona en momentos de estrés se correlaciona con una menor ingesta de alimentos reconfortantes.[4] Para complicar aún más las cosas, una sobreabundancia de leptina, como resultado del sobrepeso, puede saturar sus receptores, creando la condición llamada «resistencia a la leptina», que daña su funcionamiento, incluso cuando hay suficientes reservas, lo que dificulta cambiar los patrones de sobrealimentación.[5]

Dado su papel clave en la regulación del apetito y los antojos, es fácil ver cómo las alteraciones en la leptina pueden desbaratar incluso los planes alimentarios mejor trazados. Más allá de sus funciones principales, la ciencia ha descubierto cada vez más formas en que la leptina influye en el cuerpo. Ahora estamos empezando a comprender que es una auténtica hormona que influye en los sistemas cardiovascular, gastrointestinal, renal e inmunitario y en el tejido conectivo.[6] Pero lo más significativo es el efecto de la leptina en el cerebro, lo que ilustra otra conexión clave entre la comida y la ansiedad.

[3] Bouillon-Minois J. B., Trousselard M., Thivel D., *et al.,* «Leptin as a biomarker of stress: A systematic review and meta-analysis». *Nutrients.* 24 de septiembre de 2021; 13(10): 3350. https://doi.org/10.3390/nu13103350.
[4] Tomiyama A. J., Schamarek I., Lustig R. H., *et al.,* «Leptin concentrations in response to acute stress predict subsequent intake of comfort foods». *Physiology and Behavior.* 20 de agosto de 2012; 107(1): 34-39. https://doi.org/10.1016/j.physbeh.2012.04.021.
[5] Gruzdeva O., Borodkina D., Uchasova E., Dyleva Y., Barbarash O., «Leptin resistance: Underlying mechanisms and diagnosis». *Diabetes, Metabolic Syndrome and Obesity: Targets and Therapy.* 25 de enero de 2019; 12: 191-98. https://doi.org/10.2147/DMSO.S182406.
[6] Misch M., Puthanveetil P., «The head-to-toe hormone: Leptin as an extensive modulator of physiologic systems». *International Journal of Molecular Sciences.* 13 de mayo de 2022; 23(10): 5439. https://doi.org/10.3390/ijms23105439.

DIFERENCIAS DE GÉNERO EN LA CONCENTRACIÓN DE LEPTINA

Tras descubrir la leptina, una de las primeras cosas que aprendieron los investigadores es que las mujeres tienden a tener niveles séricos de leptina mucho más altos que los hombres, por lo general, entre tres y cuatro veces más. Se podría pensar que esta discrepancia se debe a diferencias en el tejido adiposo, ya que las mujeres tienden a tener porcentajes más altos de grasa corporal que los hombres. Pero la diferencia persiste en diferentes pesos y porcentajes de grasa corporal. Además, el cerebro de las mujeres parece ser más sensible a los efectos de la leptina, y los hombres con sobrepeso y niveles anormalmente altos de leptina son más propensos que las mujeres a desarrollar resistencia a la leptina.[7]

Existen teorías sobre por qué existe esta discrepancia: los niveles de leptina en hombres jóvenes y mayores tienden a ser más cercanos a los de las mujeres, por lo que hay pruebas de que un nivel más alto de testosterona conduce a una leptina más baja.[8] Las diferencias en la composición corporal revelan la mayor susceptibilidad de las mujeres a tener más grasa subcutánea, mientras que los hombres tienden a acumular más grasa visceral, que produce leptina a un ritmo más bajo.[9] La conclusión fundamental es que los hombres pueden tener más problemas relacionados con esta hormona que las mujeres, ya sea porque sus niveles de leptina son naturalmente bajos o porque sus cerebros se vuelven resistentes a ella.

[7] Côté I., Green S. M., Toklu H. Z., *et al.,* «Differential physiological responses to central leptin overexpression in male and female rats». *Journal of Neuroendocrinology.* 17 de octubre de 2017; 29(12): 10.1111/jne.12552. https://doi.org/10.1111/jne.12552.
[8] Behre H. M., Simoni M., Nieschlag E., «Strong association between serum levels of leptin and testosterone in men». *Clinical Endocrinology.* 1997; 47(2): 237-40. https://doi.org/10.1046/j.1365-2265.1997.2681067.x.
[9] Van Harmelen V., Reynisdottir S,, Eriksson P., *et al.,* «Leptin secretion from subcutaneous and visceral adipose tissue in women». *Diabetes.* 1.° de junio de 1998; 47(6): 913-917. https://doi.org/10.2337/diabetes.47.6.913.

La discrepancia también moldea la investigación sobre la leptina, ya que muchos estudios informan de resultados diferentes entre mujeres y hombres, o bien se centran en un solo género a la vez. Aun así, aunque la leptina afecta a ambos en diferentes grados, desempeña el mismo papel básico y tiene los mismos efectos fundamentales en la salud mental tanto en hombres como en mujeres, por lo que es importante que todos comprendan su influencia.

LEPTINA Y ANSIEDAD

Basándonos en todo lo que hemos aprendido hasta ahora en este libro, no es difícil predecir las formas en que comer en exceso, en particular grasas y azúcares, puede aumentar tu ansiedad: una dieta así podría provocar el tipo de disbiosis intestinal que conocimos en el capítulo 2, capaz de alterar el equilibrio de la química cerebral, causar trastornos inmunológicos (capítulo 3), y dar lugar a una inflamación crónica (capítulo 4). Una vez más, vemos que todos estos sistemas están tan estrechamente relacionados que no es sencillo determinar la causa exacta del problema.

Pero además de ser un factor en las malas elecciones dietéticas, también hay cada vez más pruebas de que la alteración de la leptina podría estar implicada de manera directa en la ansiedad, debido a cómo afecta al cerebro. El trabajo de la leptina para gestionar las reservas de grasa y regular el apetito implica un complicado proceso de señalización. Este consiste en hacer circular las células grasas por el cuerpo mientras controla las reservas de energía, de modo que transmita esa información al cerebro para que instruya cómo regular el apetito. Esta transferencia de información cerebral ocurre a través del tronco encefálico, el hipotálamo y la amígdala.[10] Recuerda que el

---

[10] Dornbush S., Aeddula N. R., «Physiology, Leptin». StatPearls. 2022. Consultado el 14 de octubre de 2022. http://www.ncbi.nlm.nih.gov/books/NBK537038/.

ALIMENTACIÓN QUE AYUDA A CALMAR TU MENTE

hipotálamo y la amígdala son áreas críticas de la ansiedad, que controlan procesos como la recompensa y la motivación, la respuesta al miedo y la respuesta de lucha o huida (capítulo 1).

Muchos estudios demuestran que la función adecuada de la leptina tiene un efecto calmante en estas partes del cerebro, lo que ayuda a aliviar la ansiedad. Por ejemplo, estudios en animales evidencian que el aumento de los niveles de leptina conduce a una reducción de los comportamientos de ansiedad comparable con los resultados del medicamento contra la ansiedad más común, la fluoxetina (Prozac).[11] Se han encontrado resultados similares en seres humanos, con estudios tanto en hombres como en mujeres que confirman que los niveles más altos de leptina se correlacionan con una disminución de la ansiedad.[12]

La semaglutida es un medicamento que se vende con los nombres comerciales Ozempic y Wegovy. Existe un gran interés y debate sobre estos fármacos para la pérdida de peso. En 2017, la Administración de Alimentos y Medicamentos de Estados Unidos (FDA, por sus siglas en inglés) aprobó el uso de Ozempic en adultos con diabetes mellitus tipo 2.[13]

---

[11] Wang W., Liu S., Li K., *et al.,* «Leptin: A potential anxiolytic by facilitation of fear extinction». *CNS Neuroscience and Therapeutics.* 2015; 21(5): 425-434. https://doi.org/10.1111/cns.12375; Liu J, Garza JC, Bronner J., Kim C. S., Zhang W., Lu X. Y., «Acute administration of leptin produces anxiolytic-like effects: A comparison with fluoxetine». *Psychopharmacology.* 2010; 207(4): 535-545. https://doi.org/10.1007/s00213-009-1684-3.

[12] Gold P. W., «Endocrine factors in key structural and intracellular changes in depression». *Trends in Endocrinology and Metabolism.* 2021; 32(4): 212-223. https://doi.org/10.1016/j.tem.2021.01.003; Lawson EA, Miller K. K., Blum J. I., *et al.* «Leptin levels are associated with decreased depressive symptoms in women across the weight spectrum, independent of body fat». *Clinical Endocrinology.* 2012; 76(4): 520-525. https://doi.org/10.1111/j.1365-2265.2011.04182.x.

[13] https://www.accessdata.fda.gov/drugsatfda_docs/label/2017/209637lbl.pdf.

El Ozempic es una inyección semanal que reduce el azúcar en sangre al estimular el páncreas para que produzca más insulina. Wegovy ya está aprobado para la pérdida de peso. Quizá te preguntes por qué menciono esto en un capítulo sobre la leptina, pero sigamos. Al hablar de la leptina, es importante mencionar también el péptido similar al glucagón (GLP-1), una hormona secretada por las células endocrinas intestinales. El GLP-1 inhibe la ingesta de alimentos al reducir el apetito.[14]

El Ozempic actúa como un agonista del receptor GLP-1, por lo que reduce el azúcar en sangre en ayunas, así como el azúcar en sangre después de comer, estimulando la secreción de insulina. Pero el Ozempic también puede mejorar la sensibilidad a la leptina y reducir la resistencia a ella. Al activar el receptor GLP-1, Ozempic optimiza la señalización de la leptina en el cerebro, lo que provoca una sensación de saciedad y reduce los antojos.

Un estudio poblacional realizado en Taiwán demostró que aquellos que recibían agonistas del receptor GLP-1 para la diabetes tenían un riesgo significativamente menor de padecer ansiedad. Esto también se ha informado como anécdota en los medios de comunicación. Aunque no estamos en condiciones de recetar estos medicamentos para la salud mental, es útil conocer su impacto sobre la ansiedad. Por último, al favorecer la salud metabólica y ayudar a estabilizar los niveles de azúcar en sangre, también pueden ayudar de modo indirecto con la ansiedad.

Por otro lado, los niveles bajos de leptina se han asociado con una variedad de trastornos de ansiedad. Por ejemplo, en un estudio con pacientes que padecían trastorno de pánico, se reveló que los sujetos con niveles bajos eran más propensos a sufrir ataques de pánico que

[14] Astrup A., Rössner S., Van Gaal L., Rissanen A., Niskanen L., et al., «Effects of liraglutide in the treatment of obesity: a randomised, double-blind, placebo-controlled study». 7 de noviembre de 2009. 374(9701): 1606-16. doi:10.1016/S0140-6736(09)61375-1. https://pubmed.ncbi.nlm.nih.gov/19853906/.

aquellos con niveles más altos.[15] La deficiencia de la hormona también se asocia con el trastorno de ansiedad generalizada en los hombres.[16] Se ha demostrado una asociación similar en pacientes que padecen trastorno obsesivo compulsivo y depresión.[17] Los estudios en ratones sugieren incluso que la leptina tiene el potencial de revertir la ansiedad social, al inducirles mayor confianza e interacción social.[18]

Dado que la leptina es un compuesto producido en tu cuerpo, es difícil «aumentar su cantidad» a través de la alimentación. Si bien los niveles bajos de esta hormona están causando problemas de apetito y salud mental, se ha demostrado que ciertos cambios en la dieta y el estilo de vida los aumentan. Para las personas con peso normal que no son resistentes a la leptina, las mejores dietas son aquellas ricas en grasas omega-3 saludables, bajas en carbohidratos refinados y azúcar, y llenas de frutas y verduras. Por ejemplo, la dieta mediterránea, que analizaremos en detalle en el capítulo 11, es una gran opción.

LOS MOMENTOS MÁS ALTOS Y BAJOS DE LA LEPTINA

Hasta ahora, hemos aprendido que la leptina tiene una relación inversa con la ansiedad: una leptina más alta significa una ansiedad más

---

[15] Masdrakis V. G., Papageorgiou C., Markianos M. «Associations of plasma leptin to clinical manifestations in reproductive aged female patients with panic disorder». *Psychiatry Research*. Septiembre de 2017; 255: 161-166. https://doi.org/10.1016/j.psychres.2017.05.025.

[16] Salerno P. S. V., Bastos C. R., Peres A., *et al.* «Leptin polymorphism rs3828942: Risk for anxiety disorders?» *European Archives of Psychiatry and Clinical Neuroscience*. Publicado en línea el 16 de agosto de 2019. https://doi.org/10.1007/s00406-019-01051-8.

[17] Atmaca M., Tezcan E., Kuloglu M., Ustundag B. «Serum leptin levels in obsessive-compulsive disorder». *Psychiatry and Clinical Neurosciences*. 2005; 59(2): 189-193. https://doi.org/10.1111/j.1440-1819.2005.01356.x.

[18] Lei Y., Wang D., Bai Y., *et al.* «Leptin enhances social motivation and reverses chronic unpredictable stress-induced social anhedonia during adolescence». *Molecular Psychiatry*. Publicado en línea el 22 de septiembre de 2022. https://doi.org/10.1038/s41380-022-01778-2.

baja, y una leptina más baja significa una ansiedad más alta. Aunque esta asociación es cierta en la mayoría de los casos, no lo explica todo. En algunas situaciones, una leptina sérica alta, es decir, una gran cantidad de leptina en la sangre, puede estar relacionada con una *mayor* ansiedad.

La asociación positiva entre la leptina y la ansiedad se encuentra por lo regular en pacientes obesos o que tienen dificultades para controlar su apetito. Por ejemplo, se realizó un seguimiento de los niveles de leptina de doscientos pacientes con cáncer de mama que también sufrían de ansiedad. Los niveles de leptina de los participantes obesos aumentaron de manera drástica cuando estaban ansiosos, lo que no fue el caso de los sujetos no obesos.[19] Otro estudio en jóvenes de entre 10 y 16 años que tenían dificultades para controlar su apetito también mostró una relación positiva entre la ansiedad y la leptina sérica alta.[20] Varios estudios evidencian que el trastorno de estrés postraumático está asociado con un mayor riesgo de obesidad y también con niveles séricos más altos de leptina.[21] Y el hecho de que tantos fármacos psiquiátricos provoquen el aumento de peso como efecto secundario exacerba el problema de la leptina y la ansiedad.[22]

Los niveles altos de leptina se asocian en particular con casos de «ansiedad somática», que manifiesta síntomas físicos, pero no los

---

[19] Renna M. E., Shrout M. R., Madison A. A., *et al.,* «Fluctuations in depression and anxiety predict dysregulated leptin among obese breast cancer survivors». *Journal of Cancer Survivorship.* 2021; 15(6): 847-854. https://doi.org/10.1007/s11764-020-00977-6.

[20] Byrne M. E., Tanofsky-Kraff M., Jaramillo M., *et al.,* «Relationships of trait anxiety and loss of control eating with serum leptin concentrations among youth». *Nutrients.* 12 de septiembre de 2019; 11(9): 2198. https://doi.org/10.3390/nu11092198.

[21] Farr O. M., Ko B. J., Joung K. E., *et al.,* «Posttraumatic stress disorder, alone or additively with early life adversity, is associated with obesity and cardiometabolic risk». *Nutrition, Metabolism, and Cardiovascular Diseases.* Mayo de 2015; 25(5): 479-488. https://doi.org/10.1016/j.numecd.2015.01.007.

[22] Changchien T. C., Tai C. M., Huang C. K., Chien C. C., Yen Y. C., «Psychiatric symptoms and leptin in obese patients who were bariatric surgery candidates». *Neuropsychiatric Disease and Treatment.* 19 de agosto de 2015; 11: 2153-2158. https://doi.org/10.2147/NDT.S88075.

síntomas mentales que la acompañan. Una vez tuve una paciente llamada Marguerite, una madre soltera de 55 años que acudió con su médico de cabecera porque había estado sufriendo episodios de respiración acelerada que aparecían de la nada. Tenía sobrepeso, pero por lo demás estaba sana, y no había una causa obvia para sus síntomas. Después de una serie de pruebas, como un electrocardiograma, radiografías de pulmón y análisis de sangre, que dieron resultados normales, su médico planteó la posibilidad de que la ansiedad estuviera causando sus síntomas. Marguerite se mostró comprensiblemente escéptica: nunca había sentido ansiedad ni notado ningún cambio evidente en su salud mental junto con sus problemas respiratorios; sin embargo, aceptó verme para explorar la posibilidad.

Le expliqué a Marguerite que, aunque no se sintiera ansiosa, los síntomas de la ansiedad se expresan a través del cuerpo («somático» significa relacionado con el cuerpo, en contraposición a la mente). Se manifiestan como síntomas físicos, tales como la hiperventilación que experimentaba, palpitaciones, micción frecuente, boca seca y sudoración excesiva. Hablamos de cómo la ansiedad somática puede ser el resultado de niveles altos de leptina, y Marguerite decidió hacerse una prueba de leptina en suero. Como vimos con las pruebas de inflamación en el capítulo 4, las de leptina no suelen solicitarse en la práctica clínica, por lo que rara vez están cubiertas por el seguro, y la mayoría de los hospitales y laboratorios no están equipados para aplicarlas. Pero Marguerite encontró un proveedor privado y compró la prueba, que arrojó niveles altos de leptina. Junto con sus síntomas, el resultado fue una clara señal para mí de que padecía una afección llamada «resistencia a la leptina».

Marguerite modificó su estilo de vida durante los meses siguientes para controlar sus niveles de leptina. Aunque hizo varios cambios en su dieta, como dar prioridad a las grasas omega-3 frente a los aceites vegetales ricos en omega-6 (hablaremos más sobre los diferentes tipos de grasas en la parte 2), la clave para ella fue eliminar el azúcar. Ya había reducido los carbohidratos obvios, como el pan y la pasta, pero también tenía que estar atenta a los azúcares ocultos que pueden encontrarse en salsas, aderezos para ensaladas y bebidas. Una vez que su dieta se corrigió, Marguerite dejó de hiperventilar, bajó de peso y recuperó el control de su vida.

RESISTENCIA A LA LEPTINA

¿Por qué la leptina tiene una relación tan, al menos en apariencia, contradictoria con la ansiedad? ¿Es en realidad una situación de Ricitos de Oro en la que tu cerebro necesita justo la cantidad adecuada, y tanto muy poco como demasiado desencadenan ansiedad? No exactamente.

Para comprender estas relaciones complicadas es necesario conocer los matices del funcionamiento de las hormonas en tu cuerpo. Para que una hormona sea eficaz, tu organismo necesita dos cosas: suficiente cantidad de la hormona para enviar el mensaje y un receptor de este que funcione de manera correcta. Eso crea dos posibles formas en las que el sistema puede fallar. Si tu cuerpo no produce suficiente leptina, los niveles de leptina sérica se mantienen bajos, lo que genera en tu cerebro ansiedad. No obstante, cuando tienes sobrepeso u obesidad, produces de manera natural mucha leptina; dado que es fabricada y secretada por el tejido adiposo, esto significa un exceso de leptina. Con demasiada leptina en el cerebro, sus receptores pueden dañarse y perder sensibilidad. Por lo tanto, el cerebro es capaz de mantener un déficit funcional de leptina incluso cuando el sistema endocrino bombea continuamente más al cerebro, sin poder corregir el problema. Por lo tanto, el cerebro puede seguir entrando en ansiedad, aunque los niveles séricos de leptina sean anormalmente altos.

Esta incapacidad de tus receptores de leptina para funcionar de manera correcta se denomina «resistencia a la leptina». Es similar a otra preocupación metabólica importante, la resistencia a la insulina, que analizaremos con más detalle en el capítulo 6, en la que el cuerpo pierde la capacidad de responder a la hormona insulina, lo que da lugar a un aumento del azúcar en sangre, propenso a provocar diabetes mellitus tipo 2. De hecho, ambas resistencias se encuentran tan a menudo juntas que los investigadores especulan una relación causal entre ellas.[23]

La resistencia a la leptina pone tanto a tu cuerpo como a tu mente en una situación difícil. Sin poder registrar la señal reguladora de la leptina, tu cerebro no sabe cuándo frenar tu apetito o cómo evitar comer alimentos poco saludables que agravan el daño, lo que magnifica tu ansiedad de diversas maneras. Tratar la resistencia a la leptina es aún más complicado que los niveles bajos de leptina; después de todo, no se trata de aumentar o disminuir la leptina sérica, sino de reentrenar los receptores de leptina del cuerpo para que funcionen de manera correcta.

Por fortuna, es posible restablecer la sensibilidad a la leptina mediante cambios específicos en el estilo de vida, como vimos con Marguerite. Los estudios con animales lo respaldan: cuando se sometió a ratas obesas con una resistencia grave a la leptina a una dieta más saludable, recuperaron por completo la sensibilidad a esta hormona.[24] Las opciones alimentarias para restablecer la sensibilidad a la leptina son similares a las que comentamos para mantener niveles saludables de leptina, como los alimentos incluidos en la dieta mediterránea. Pero las investigaciones demuestran que combatir esta resistencia también involucra cuándo y cuánto comes. Hay evidencias de que una variedad de dietas de ayuno y de restricción calórica son eficaces para ayudar a combatir la resistencia a la leptina, pero antes de probar cualquier tipo de dieta radical, debes consultar a un profesional que diseñe un plan alimenticio seguro y saludable.[25]

---

[23] Wang J., Obici S., Morgan K., Barzilai N., Feng Z., Rossetti L., «Overfeeding rapidly induces leptin and insulin resistance». *Diabetes*. 1.º de diciembre de 2001; 50(12): 2786-2791. https://doi.org/10.2337/diabetes.50.12.2786.

[24] Enriori P. J., Evans A. E., Sinnayah P., *et al.* «Diet-induced obesity causes severe but reversible leptin resistance in arcuate melanocortin neurons». *Cell Metabolism*. 7 de marzo de 2007; 5(3): 181-194. https://doi.org/10.1016/j.cmet.2007.02.004.

[25] Mendoza-Herrera K., Florio A. A., Moore M., *et al.*, «The leptin system and diet: A mini review of the current evidence». *Frontiers in Endocrinology*. 23 de noviembre de 2021; 12: 749050. https://doi.org/10.3389/fendo.2021.749050.

Si tienes sobrepeso y sospechas que podrías sufrir resistencia a la leptina, lo primero que debes intentar es eliminar el azúcar. Varios estudios en ratones demuestran que una dieta alta en fructosa causa resistencia a la leptina, sin importar la cantidad de grasa, o que cuando se les retiró dicha dieta, la sensibilidad a la leptina se restableció.[26] Se ha demostrado que los alimentos con alto contenido de azúcar aumentan de manera significativa los niveles de leptina en personas con sobrepeso, sobre todo cuando provienen de refrescos azucarados.[27] Dejar el azúcar es un gran primer paso para restablecer tu relación con la leptina, mejorar tu salud metabólica y reducir tu ansiedad.

APETITO PARA COMBATIR LA ANSIEDAD

Las dificultades para identificar, comprender y tratar la resistencia a la leptina son un buen recordatorio de que los factores que provocan la ansiedad y las complicaciones con el peso a menudo no tienen nada que ver con la fuerza de voluntad. Si tu cerebro no puede beneficiarse de los efectos calmantes de la leptina, tanto en tu estado de ánimo como en tu apetito, no es un error moral ni algo de lo que avergonzarse. Es tan solo un problema químico en tu cuerpo que puede ser rectificado con conocimiento y esfuerzo. Esto no es sencillo en una época en la que la comida poco saludable es barata y está disponible en cada esquina, pero con paciencia, planificación adecuada y cultivar el aprecio por los alimentos integrales y saludables es posible tomar el control de tu dieta y salud mental.

---

[26] Shapiro A., Tümer N., Gao Y., Cheng K. Y., Scarpace P. J., «Prevention and reversal of diet-induced leptin resistance with a sugar-free diet despite high fat content». *British Journal of Nutrition*. 22 de marzo de 2011; 106(3): 390-397. https://doi.org/10.1017/S000711451100033X.

[27] Spruijt-Metz D., Belcher B., Anderson D., *et al.*, «A high-sugar/low-fiber meal compared with a low-sugar/high-fiber meal leads to higher leptin and physical activity levels in overweight Latina females». *Journal of the American Dietetic Association*. Junio de 2009; 109(6): 1058-1063. https://doi.org/10.1016/j.jada.2009.03.013.

En su gestión de las reservas de grasa y la regulación del apetito, la leptina tiene un efecto importante en el metabolismo de tu cuerpo, la maquinaria de grandes complicaciones que garantiza la energía que necesitas para vivir. Así como la disfunción de la leptina causa síntomas de salud mental, un metabolismo desequilibrado es uno de los mayores factores de riesgo de ansiedad.

CAPÍTULO 6

LOS PELIGROS DE LA ALTERACIÓN METABÓLICA

Javier es un hombre de 56 años que acudió a mí por lo que reconocí como ansiedad generalizada grave. Estaba abrumado por los crecientes factores estresantes en su trabajo, pero cambiarse a otro menos estresante estaba fuera de discusión debido a la inminente carga financiera de la educación universitaria de su hijo. Me dijo que tenía un miedo constante a que su vida se desmoronara si lo despedían por su bajo rendimiento, ya que significaría que su hijo no podría ir a la universidad y su esposa lo dejaría. Al hablar de sus problemas, me di cuenta de que estas preocupaciones no estaban basadas en la realidad, pues desempeñaba un papel estresante pero crucial en su trabajo, y su esposa e hijo lo querían mucho. Sin embargo, eso no implicaba que la ansiedad no estuviera causando un daño muy real en Javier, además de afectar a su familia. Canalizaba su preocupación discutiendo con su esposa y siendo duro con su hijo de tal manera que perjudicaba las mismas relaciones que tanto le preocupaba preservar.

Cuando hablamos de su salud física, Javier admitió que había subido de peso, pero que, en medio de sus problemas de ansiedad, no se había preocupado por ello. A veces, la comida parecía la única fuente de placer en su vida, por lo que estaba dispuesto a aceptar más centímetros de cintura. También me dijo que su aumento de peso había comenzado mientras tomaba un ISRS recetado por su anterior profesional de la salud mental, el cual lo engordaba sin aliviar su ansiedad. Reconozco que este es uno de los inconvenientes de los ISRS, por lo que entiendo su renuencia a depender de las benzodiacepinas como solución temporal. Como resultado, establecimos que la terapia y un plan de tratamiento psiquiátrico nutricional serían nuestras principales formas de combatir su ansiedad.

Estaba dispuesto a probar la terapia, aunque sus experiencias anteriores con terapeutas no habían dado resultados satisfactorios, pero se mostraba más escéptico a la hora de realizar cambios en la dieta, al menos hasta que le solicité análisis de sangre. Sus resultados mostraron varios signos de un metabolismo alterado: además de sus problemas de peso, tenía un perfil lipídico anormal. Lo más significativo es que su nivel de glucosa en sangre estaba por las nubes. Las pruebas indicaban que Javier probablemente había estado sufriendo de síndrome metabólico durante tanto tiempo que se había convertido en diabetes mellitus tipo 2.

El diagnóstico fue una llamada de atención para que hiciera cambios en su dieta para reducir su nivel de glucosa en sangre. Poco a poco, a medida que le explicaba la conexión entre la salud metabólica y la salud mental, se convenció de que sus dos afecciones estaban relacionadas y de que comer alimentos más saludables también mejoraría su ansiedad. Le dije que un estudio había descubierto que el 40% de los pacientes con diabetes sufría síntomas elevados de ansiedad, y que el 14% alcanzaba los requisitos para un diagnóstico de trastorno de ansiedad generalizada (TAG).[1] Otro estudio descubrió que la ansiedad clínica era 20% más alta entre los estadounidenses con diabetes, en comparación con los grupos de control sanos.[2] Investigaciones posteriores demuestran que la ansiedad subclínica menos grave también aumenta en las poblaciones diabéticas.[3]

---

[1] Grigsby A. B., Anderson R. J., Freedland K. E., Clouse R. E., Lustman P. J., «Prevalence of anxiety in adults with diabetes: A systematic review». *Journal of Psychosomatic Research*. 2002; 53(6): 1053-1060. https://doi.org/10.1016/s0022-3999 (02)00417-8.

[2] Li C., Barker L., Ford E. S., Zhang X., Strine T. W., Mokdad A. H., «Diabetes and anxiety in US adults: Findings from the 2006 Behavioral Risk Factor Surveillance System». *Diabetic Medicine*. 2008; 25(7): 878-881. https://doi.org/10.1111/j. 1464-5491.2008.02477.x.

[3] Khuwaja A. K., Lalani S., Dhanani R., Azam I. S., Rafique G., White F., «Anxiety and depression among outpatients with type 2 diabetes: A multi-centre study of prevalence and associated factors». *Diabetology and Metabolic Syndrome*. 2010; 2(1): 72. https://doi.org/10.1186/1758-5996-2-72.

Me tranquilizó que Javier estuviera abierto al cambio, porque había mucho en juego. La ansiedad dificulta la recuperación metabólica y se asocia con más complicaciones médicas en pacientes con diabetes mellitus tipo 2.[4]

Derivé a Javier a un terapeuta cognitivo-conductual para que le ayudara a trabajar en sus pensamientos negativos y otras dificultades psicológicas. Se sintió más seguro con la derivación a un profesional de confianza, a diferencia del pasado, cuando llamaba a clínicas para reservar una cita con un terapeuta cualquiera. También diseñamos un plan personalizado de psiquiatría nutricional, reduciendo poco a poco los hábitos perjudiciales y añadiendo alimentos integrales saludables. Redujimos los tentempiés de las supuestas barritas «saludables» de proteína que, en realidad, ocultaban grandes cantidades de azúcares añadidos, y mejoramos su rutina de café, sustituyendo los cafés azucarados por un simple café de filtro con bebida de nueces sin azúcar. Equilibramos su horario de comidas y, como no solía desayunar, aprovechamos el poder del ayuno intermitente.

Javier notó cambios en el primer mes, aunque su perfil metabólico tardó más en normalizarse por completo. Cuando su ansiedad comenzó a disminuir, se involucró aún más en su plan de tratamiento de psiquiatría nutricional y, en seis meses, su nivel de glucosa en sangre volvió a estar bajo control. Disfrutó de nuevo del tiempo con su familia y consiguió que su hijo fuera admitido en una prestigiosa universidad.

QUÉ ES EL METABOLISMO

Para estar vivo, necesitas energía. La requieres para abrazar a tus mascotas y cuidar de tus hijos. Necesitas energía para responder correos electrónicos, tratar con compañeros de trabajo y limpiar la

---

[4] Grigsby A. B., Anderson R. J., Freedland K. E., Clouse R. E., Lustman P. J., «Prevalence of anxiety in adults with diabetes: A systematic review». *Journal of Psychosomatic Research.* 2002; 53(6): 1053-1060. https://doi.org/10.1016/s0022-3999 (02)00417-8.

casa. Necesitas energía para hacer ejercicio, cocinar y disfrutar del tiempo con tus amigos. Para superar todos los desafíos de la vida y experimentar todos sus beneficios, tu cuerpo necesita estar funcionando a la máxima capacidad, de modo que convierta los alimentos que ingieres en energía vital.

De hecho, ya aprendimos los pasos preliminares que sigue tu cuerpo para convertir los alimentos en energía; en el capítulo 5, hablamos sobre el papel de la leptina en el control del apetito y las reservas de grasa, y en los capítulos 2 y 3 exploramos cómo tu intestino descompone los alimentos y combate a los invasores extraños. Después de la descomposición, se produce una serie de reacciones químicas en todo el cuerpo que generan energía y la envían a las células para que puedas realizar tus actividades diarias. Estos procesos se denominan colectivamente «metabolismo».

Tal vez estés más familiarizado con el metabolismo en lo que respecta al peso. Según el uso común del término, alguien con un metabolismo «rápido» puede comer lo que quiera sin engordar, mientras que alguien con un metabolismo «lento» engorda incluso si come menos. La verdad científica es más complicada y matizada que eso. El término médico para la «velocidad» de tu metabolismo es «tasa metabólica basal» y a menudo se le da demasiada importancia como factor de la pérdida de peso, además de simplificar en exceso la asombrosa complejidad de la maquinaria de producción de energía del cuerpo humano. Tu cuerpo realiza constantemente una serie de procesos metabólicos en una red bastante complicada de interacciones químicas que desafiaría a un profesor de bioquímica. Aunque no entraremos en la complejidad total de cómo funcionan todos estos procesos, los dos tipos principales de reacciones metabólicas son las reacciones catabólicas, que descomponen compuestos complejos en bloques de construcción útiles, y las reacciones anabólicas, que construyen compuestos biológicos esenciales, por ejemplo, las proteínas a partir de materias primas.

Como ocurre con cualquier sistema complicado, muchas cosas pueden salir mal con tu metabolismo. Los errores en cualquier parte del proceso metabólico, ya sea debido a defectos congénitos o a factores ambientales, pueden provocar un trastorno metabólico. Por ejemplo, la diabetes mellitus tipo 2 consiste en un mal funcionamiento de la capacidad corporal para controlar la glucosa (azúcar) en sangre. La glucosa que circula en tu sangre es una fuente primaria de energía para tu cuerpo, y está regulada por la hormona insulina, producida en el páncreas. La insulina ayuda a tus células a absorber la glucosa en sangre, dándoles energía para realizar el trabajo constante de mantenerte vivo. Pero en los pacientes con diabetes mellitus tipo 2, o bien no se produce suficiente insulina o bien las células dejan de responderle, una afección llamada «resistencia a la insulina» (como mencioné, similar a la resistencia a la leptina). En cualquier caso, si las células no escuchan las órdenes de absorber glucosa, esta queda circulando en el torrente sanguíneo. En principio, tu páncreas podría mitigar el problema bombeando más insulina; pero, sin abordar la raíz, la resistencia a la insulina puede empeorar y el azúcar en sangre, seguir aumentando. Los pacientes con niveles intermedios de azúcar en sangre tienen prediabetes, y con niveles altos, diabetes mellitus tipo 2. El exceso de azúcar en sangre es tóxico para tus órganos y tejidos, y puede causar una variedad de síntomas graves. Al principio, es posible que sientas mucha sed y necesites orinar mucho, te sientas cansado y débil o tengas la visión borrosa. Más adelante, la diabetes mellitus tipo 2 puede venir acompañada de una serie de complicaciones potencialmente mortales, como enfermedades cardiacas, ceguera, problemas circulatorios y daños en los nervios, lo que aumenta el riesgo de desarrollar alzhéimer u otros tipos de demencia.

A partir de esta breve descripción de la diabetes mellitus tipo 2, puedes ver por qué se considera una enfermedad metabólica: está causada por un defecto fundamental en la capacidad de tu cuerpo para procesar la energía. Pero, aunque puede ser una de las enfermedades metabólicas más destructivas, está lejos de ser la única. Con tantas complejidades en torno al procesamiento de la energía, las enfermedades metabólicas tienen una amplia variedad de síntomas y causas.

Algunos trastornos metabólicos son genéticos, y son causados por errores hereditarios en la maquinaria corporal de creación de energía. Esto podría significar una tendencia hereditaria al colesterol alto («hipercolesterolemia familiar», en la literatura médica), o afecciones más raras y graves como la enfermedad de Gaucher, el síndrome de Hunter y la enfermedad de Tay-Sachs, que suelen ser más frecuentes en determinados grupos étnicos. Muchas de estas afecciones graves pueden identificarse mediante pruebas genéticas.

Sin embargo, la mayoría de los trastornos metabólicos, incluida la diabetes mellitus tipo 2, se deben a factores relacionados con el estilo de vida, en especial a una dieta deficiente y a la falta de ejercicio. A partir de la década de 1970, cuando los médicos empezaron a comprender el rápido aumento y la gravedad de estas enfermedades, se acuñó el término «síndrome metabólico» para describir un conjunto de factores que indican un mayor riesgo de amenazas graves para la salud. Hoy en día, el síndrome metabólico se define como la presencia de tres de estas cinco enfermedades metabólicas:

- Exceso de grasa abdominal
- Triglicéridos elevados
- HDL, o el llamado colesterol bueno, bajo
- Glucosa en sangre en ayunas elevada
- Presión arterial alta

El síndrome metabólico está asociado con un mayor riesgo de resistencia a la insulina, prediabetes y diabetes mellitus tipo 2; de aterosclerosis, un endurecimiento de las arterias que puede provocar un ataque cardiaco; y de un accidente cerebrovascular. Recordarás algunas de las enfermedades potencialmente mortales de nuestro análisis de la inflamación crónica en el capítulo 4, y en efecto, la inflamación parece estar relacionada de manera estrecha con el síndrome metabólico, aunque las investigaciones en curso continúan definiendo estas relaciones con mayor claridad.[5]

---

[5] Esposito K., Giugliano D., «The metabolic syndrome and inflammation: Association or causation?», en *Nutrition, Metabolism and Cardiovascular Diseases.* 2004; 14(5): 228-232. https://doi.org/10.1016/s0939-4753(04)80048-6.

Las graves implicaciones de las enfermedades metabólicas serían aterradoras en cualquier contexto, pero lo son de verdad cuando se tiene en cuenta la prevalencia de las alteraciones metabólicas en Estados Unidos de hoy en día. Al examinar los datos de 2009 a 2016, los investigadores llegaron a la alarmante conclusión de que solo el 12.2% de los estadounidenses alcanzan una salud metabólica óptima, e incluso en los adultos con peso normal se determinó que menos del 33% se encontraba en condiciones metabólicas óptimas.[6] ¡Eso deja a alrededor del 88% de nosotros con algún deterioro en nuestra salud metabólica! También ha habido un crecimiento significativo en la prevalencia del síndrome metabólico en los últimos años, con 36.9% de estadounidenses que cumplen al menos tres de los cinco criterios diagnósticos.[7] Y según el National Diabetes Statistical Report (Informe Estadístico Nacional de Diabetes) de los Centers for Disease Control and Prevention (Centros para el Control y la Prevención de Enfermedades) más reciente, se estima que 37.3 millones de personas, el 11.3% de la población estadounidense, viven con diabetes, y la asombrosa cifra de 96 millones de personas, con prediabetes.[8]

Aunque todavía estamos aprendiendo mucho sobre las causas exactas y las interacciones del síndrome metabólico, la diabetes mellitus tipo 2 y otros trastornos metabólicos, su amenaza para la salud es innegable. Sería difícil encontrar a un médico que no reconozca la gravedad de estas enfermedades y la importancia de concientizar y animar a los pacientes a tomar medidas para prevenirlas. Pero, como hemos visto una y otra vez, hasta hace unos años no se entendían

---

[6] Araújo J., Cai J., Stevens J., «Prevalence of optimal metabolic health in American adults: National Health and Nutrition Examination Survey 2009-2016». *Metabolic Syndrome and Related Disorders*. 8 de febrero de 2019; 17(1): 46-52. https://doi.org/10.1089/met.2018.0105.

[7] Hirode G., Wong R. J., «Trends in the prevalence of metabolic syndrome in the United States, 2011-2016». *JAMA*. Junio de 2020; 323(24): 2526-2528. https://doi.org/10.1001/jama.2020.4501.

[8] Informe Nacional de Estadísticas sobre Diabetes. Centros para el Control y la Prevención de Enfermedades. https://www.cdc.gov/diabetes/data/statistics-report/index.html. Consultado el 10 de enero de 2023.

bien las graves implicaciones de las patologías metabólicas en el cerebro. Ahora estamos aprendiendo que salud metabólica *es* salud mental, y viceversa.

En los últimos años he explorado esto a un nivel clínico más profundo. En mi opinión, la conexión entre las condiciones metabólicas y la salud mental, que yo llamo «psiquiatría metabólica», es el vínculo más significativo entre las epidemias gemelas de mala salud física y mental. Aunque es aleccionador pensar en ello, también significa que una dieta saludable que promueva una buena salud metabólica tiene el mayor potencial para reducir la ansiedad.

ANSIEDAD Y SALUD METABÓLICA

Puedo entender por qué la ciencia ha tardado en descubrir los vínculos entre el metabolismo y la ansiedad. Una cosa es reconocer cómo la comida y las emociones pueden estar estrechamente entrelazadas, porque todos hemos experimentado cómo nuestros sentimientos responden a los alimentos que comemos. Pero después de digerir la comida, metabolizarla en energía básica parece algo tan impersonal y rutinario como una turbina hidroeléctrica girando en una presa. Un proceso tan fundamental no debería tener el poder de ponerte ansioso, ¿verdad? Y con seguridad *estar* ansioso no debería estropear el funcionamiento de la maquinaria de producción de energía de tu cuerpo, ¿cierto?

A pesar de estas suposiciones razonables, investigaciones recientes indican que el metabolismo y la ansiedad de verdad se relacionan estrechamente. Los perfiles metabólicos de las personas ansiosas son muy diferentes de los de las personas sin ansiedad.[9] Ya conocemos las asociaciones entre la ansiedad y la diabetes mellitus tipo 2, pero también existen vínculos entre aquella y otros indicadores metabólicos.

---

[9] Humer E., Pieh C. Probst T., «Metabolomic biomarkers in anxiety disorders». *International Journal of Molecular Sciences*. 6 de julio de 2020; 21(13): 4784. https://doi.org/10.3390/ijms21134784.

La ansiedad está asociada con un mayor nivel de colesterol LDL y un menor nivel de colesterol HDL.[10] La depresión, prima de la ansiedad, se ha relacionado con un alto nivel de HDL y triglicéridos.[11] La asociación entre la ansiedad y el colesterol es tan evidente que incluso hay algunas pruebas que sugieren el uso de estatinas reductoras del colesterol como tratamiento para la ansiedad.[12] Estos y otros hallazgos apuntan cada vez más a una fuerte relación entre la ansiedad y el metabolismo, pero ¿cómo puede pasar esto?

En el capítulo 1 mencioné el trabajo de la neurocientífica Lisa Feldman Barrett, quien sostiene que el cerebro no evolucionó para pensar o sentir, sino para garantizar que tengamos recursos suficientes para crecer, sobrevivir y reproducirnos. El recurso más importante para todos estos imperativos biológicos es la *energía* y, como sabemos, el cuerpo la obtiene de los alimentos a través del metabolismo. En este sentido, en su misión de prepararte para prosperar, una de las principales funciones del cerebro es actuar como un regulador metabólico, asegurando que tu metabolismo te proporcione la energía que necesitas para ser productivo y protegerte de amenazas y peligros. Aunque no seas consciente de ello, tu cerebro hace todo lo posible, incluso manipular tu estado de ánimo, para asegurarse de que tengas la energía que requieres.

Para gestionar tu metabolismo, tu cerebro debe comunicarse con el SNA, el sistema inmunitario y el sistema endocrino (que segrega hormonas como la insulina). Tal como vimos en nuestro estudio de la leptina en el capítulo 5, muchas partes del cerebro conectadas con

---

[10] Peter H., Goebel P., Müller S., Hand I., «Clinically relevant cholesterol elevation in anxiety disorders: A comparison with normal controls». *International Journal of Behavioral Medicine*. Marzo de 1999; 6(1): 30-39. https://doi.org/10.1207/s15327 558ijbm0601_3.

[11] Han A., «Association between lipid ratio and depression: A cross-sectional study». *Scientific Reports*. 2022; 12: 6190. https://doi.org/10.1038/s41598-022-10350-5.

[12] Cruz J. N. da, Magro D. D. D., De Lima D. D., Da Cruz J. G. P., «Simvastatin treatment reduces the cholesterol content of membrane/lipid rafts, implicating the N-methyl-D-aspartate receptor in anxiety: A literature review». *Brazilian Journal of Pharmaceutical Sciences*. 2017; 53(1). https://doi.org/10.1590/s2175-97902017000 116102.

los sistemas que controlan el metabolismo son las fundamentales para la ansiedad, en especial la amígdala y el hipocampo. Exacto, el metabolismo y las emociones se generan en los mismos lugares del cerebro. Para mí, esta fue una revelación alucinante.

La superposición del metabolismo y la salud mental encaja con la teoría de Barrett, que considera a las emociones como el resultado de la anticipación del cerebro para el futuro. Tu cerebro está constantemente escaneando el estado metabólico de tu cuerpo y provocando cambios en tu estado de ánimo y comportamiento para seguir el mejor camino. En estudios científicos recientes, los investigadores descubrieron que el cerebro utiliza las emociones para controlar el equilibrio energético, de modo que el hambre puede conducir a una supresión del miedo para animarte a buscar comida, ignorando el riesgo. Por otro lado, cuando tienes sobrepeso u obesidad, tu cerebro puede reactivar tu respuesta al miedo, disuadiéndote de correr riesgos innecesarios para conseguir alimento.[13] En otras palabras, existe un posible fundamento evolutivo en la idea de que el sobrepeso provoca ansiedad: tu cerebro interpreta el exceso de peso como una señal que lo lleva a asustarte para que seas más reacio a correr riesgos a la hora de conseguir comida.

Por supuesto, en el mundo moderno, recolectar alimentos no es riesgoso en absoluto: la posibilidad de ir al supermercado o a un restaurante de comida rápida y obtener de forma segura un suministro ilimitado de sustento significa que corremos mucho más peligro de comer demasiado que de comer muy poco. Así que, en lugar de que nuestra ansiedad nos asuste y disminuyamos nuestras reservas de grasa, seguimos comiendo alimentos poco saludables y aumentando de peso, lo que desequilibra aún más nuestro metabolismo y aumenta la ansiedad. Es otro círculo vicioso que solo puede romperse eligiendo alimentos más saludables.

---

[13] Koorneef L. L., Bogaards M., Reinders M. J. T., Meijer O. C., Mahfouz A., «How Metabolic State May Regulate Fear: Presence of Metabolic Receptors in the Fear Circuitry». *Frontiers in Neuroscience*. 26 de agosto de 2018; 12: 594. https://doi.org/10.3389/fnins.2018.00594.

OTRA CALLE DE DOS SENTIDOS

Como hemos visto en casi todos los puntos de este libro, es difícil distinguir la causa del efecto cuando se trata de la ansiedad y el metabolismo, porque ambos se alimentan mutuamente. Existen numerosas pruebas tanto de que las enfermedades metabólicas empeoran la ansiedad como de que ocurre al revés. En el caso de Javier, sospecho que había un poco de ambas direcciones. Sus problemas de alimentación eran la raíz tanto de sus dificultades de salud mental como de su alto nivel de azúcar en sangre. No fue hasta que abordamos el problema subyacente que cada ámbito dejó de afectar al otro. Muchos estudios han arrojado resultados similares, y la ansiedad aparece como comorbilidad junto con el síndrome metabólico,[14] la obesidad[15] y afecciones metabólicas más específicas como la enfermedad del hígado graso no alcohólico.[16]

Hay ejemplos claros de procesos metabólicos que conducen a la ansiedad. Por ejemplo, ciertos subproductos del metabolismo se denominan «especies reactivas de oxígeno», que, a pesar del nombre engañoso, no son un organismo, sino compuestos de oxígeno altamente reactivos y tóxicos. Es posible que hayas oído hablar del estrés oxidativo, causado por una sobreproducción de especies reactivas de oxígeno, que es perjudicial para las células. El estrés oxidativo es un precursor de enfermedades metabólicas como la diabetes, así como del cáncer y las enfermedades cardiovasculares, y, en efecto, las investigaciones también han demostrado que es un factor

[14] Kahl K. G., Schweiger U., Correll C., *et al.,* «Depression, anxiety disorders, and metabolic syndrome in a population at risk for type 2 diabetes mellitus». *Brain and Behavior.* 21 de enero de 2015; 5(3): e00306. https://doi.org/10.1002/brb3.306.

[15] Gariepy G., Nitka D., Schmitz N., «The association between obesity and anxiety disorders in the population: A systematic review and meta-analysis». *International Journal of Obesity.* 8 de diciembre de 2009; 34(3): 407-419. https://doi.org/10.1038/ijo.2009.252.

[16] Labenz C., Huber Y., Michel M., *et al.,* «Nonalcoholic Fatty Liver Disease Increases the Risk of Anxiety and Depression». *Hepatology Communications.* Septiembre de 2020; 4(9): 1293-1301. https://doi.org/10.1002/hep4.1541.

de ansiedad.[17] Todo es aún más complicado, pero no dedicaré mayor tiempo a profundizar en la bioquímica de otras alteraciones en el equilibrio energético, como la regulación mitocondrial, el metabolismo de la glutamina y la neurotransmisión, de las que también se sabe que promueven la ansiedad.

Por otro lado, aunque la ansiedad no es la única causa de los trastornos metabólicos (ciertamente, hay personas que los tienen sin experimentar ningún síntoma de salud mental), existen indicios claros de que el estrés y la ansiedad constantes pueden catalizar futuros problemas metabólicos. Por ejemplo, como aprendimos en el capítulo 5 al hablar de la leptina, la ansiedad puede llevar a comer en exceso y elegir alimentos poco saludables, lo que conduce a un aumento de peso y, por lo tanto, a un riesgo metabólico. Se ha demostrado que el estrés crónico incrementa la grasa visceral (grasa que se concentra alrededor de los órganos, en lugar de bajo la piel), identificada como un fuerte factor de riesgo de enfermedad metabólica.

Incluso hay indicios de que el estrés en los primeros años de vida puede tener implicaciones en el riesgo de contraer enfermedades metabólicas más adelante. Las madres que sufren un estrés significativo durante el embarazo son más propensas a tener bebés con bajo peso al nacer, lo que se correlaciona, de forma paradójica, con una mayor probabilidad de sufrir obesidad, hipertensión y diabetes en algún momento. Se han encontrado resultados similares en niños que sufren estrés significativo más tarde en la infancia. Un estudio fascinante se centró en la Cohorte de Nacimientos de Helsinki, un grupo de participantes finlandeses que, de niños, fueron separados de sus padres cuando fueron evacuados a otros países durante la Segunda Guerra Mundial. Posteriormente en la vida, se mostraron más

---

[17] Bouayed J., Rammal H., Soulimani R., «Oxidative Stress and Anxiety: Relationship and Cellular Pathways». *Oxidative Medicine and Cellular Longevity*. 26 de enero de 2009; 2(2): 63–67. https://doi.org/10.4161/oxim.2.2.7944. PMID: 20357 926; PMCID: PMC2763246.

propensos a desarrollar enfermedades cardiovasculares y diabetes mellitus tipo 2.[18]

METABOLITOS

Hasta ahora, nos hemos centrado en la correlación entre la ansiedad y los principales marcadores metabólicos que se analizan regularmente en un entorno clínico: el peso, el azúcar en sangre, el colesterol, los triglicéridos y la presión arterial son aspectos clave en tu examen médico anual. Pero los investigadores también están encontrando conexiones entre la ansiedad y el metabolismo a través del estudio de compuestos menos populares llamados «metabolitos». Vimos el efecto de los metabolitos producidos por las bacterias intestinales al hablar de la síntesis de neurotransmisores en el capítulo 2, pero tus procesos metabólicos también producen metabolitos. Su estudio puede arrojar luz sobre enfermedades metabólicas complicadas que, de otro modo, serían difíciles de precisar. La suma total de metabolitos en una muestra se denomina «metaboloma» (haciendo eco de nuestro viejo amigo, el microbioma), y este campo de estudio emergente se denomina «metabolómica».

La metabolómica tiene potencial como herramienta de diagnóstico. Dada la gran cantidad de diferencias que existen entre los metabolomas de diferentes individuos, en el futuro podrían ser útiles para identificar y diagnosticar afecciones, incluidas las de salud mental. Por ejemplo, sabemos que la depresión y la ansiedad a menudo ocurren juntas y, a veces, pueden estar tan interrelacionadas que es difícil distinguirlas. Aunque el campo está lejos de desarrollarse por completo, la metabolómica ofrece una posible vía para poder diferenciar las dos afecciones mediante análisis de sangre. Un estudio de 2021 de personas que padecían ansiedad, individuos con depresión, gente que sufría

---

[18] Ryan K. K., *Stress and Metabolic Disease*. Washington D. C.: National Academies Press; 2014. Consultado el 31 de octubre de 2022. https://www.ncbi.nlm.nih.gov/books/NBK242443/.

de ambas afecciones a la vez y de un grupo de control sano descubrió que las cuatro categorías tenían metabolomas ligeramente diferentes, lo que plantea la posibilidad de que en el futuro podamos diagnosticar estas afecciones mediante pruebas metabólicas.[19]

También hay indicios de que los metabolitos no son solo marcadores de ansiedad, sino que en realidad causan o contribuyen a esta. Por ejemplo, en 2022, investigadores de Caltech observaron que cuando el metabolito 4EPS, derivado del intestino, estaba presente en el cerebro de ratones de laboratorio, desencadenaba un comportamiento ansioso. Aunque se necesita mucha más investigación para implicar específicamente al 4EPS en la ansiedad humana, esta es una valiosa señal de la función del intestino en el trastorno y de que los metabolitos anormales pueden contribuir a estados de ansiedad.[20]

Al igual que con el 4EPS, muchos metabolitos y sus precursores se producen en el intestino con la ayuda crucial de tu microbioma. Basándose en las señales de los metabolitos, las células de la mucosa intestinal crean y liberan una variedad de hormonas que influyen en la sensibilidad a la insulina, la tolerancia a la glucosa y otros procesos metabólicos.[21] Además, se ha demostrado que controlar la composición de tu microbioma a través de la dieta tiene un efecto sobre el perfil metabólico, y que existe un gran potencial en aprovechar la salud intestinal para tratar afecciones metabólicas.[22]

---

[19] De Kluiver H., Jansen R., Milaneschi Y., *et al.,* «Metabolomic profiles discriminating anxiety from depression». *Acta Psychiatrica Scandinavica.* 29 de abril de 2021; 144(2): 178-193. https://doi.org/10.1111/acps.13310.

[20] Fukao A., Takamatsu J., Arishima T., *et al.,* «Graves' disease and mental disorders». *Journal of Clinical and Translational Endocrinology.* Marzo de 2020; 19. https://doi.org/10.1016/j.jcte.2019.100207.

[21] Vásquez-Alvarez S., Bustamante-Villagomez S. K., Vazquez-Marroquin G., *et al.,* «Metabolic age, an index based on basal metabolic rate, can predict individuals that are high risk of developing metabolic syndrome». *High Blood Pressure and Cardiovascular Prevention.* 2021; 28(3): 263-270. https://doi.org/10.1007/s40292-021-00441-1.

[22] Troisi A., Moles A., Panepuccia L., Lo Russo D., Palla G., Scucchi S., «Serum cholesterol levels and mood symptoms in the postpartum period». *Psychiatry Research.* 2002; 109(3): 213-219. https://doi.org/10.1016/s0165-1781(02)00020-3.

A medida que la metabolómica avanza, me entusiasma ver nuevas formas en las que los metabolitos arrojan luz tanto sobre el diagnóstico como sobre el tratamiento de la ansiedad, para comprender mejor las conexiones entre la salud metabólica y la salud intestinal.

METABOLIZAR LA ANSIEDAD

Aunque gran parte de la investigación sobre el metabolismo y la ansiedad se encuentra todavía en sus primeras etapas, quiero destacar que en numerosas ocasiones he visto estas asociaciones desarrollarse de manera muy real en mi clínica. Además de Javier, traté a una mujer de 30 años llamada Tyra, cuya ansiedad estaba relacionada con la enfermedad de Graves, una afección tiroidea que se sabe desde hace tiempo que es un factor de estrés mental.[23] Traté a Angie, una mujer de 40 años cuya falta de tiempo para preparar comida sana estaba causando estragos en su peso a medida que su metabolismo se ralentizaba con la edad, algo que está científicamente demostrado que nos pasa a todos.[24] Sufría de ansiedad intensa y autodesprecio. Para contrarrestarlos normalizamos su colesterol mediante un estricto régimen de ejercicios y reemplazando algunas elecciones por otras más saludables. Traté a Peng Shui, una nueva madre que pensaba que padecía ansiedad posparto, pero en realidad estaba experimentando una interacción entre los niveles de colesterol y la ansiedad que se ha demostrado que afecta a las mujeres que recién dieron a luz.[25]

---

[23] Needham B. D., Funabashi M., Adame M. D., *et al.,* «A gut-derived metabolite alters brain activity and anxiety behaviour in mice». *Nature.* 2022; 602(7898): 647-653. https://doi.org/10.1038/s41586-022-04396-8.

[24] Martin A. M., Sun E. W., Rogers G. B., Keating D. J., «The Influence of the Gut Microbiome on Host Metabolism Through the Regulation of Gut Hormone Release». *Frontiers in Physiology.* 15 de abril de 2019; 10: 428. https://doi.org/10.33 89/fphys.2019.00428.

[25] Vernocchi P., Del Chierico F., Putignani L., «Gut Microbiota Metabolism and Interaction with Food Components». *International Journal of Molecular Sciences.* 23 de mayo de 2020; 21(10): 3688. https://doi.org/10.3390/ijms21103688; Fan Y.,

Aunque el futuro podría ofrecer la posibilidad de acudir a una clínica de metabolómica para recibir un estudio completo que establezca un plan de tratamiento individualizado, por ahora, lo mejor que puedes hacer para garantizar tu salud mental y metabólica es llevar una dieta rica en alimentos saludables para el metabolismo, controlar el peso y mantener los niveles de colesterol, triglicéridos y azúcar en sangre en un rango óptimo.

Ahora que estamos armados con el conocimiento obtenido de las últimas investigaciones sobre las conexiones entre la dieta y la ansiedad, es momento de profundizar en los detalles sobre cómo traducir este conocimiento en un plan práctico para llevar una dieta saludable para el intestino y el cerebro que te mantenga libre de ansiedad.

Significa que es hora de centrar nuestra atención en mi tema favorito: la comida.

Pedersen O., «Gut microbiota in human metabolic health and disease». *Nature Reviews. Microbiology*. 2021; 19(1): 55-71. https://doi.org/10.1038/s41579-020-0433-9.

PARTE II
LA SOLUCIÓN

CAPÍTULO 7

MACRONUTRIENTES

Ahanu, de 40 años, había ascendido recientemente a director de ventas en una empresa de la lista Fortune 500. Su nuevo puesto era emocionante, pero estresante, ya que implicaba viajar en avión por todo el mundo y tener un horario vertiginoso que a menudo suponía largas jornadas de trabajo todos los días de la semana. Aunque se había preparado para la presión y el trabajo duro, Ahanu no esperaba que aumentaran sus síntomas de ansiedad. Se encontraba al borde de sufrir ataques de pánico durante sus frecuentes viajes, algo que no había experimentado nunca. Incluso las interacciones rutinarias en el trabajo, como platicar con los compañeros en la sala de descanso y saludar a su jefe, o decidir cómo vestirse, lo mantenían obsesionado con lo que decía y hacía por horas, ocasionándole problemas para dormir y sensaciones de nervios e irritabilidad.

Cuando Ahanu asistió a mi clínica para una consulta, hablamos de sus dificultades para adaptarse al estrés y la presión de su nuevo trabajo, y de la posibilidad de que el síndrome del impostor estuviera asomando la cabeza. Y, por supuesto, evaluamos su dieta. Ahanu tenía raíces nativas americanas y era el primero de su familia en trabajar en el mundo empresarial. Creció en la granja de su familia y estaba acostumbrado a seguir una dieta tradicional basada más que nada en alimentos bajos en grasas, ricos en proteínas y carbohidratos complejos, como variedades tradicionales de maíz, habas, calabazas, tubérculos y frutos rojos nativos.

Al principio de su carrera, Ahanu había mantenido en gran medida su dieta tradicional como una forma de mantenerse conectado con su educación y herencia, y porque era una forma agradable y cercana de vivir. Pero a medida que escalaba en la empresa, era más difícil encontrar tiempo para comprar y cocinar. Cuando estaba de viaje, dependía del pan dulce del aeropuerto y de las lujosas cenas con clientes, diseñadas para ser opulentas e impresionantes en lugar de nutritivas. Cuando se quedaba en casa, el cansancio y su deseo de darles un gusto a sus hijos provocaban que salieran a comer pizza y comida rápida en lugar de cocinar. Le expliqué a Ahanu que los macronutrientes de su dieta se habían invertido. En lugar de llevar una dieta basada en gran medida en plantas, llena de legumbres ricas en fibra y carbohidratos de bajo índice glucémico procedentes de verduras cultivadas localmente, comía donas y chuletas bañadas en mantequilla.

Empecé a administrarle a Ahanu un ISRS para ayudarlo a aliviar su ansiedad, pero también lo animé a encontrar formas de recuperar sus antiguos hábitos alimentarios. Hablamos de cómo hacer de la preparación de comidas tradicionales una actividad divertida para realizar con su familia cuando estuviera entre viajes, y de cómo preparar comida con antelación que pudiera llevarse al trabajo. Lo animé a que siguiera una dieta rica en vegetales, añadiendo de nuevo las alubias y las hortalizas de raíz con las que creció, y a explorar nuevos estilos de cocina. Las comidas fáciles se convirtieron en sus cenas familiares y le daban sobras saludables para el almuerzo del día siguiente; por ejemplo, salmón al horno con mis cebollas cipollini y alubias verdes con miso (página 321). También hizo un guisado con cinco alubias, repleto de verduras, en la olla de cocción lenta y lo sirvió con arroz salvaje sazonado. Cuando viajaba, comía ensaladas grandes con el aderezo a un lado. Aunque las comidas con los clientes formaban parte del trabajo, decidió que prescindiría de las opciones de alta cocina más elegantes (con pocos o ningún platillo reconfortante) y que se decantaría por otras más saludables y sorprendentes, como el sushi. Cuando eso no era posible, optaba por pescado al horno o a la parrilla, en lugar de alimentos que le provocaran ansiedad.

Al poco tiempo, Ahanu me dijo que se sentía más a gusto en su nuevo puesto, centrándose en sus objetivos profesionales. Volver a su dieta tradicional también profundizó su vínculo con su familia y le ayudó a reconectar con su herencia. Modificar los componentes más importantes de su dieta, los macronutrientes, cambió su vida.

En este capítulo, estudiaremos las formas en que la grasa, los carbohidratos y las proteínas pueden exacerbar o aliviar la ansiedad.

QUÉ SON LOS MACRONUTRIENTES

Los macronutrientes (grasas, carbohidratos y proteínas) son los componentes principales de los alimentos que ingerimos. La mayoría de las dietas saludables contienen una proporción de los tres. Por supuesto, el problema está en los detalles. ¿Cuál es el equilibrio adecuado? ¿Cuáles son las mejores y peores fuentes de cada uno? ¿Cómo influyen en la ansiedad?

Esas preguntas no siempre tienen respuestas fáciles, y los cambios de actitud sobre los macronutrientes pueden dar lugar a recomendaciones contradictorias. Hablemos, por ejemplo, de la grasa. A partir de finales de la década de 1940, cuando se estaban formando gran parte de los fundamentos del pensamiento nutricional moderno, los investigadores encontraron asociaciones entre las dietas altas en grasas y el colesterol alto, un factor de riesgo metabólico que se correlacionaba con un mayor riesgo de enfermedad cardiaca. Por lo tanto, se asumió que una dieta baja en grasas reducía el colesterol y mejoraba la salud cardiaca. Al principio, las dietas bajas en grasas se recomendaban solo para las personas propensas a sufrir enfermedades cardiacas, pero a lo largo de los años cincuenta y sesenta, se convirtieron en una prescripción para todos. En las siguientes dos décadas, surgió un estilo de vida completo que promovía las dietas bajas en grasas no solo para la salud del corazón, sino también para la pérdida de peso. Los médicos, los Gobiernos y la opinión pública coincidían en que el consumo de grasas debía ser lo más bajo posible y que la grasa más saludable para consumir era el aceite vegetal. La margarina sustituyó a la mantequilla. El pollo, en especial las pechugas deshuesadas y sin piel, sustituyó a las carnes más grasas. La leche deslactosada era la reina. Las marcas etiquetaban todos los alimentos posibles como «bajos en grasa» y «saludables para el corazón», incluso contenían muchas calorías y azúcar.[1]

En la década de los 2000, el péndulo empezó a oscilar en la otra dirección. Tras años de certeza de que la grasa era la causa de la mala salud y el exceso de peso, la atención negativa se centró en un macronutriente diferente: los carbohidratos. Aunque las dietas bajas en estos se prescribían para bajar de peso desde el siglo XIX, cobraron una nueva importancia a medida que oleada tras oleada de dietas de moda bajas en carbohidratos empezaron a apoderarse de la conciencia popular de la salud.[2] Hoy en día, las dietas que recomiendan un enfoque bajo en grasas al estilo de los años ochenta o noventa son mucho menos comunes, pero todavía hay muchos planes alimenticios de baja ingesta de carbohidratos, incluida la popular dieta cetogénica, que analizaremos en el capítulo 11.

¿Quién tenía razón: los defensores de la dieta baja en grasas o los defensores de la dieta baja en carbohidratos? Ambos y ninguno. A pesar de lo que te digan algunos fanáticos de la dieta, ningún macronutriente debe ser condenado al ostracismo, y no existe un equilibrio universalmente válido de macronutrientes que sea mejor que todos los demás. Considera cómo las dietas ricas en diferentes macronutrientes afectan a enfermedades como la diabetes mellitus tipo 2, que tiene una fuerte correlación con la ansiedad. El enfoque tradicional para tratarla a través de la alimentación es llevar una dieta baja en grasas y calorías para normalizar el azúcar en sangre y otros indicadores metabólicos, la cual es una línea de pensamiento similar a las recomendaciones originales de bajo contenido en grasas de los años cincuenta. Pero recientemente las dietas bajas en carbohidratos, como la cetogénica, han ganado protagonismo en el tratamiento de la diabetes mellitus tipo 2 y han demostrado que pueden ser aún más eficaces,

[1] La Berge A. F., «How the Ideology of Low Fat Conquered America». *Journal of the History of Medicine and Allied Sciences*. 23 de febrero de 2008; 63(2): 139-177. https://doi.org/10.1093/jhmas/jrn001.
[2] Oh R., Gilani B., Uppaluri K. R. «Low Carbohydrate Diet». *StatPearls*. 11 de julio de 2022. https://www.ncbi.nlm.nih.gov/books/NBK537084/.

reduciendo la necesidad de medicamentos, e incluso, favoreciendo la remisión de la enfermedad.[3] Sin embargo, investigaciones recientes mostraron que una dieta alta en almidón y basada en plantas del estudio BROAD, que tiene una composición de macronutrientes muy diferente a la de una dieta cetogénica, fue extremadamente eficaz para ayudar a los participantes del estudio con diabetes mellitus tipo 2 a bajar de peso y mejorar el colesterol y otros factores de riesgo metabólico.[4] En lugar de insistir en que debe haber un único tratamiento dietético óptimo para la diabetes mellitus tipo 2, es mejor reconocer que diferentes enfoques pueden ser eficaces y adaptarse a las preferencias y la situación del paciente. Esto forma parte de un amplio movimiento hacia una práctica médica mucho más personalizada en todas las especialidades médicas, pero es en especial importante cuando se consideran las intervenciones dietéticas.

También hay muchas formas en las que el equilibrio de macronutrientes en tu dieta puede mejorar o empeorar la ansiedad directamente. Gran parte del debate sobre la dieta baja en grasas frente a la baja en carbohidratos ocurrió antes de que en verdad entendiéramos la conexión entre la alimentación y la salud mental, pero con nuestro conocimiento actual, estamos empezando a ver que priorizar un macronutriente sobre los demás puede empeorar la ansiedad. Por ejemplo, una dieta baja en grasas podría dejarte sin los valiosos ácidos grasos omega-3 para combatir la ansiedad. Una dieta baja en carbohidratos podría dificultar la obtención de cantidades adecuadas de fibra dietética, que desempeña un papel crucial en la regulación del microbioma intestinal. Una dieta baja en proteínas (o una que no

[3] Wheatley S. D., Deakin T. A., Arjomandkhah N. C., Hollinrake P. B., Reeves T. E., «Low Carbohydrate Dietary Approaches for People With Type 2 Diabetes— A Narrative Review». *Frontiers in Nutrition.* 14 de julio de 2021; 8: 687658. https://doi.org/10.3389/fnut.2021.687658.
[4] Wright N., Wilson L., Smith M., Duncan B., McHugh P., «The BROAD study: A randomised controlled trial using a whole food plant-based diet in the community for obesity, ischaemic heart disease or diabetes». *Nutrition and Diabetes.* 20 de marzo de 2017; 7(3): e256. https://doi.org/10.1038/nutd.2017.3.

incluya una selección diversa de estas) podría provocar una falta de aminoácidos esenciales como el triptófano.

En otras palabras, cuando les doy recomendaciones a mis pacientes, trato de no dejarme llevar por los absolutos: no hay un tipo de macronutriente que pueda eliminarse para curar la ansiedad. No obstante, que no crea que la grasa o los carbohidratos sean una propuesta de todo o nada no significa que el equilibrio y la calidad de los macronutrientes no importen. Me alegro de que hayamos dejado atrás la era de demonizar todas las grasas, pero es verdad que reconozco la importancia de reducir o eliminar las malas grasas, así como de promover las saludables. Lo mismo ocurre con los carbohidratos. Aunque un estilo de vida con bajo consumo de carbohidratos en carbohidratos no es garantía de una mente tranquila, hay ciertos tipos de estos que deben evitarse y otros que deben priorizarse. En cuanto a las proteínas, los defensores de la dieta vegana insisten en evitar a toda costa las proteínas animales, mientras que los carnívoros estrictos afirman que nunca se puede estar realmente sano con una dieta solo vegetal. En realidad, es posible reducir la ansiedad tanto si eres vegano como si comes carne, siempre y cuando tomes decisiones conscientes e informadas sobre las proteínas que ingieres.

Pasar tiempo en las redes sociales, ver programas matutinos e incluso hablar de comida con tus amigos y familiares puede provocar ansiedad con facilidad, ya que te encuentras con opiniones rotundas y a menudo contradictorias. Pero si entiendes los macronutrientes, estarás mejor preparado para determinar las formas óptimas de alimentarte en beneficio de tu mente y cuerpo, y para reducir tu ansiedad.

GRASAS

Las connotaciones negativas alrededor de la palabra «grasa» tienden a enturbiar los debates sobre su importante papel en tu cuerpo y en la dieta. Entre la demonización de la grasa dietética a finales del siglo XX y los dañinos estándares corporales que fomentan la quema de grasa a toda costa, es fácil ver por qué es un término tan cargado. Pero la grasa es necesaria para una vida sana. En el capítulo 5, aprendimos sobre el tejido adiposo, que es en realidad un órgano endocrino avanzado que ayuda a gestionar las necesidades energéticas a largo plazo de tu cuerpo. La grasa también es una parte crucial de tu alimentación, ya que proporciona una gran fuente de energía, ayuda a disolver y absorber nutrientes y aporta ácidos grasos esenciales que el cuerpo no puede producir por sí solo. Los ácidos grasos esenciales son especialmente importantes para la salud mental, ya que el cerebro está compuesto por casi un 60% de grasa y depende de un suministro constante de grasas dietéticas para mantener un funcionamiento adecuado.[5]

Por supuesto, no todas las grasas son iguales. Analicemos los diferentes tipos que hay y aprendamos cuáles priorizar y cuáles evitar al tomar decisiones alimentarias contra la ansiedad.

Grasas insaturadas

Hay dos tipos principales de grasas insaturadas, las monoinsaturadas (compuestas de ácidos grasos monoinsaturados o AGMI) y las poliinsaturadas (compuestas de ácidos grasos poliinsaturados o AGPI). La diferencia entre las dos tiene que ver con su estructura química, donde «mono» y «poli» se refieren al número de dobles enlaces en sus cadenas de ácidos grasos. Una forma sencilla de distinguir las grasas insaturadas de las saturadas es que, a temperatura ambiente, las primeras casi siempre son líquidas, mientras que las segundas son sólidas (aunque ciertas grasas insaturadas, como la margarina y la manteca vegetal, se someten a un procesamiento que las hace sólidas a temperatura ambiente). Los AGMI y AGPI, por lo regular, se consideran más saludables que sus primas saturadas, pero vale la pena tomar en cuenta los detalles antes de asumir que todas las grasas insaturadas son perfectamente saludables y no aumentan la ansiedad.

---

[5] Chang C. Y., Ke D. S., Chen J. Y., «Essential Fatty Acids and Human Brain». *Acta Neurologica Taiwanica*. 2009; 18(4): 231-241.

Los AGMI constituyen la mayor parte de las grasas del aceite de oliva, los aguacates, la mayoría de los frutos secos y algunos aceites de cocina. Los AGMI casi siempre se reconocen como saludables, en particular el aceite de oliva y el aceite de aguacate. El aceite de oliva es la principal grasa de cocina de las culturas mediterráneas, cuyas bajas tasas de enfermedades cardiacas inspiraron a nutricionistas de todo el mundo a crear y recomendar la dieta mediterránea, que también ha demostrado combatir la depresión y la ansiedad.[6] El aceite de aguacate tiene muchos de los mismos beneficios que el aceite de oliva, y es más recomendable para cocinar a altas temperaturas, como saltear y freír.

Hay una gran cantidad de estudios que demuestran que las dietas ricas en AGMI favorecen la salud intestinal,[7] combaten la inflamación,[8] y reducen los factores de riesgo metabólico,[9] así como a niveles más bajos de ansiedad.[10] No todos los AGMI deben consumirse en cantidades ilimitadas. Por ejemplo, aunque ciertos aceites de cocina como el de canola y el de cacahuate contienen AGMI, suelen utilizarse para freír, lo que probablemente conlleve consumir una gran cantidad de calorías en forma de carbohidratos refinados. Suelo sugerirles a mis pacientes que limiten estos aceites de cocina, y los animo a consumir

---

[6] Ventriglio A., Sancassiani F., Contu M. P., *et al.,* «Mediterranean Diet and its Benefits on Health and Mental Health: A Literature Review». *Clinical Practice and Epidemiology in Mental Health.* 30 de julio de 2020; 16(Suppl 1): 156-164. https://doi.org/10.2174/1745017902016010156.

[7] Machate D. J., Figueiredo P. S., Marcelino G., *et al.,* «Fatty Acid Diets: Regulation of Gut Microbiota Composition and Obesity and Its Related Metabolic Dysbiosis». *International Journal of Molecular Sciences.* 8 de junio de 2020; 21(11): 4093. https://doi.org/10.3390/ijms21114093.

[8] Rocha D. M., Bressan J., Hermsdorff H. H., «The role of dietary fatty acid intake in inflammatory gene expression: A critical review». *Sao Paulo Medical Journal.* 2017; 135(2): 157-168. https://doi.org/10.1590/1516-3180.2016.008607072016.

[9] Sheashea M., Xiao J., Farag M. A.. «MUFA in metabolic syndrome and associated risk factors: Is MUFA the opposite side of the PUFA coin?» *Food and Function.* 2021; 12(24): 12221-12234. https://doi.org/10.1039/d1fo00979f.

[10] Fatemi F., Siassi F., Qorbani M., Sotoudeh G., «Higher dietary fat quality is associated with lower anxiety score in women: A cross-sectional study». *Annals of General Psychiatry.* 26 de febrero de 2020; 19: 14.

grasas saludables procedentes del aceite de oliva, los aguacates y el aceite de aguacate, los frutos secos y las semillas.

Los AGPI tienen dos subconjuntos importantes. Los AGPI omega-6 incluyen la mayoría de los aceites vegetales para cocinar que se encuentran en los alimentos procesados: el aceite de maíz, el aceite de girasol y el aceite de cártamo son todos tipos de AGPI. Al igual que los AGMI, estas grasas se consideran relativamente saludables en cantidades muy pequeñas, aunque es importante reconocer que a menudo son un componente básico de los alimentos poco saludables. Ninguna grasa es saludable cuando se combina en grandes cantidades con carbohidratos de alta carga glucémica que, sin duda, te instan a que te atiborres de ellos. En otras palabras, las papas a la francesa no son saludables. Aunque las pruebas son algo contradictorias: hay indicios de que los AGPI omega-6 se relacionan con la ansiedad y la depresión,[11] y pueden ser proinflamatorios.[12] Por ello, en general, animo a mis pacientes a limitarlos, en especial los alimentos fritos, procesados y envasados.

Por otro lado, los ácidos grasos poliinsaturados omega-3 son algunas de las grasas más importantes para la salud mental. Hay tres clases principales de estos: EPA y DHA, que se encuentran en pescados grasos como el salmón, y ALA, que proviene en gran medida de fuentes vegetales como semillas, nueces, algas marinas y de otros tipos. El DHA, en particular, es crucial en el desarrollo del cerebro; por ello, los bebés que no obtienen suficiente son propensos a una variedad de problemas a medida que sus cerebros crecen. Más adelante en la vida, los omega-3 tienen poderosas propiedades antiinflamatorias; son una herramienta crucial para combatir la neuroinflamación

---

[11] Wolfe A. R., Ogbonna E. M., Lim S., Li Y., Zhang J., «Dietary linoleic and oleic fatty acids in relation to severe depressed mood: 10 years follow-up of a national cohort». *Progress in Neuro-Psychopharmacology and Biological Psychiatry*. 31 de agosto de 2009; 33(6): 972-977. https://doi.org/10.1016/j.pnpbp.2009.05.002.

[12] Innes J. K., Calder P. C., «Omega-6 fatty acids and inflammation». *Prostaglandins, Leukotrienes and Essential Fatty Acids*. Mayo de 2018; 132: 41-48. https://doi.org/10.1016/j.plefa.2018.03.004.

que causa ansiedad, de la que hablamos en el capítulo 4.[13] Aunque gran parte de la investigación sobre el efecto de los omega-3 en la salud mental se centra en la depresión y las enfermedades neurodegenerativas, cada vez hay más pruebas de que reducen directamente la ansiedad.[14]

Dado que entendemos la importancia de los omega-3, existen suplementos en forma de píldora o cápsula que te proporcionan una cierta proporción de EPA, DHA y ALA. Aunque no me opongo de un modo categórico a los suplementos, vale la pena reconocer que, en muchos estudios, las fuentes dietéticas de omega-3 dieron mejores resultados que los suplementos.[15] Además, a nadie le gusta atragantarse con una gran cápsula de aceite de pescado, y a muchos les gusta comer un trozo de salmón bien cocido. A mis pacientes ansiosos que no se oponen a comer pescado por otras razones, les recomiendo encarecidamente que se tomen el tiempo para aprender a cocinar salmón con el fin de aprovechar la mejor fuente de EPA y DHA. Aquellos que prefieren una dieta basada en plantas pueden comer linaza, semillas de chía y nueces para obtener ALA; en cuanto a EPA y DHA,

---

[13] DiNicolantonio J. J., O'Keefe J. H., «The importance of marine omega-3s for brain development and the prevention and treatment of behavior, mood, and other brain disorders». *Nutrients*. 4 de agosto de 2020; 12(8): 2333. https://doi.org/10.3390/nu12082333.

[14] Su K. P., Tseng P. T., Lin P. Y., *et al.*, «Association of use of omega-3 polyunsaturated fatty acids with changes in severity of anxiety symptoms: A systematic review and meta-analysis». *JAMA Network Open*. 7 de septiembre de 2018; 1(5): e182327. https://doi.org/10.1001/jamanetworkopen.2018.2327; Yang R., Wang L., Jin K., *et al.* «Omega-3 polyunsaturated fatty acids supplementation alleviate anxiety rather than depressive symptoms among first-diagnosed, drug-naïve major depressive disorder patients: A randomized clinical trial». *Frontiers in Nutrition*. 12 de julio de 2022; 9: 876152; Polokowski A. R., Shakil H., Carmichael C. L., Reigada L. C. «Omega-3 fatty acids and anxiety: A systematic review of the possible mechanisms at play». *Nutritional Neuroscience*. 28 de septiembre de 2018; 23(7): 494-504. https://doi.org/10.1080/1028415x.2018.1525092.

[15] «7 Things to Know about Omega-3 Fatty Acids. National Center for Complementary and Integrative Health». https://www.nccih.nih.gov/health/tips/things-to-know-about-omega-fatty-acids.

también están disponibles a través de suplementos veganos de aceite de algas.

Una forma importante para conocer tu ingesta de AGPI es comer una proporción adecuada de grasas omega-6 y omega-3. Dada la cantidad de aceite vegetal que consumimos en comparación con lo escaso de pescado, puede ser muy fácil desviar esta proporción: según algunas estimaciones, el estadounidense promedio consume alrededor de una proporción de 15 a 1 de omega-6 respecto a omega-3. Los estudios han descubierto que equilibrar esa proporción, a un ideal de 5 a 1, produce muchos beneficios para la salud, en gran parte como resultado de una reducción de las afecciones inflamatorias.[16] También se ha demostrado que mejorar esta proporción disminuye directamente la ansiedad.[17] Por supuesto, no siempre es práctico, o incluso posible, determinar la cantidad exacta de omega-6 y omega-3 en tu dieta, así que tan solo animo a mis pacientes a que procuren comer menos grasas omega-6 y más omega-3.

Grasas saturadas

Cuando piensas en alimentos grasos, tu mente puede evocar el olor del tocino chisporroteante o el sabor de la mantequilla derretida. Estos son tipos de grasas saturadas que se derivan en gran medida de fuentes animales. A diferencia de los AGMI y los AGPI, las saturadas suelen ser sólidas a temperatura ambiente: la grasa del tocino y la mantequilla derretida volverán a solidificarse cuando se enfríen. Las pocas fuentes vegetales de grasa saturada, como el aceite de coco y de palmiste, también son sólidas o semisólidas a temperatura ambiente.

---

[16] Simopoulos A. P., «The importance of the ratio of omega-6/omega-3 essential fatty acids». *Biomedicine and Pharmacotherapy.* 2002; 56(8): 365-379. https://doi.org/10.1016/s0753-3322(02)00253-6.

[17] Yehuda S., Rabinovitz S., Mostofsky D. I., «Mixture of essential fatty acids lowers test anxiety». *Nutritional Neuroscience.* 5 de septiembre de 2013 2005; 8(4): 265-267. https://doi.org/10.1080/10284150500445795.

Las grasas saturadas tienen fama de ser poco saludables y, como ocurre con todos los alimentos, les recomiendo a mis pacientes que moderen su consumo. Es común que la grasa saturada se considere un factor en la salud cardiaca y, durante años, se ha aconsejado comerla lo menos posible para reducir el riesgo de ataque cardiaco y otras afecciones cardiovasculares. El colesterol alto debido a una dieta rica en grasas saturadas es también uno de los pilares del síndrome metabólico que, como aprendimos en el capítulo 6, es un factor de riesgo para afecciones metabólicas como la diabetes mellitus tipo 2. Y, en efecto, hay resultados de estudios que relacionan el consumo de grasas saturadas con un aumento de la ansiedad,[18] así como con afecciones que la producen, como la neuroinflamación.[19]

Sin embargo, las grasas saturadas son actualmente una de las áreas de mayor controversia en la investigación nutricional. Después de años de recomendar una ingesta de grasas saturadas escasa o nula, los estudios sugieren ahora que estas grasas pueden no ser tan perjudiciales como pensábamos. En un estudio histórico de 2020, el *Journal of the American College of Cardiology* publicó que la grasa saturada de los lácteos enteros, la carne no procesada y el chocolate amargo no tienen ningún efecto sobre el riesgo de enfermedades cardiacas y, de hecho, pueden proteger contra afecciones como el ictus.[20] Aunque es necesario seguir investigando sobre lo que significan estos hallazgos para las patologías mentales como la ansiedad, cada vez está más claro que las grasas saturadas también fueron demasiado vilipendiadas en el pasado. Tras revisar la bibliografía más reciente sobre ellas, decidí

---

[18] Nakajima S., Fukasawa K., Gotoh M., Murakami-Murofushi K., Kunugi H., «Saturated fatty acid is a principal cause of anxiety-like behavior in diet-induced obese rats in relation to serum lysophosphatidyl choline level». *International Journal of Obesity.* 2020; 44(3): 727-738. https://doi.org/10.1038/s41366-019-0468-z.

[19] Melo H. M., Santos L. E., Ferreira S. T., «Diet-derived fatty acids, brain inflammation, and mental health». *Frontiers in Neuroscience.* 25 de marzo de 2019; 13: 265. https://doi.org/10.3389/fnins.2019.00265.

[20] Astrup A., Magkos F., Bier D. M., *et al.,* «Saturated fats and health: A reassessment and proposal for food-based recommendations». *Journal of the American College of Cardiology.* 17 de junio de 2020; 76(7): 844-57. https://doi.org/10.1016/j.jacc.2020.05.077.

recomendar cantidades razonables de lácteos enteros, mantequilla y algunos cortes de carne de res de ganadería ética. Estos alimentos son bastante ricos en proteínas, así como en vitaminas y minerales, por lo que los cambios en las directrices sobre grasas saturadas los convierten en adiciones valiosas a tu dieta, al menos con moderación.

Grasas trans

Aunque las nuevas investigaciones científicas han mejorado la reputación de las grasas saturadas, no ocurre lo mismo con las grasas trans. Aunque en las fuentes naturales se encuentran pequeñas cantidades de estas, la mayoría son artificiales y se obtienen mediante un proceso llamado hidrogenación. Irónicamente, las grasas trans proliferaron durante la moda de las dietas bajas en grasas de la segunda mitad del siglo XX: dada la mala reputación de las grasas saturadas, los fabricantes de aperitivos buscaron una grasa no saturada que siguiera siendo sólida a temperatura ambiente. La solución fue el aceite parcialmente hidrogenado, que es una fuente importante de grasas trans. Empezó a incluirse en sustitutos de la mantequilla como la margarina, las papas a la francesa, los pasteles, las galletas y casi todas las formas de botanas procesadas.

Lo que en un principio se presentó como una alternativa más saludable a las grasas saturadas resultó ser todo lo contrario. Las grasas trans se han relacionado con un mayor riesgo de enfermedades cardiacas, diabetes mellitus tipo 2, obesidad e incluso cáncer.[21] Es probable que muchos de estos efectos nocivos estén relacionados con su efecto proinflamatorio, ya que las grasas trans contribuyen a la inflamación sistémica crónica.[22] No es de extrañar que se hayan

---

[21] Dhaka V., Gulia N., Ahlawat K. S., Khatkar B. S.m «Trans fats — sources, health risks and alternative approach — a review». *Journal of Food Science and Technology.* Octubre de 2011; 48(5): 534-41. https://doi.org/10.1007/s13197-010-0225-8.

[22] Mozaffarian D., «Trans fatty acids — effects on systemic inflammation and endothelial function». *Atherosclerosis Supplements.* Mayo de 2006; 7(2): 29-32. https://doi.org/10.1016/j.atherosclerosissup.2006.04.007.

relacionado directamente con niveles más altos de ansiedad tanto en estudios con animales[23] como en estudios con seres humanos.[24]

Durante la década de los 2000, muchos Gobiernos, incluido el de Estados Unidos, tomaron medidas para prohibir las grasas trans, lo que ha ayudado a reducir el riesgo de exposición. Sin embargo, debido a la presión de la industria de alimentos procesados y a la lentitud de la legislación, la prohibición no se implementó hasta 2018, y los productos fabricados antes de la prohibición pudieron permanecer en el mercado hasta 2020. Incluso en 2022, es posible que los alimentos procesados más antiguos contuvieran altos niveles de grasas trans, por lo que siempre animé a los pacientes a limitar cualquier comida chatarra procesada y envasada, así como los alimentos fritos de los restaurantes.

A medida que aumentaba el conocimiento sobre los peligros de las grasas trans, los productores de grasas para cocinar, como la manteca vegetal, pasaron a utilizar aceites totalmente hidrogenados, que producen un producto similar sin grasas trans. Sin embargo, dado lo procesada que está la manteca, y dado que se suele utilizar en dulces y botanas procesados, sigo recomendando evitarla.

[23] Pase C. S., Roversi K., Trevizol F., *et al.,* «Influence of perinatal trans fat on behavioral responses and brain oxidative status of adolescent rats acutely exposed to stress». *Neuroscience.* 2013; 247: 242-252. https://doi.org/10.1016/j.neurosci ence. 2013.05.053; Meichtry L. B., Poetini M. R., Dahleh M. M. M., *et al.* «Addition of saturated and trans-fatty acids to the diet induces depressive and anxiety- like behaviors in drosophila melanogaster». *Neuroscience.* 2020; 443: 164-175.
[24] Hashemi S., Amani R., Cheraghian B., Neamatpour S., «Stress and anxiety levels are associated with erythrocyte fatty acids content in young women». *Iranian Journal of Psychiatry.* Enero de 2020; 15(1): 47-54. PMID: 32377214; PMCID: PMC71 93237; Ford PA, Jaceldo-Siegl K., Lee J. W., Tonstad S. «Trans fatty acid intake is related to emotional affect in the Adventist Health Study-2». *Nutrition Research.* Junio de 2016; 36(6): 509-517. https://doi.org/10.1016/j.nutres.2016.01.005;2.

CARBOHIDRATOS

Cuando piensas en carbohidratos, es probable que tu mente salte a los almidones: pan, arroz, pasta, papas y otros alimentos básicos. Esas son, sin duda, las principales fuentes de carbohidratos en las dietas tradicionales de todo el mundo, pero el azúcar es la forma más simple de carbohidrato, y constituye una gran parte de la carga calórica en muchas dietas modernas, en especial en la estadounidense estándar. Los carbohidratos más complejos provienen de frutas como las manzanas, verduras como el brócoli y legumbres como las lentejas. Cuando piensas en reducirlos, ¿te propones eliminar el brócoli y las lentejas? Lo dudo. Por eso, en medio de un torbellino de argumentos entre distintas facciones en la guerra de los carbohidratos, trato de mantener un enfoque sensato cuando aconsejo a mis pacientes. Considerar a los carbohidratos como un grupo alimenticio monolítico y siempre dañino no es útil, y creo que es hora de adoptar una visión más moderada.

La mayoría de las investigaciones y los discursos en torno a ellos se centran en mejorar la salud metabólica que, recuerda, *es* salud mental. Como veremos, las recomendaciones sobre el consumo de carbohidratos para lograr este propósito también mejorarán la ansiedad.

Calidad de los carbohidratos e índice glucémico

Al igual que vimos con las grasas, se trata de comer carbohidratos de *calidad*. La idea de que tu cuerpo procesa todos los carbohidratos de la misma manera no es cierta. Existen numerosas pruebas de que cada categoría tiene diferentes efectos metabólicos en tu cuerpo. Algunos son más eficientes que otros y proporcionan a tu cuerpo más energía por la cantidad que consumes. Unos son proinflamatorios y conllevan mayores riesgos de los factores metabólicos para la salud, como vimos en el capítulo 6. Otros aportan mayores niveles de componentes nutricionales importantes, como la fibra dietética.

No voy a profundizar demasiado en la química nutricional que determina la calidad de los carbohidratos, pero sí quiero destacar un concepto importante para determinar qué carbohidratos se deben comer y cuáles evitar. El índice glucémico (IG) es una escala de cien puntos que mide la rapidez con la que los diferentes carbohidratos aumentan el azúcar en sangre; en otras palabras, el tiempo que la comida que ingieres tarda en convertirse en energía en el torrente sanguíneo. En la mayoría de los casos, una puntuación más baja es más beneficiosa, porque significa un menor aumento del azúcar en sangre, de lo contrario, puede estresar tu metabolismo y provocar afecciones metabólicas que son factores de riesgo para la ansiedad.

La glucosa pura establece la parte superior de la gama con un índice glucémico de cien, mientras que los carbohidratos más complejos que tardan más en digerirse tienen puntuaciones menores. Los alimentos con un índice glucémico alto (de setenta y superiores) incluyen el pan blanco, el arroz blanco, las papas peladas y muchos cereales de desayuno procesados. Los alimentos con un índice glucémico medio (de 56 a 69) incluyen el pan integral, el arroz basmati, las papas sin pelar y ciertas frutas como los plátanos y las uvas. Los alimentos con un índice glucémico bajo (de 55 o menos) incluyen los cereales integrales como la avena y el arroz integral, los champiñones y las frutas como los duraznos y los frutos rojos.

Las dietas ricas en carbohidratos de IG alto se relacionan con mayores tasas de ansiedad tanto en estudios con animales como en estudios observacionales con seres humanos,[25] así como en estudios de casos de pacientes específicos.[26] También se ha descubierto que las dietas de IG alto son factores de riesgo de depresión,[27] conducen a una

---

[25] Aucoin M., LaChance L., Naidoo U., *et al.,* «Diet and anxiety: A scoping review». *Nutrients.* 10 de diciembre de 2021; 13(12): 4418. https://doi.org/10.3390/nu13124418. PMID: 34959972; PMCID: PMC8706568.

[26] Aucoin M., Bhardwaj S. «Generalized anxiety disorder and hypoglycemia symptoms improved with diet modification». *Case Reports in Psychiatry.* 14 de julio de 2016; 2016: 7165425. https://doi.org/10.1155/2016/7165425.

[27] Gangwisch J. E., Hale L., Garcia L., *et al.* «High glycemic index diet as a risk factor for depression: Analyses from the Women's Health Initiative». *American Journal*

mayor concentración de marcadores inflamatorios,[28] y contribuyen a una mala salud metabólica,[29] una conocida lista de condiciones comórbidas con la ansiedad. Así que, aunque no tengas ningún interés en limitar seriamente los carbohidratos, te animo a sustituir los de IG alto, junto a los alimentos procesados, por otros de IG bajo. En lugar de un cereal de desayuno procesado, toma un tazón de avena con frutos rojos. En lugar de papas, elige camotes o, mejor aún, zanahorias o un tubérculo más inusual como el taro. En lugar de un postre azucarado, opta por una manzana, una naranja o un plátano.

En los últimos años, algunos de mis pacientes que luchan contra el azúcar en la sangre han utilizado monitores continuos de glucosa, dispositivos que controlan sus niveles en todo momento, lo que permite ver con exactitud cómo los diferentes alimentos afectan al azúcar en la sangre. Aunque sus resultados suelen coincidir con la sabiduría convencional sobre el índice glucémico, también me he encontrado con algunos resultados sorprendentes en los que el azúcar en la sangre aumenta casi de manera dramática de lo que cabría esperar en relación con distintos alimentos. Lo que deduzco de estos datos clínicos es que cada individuo es único y que, por lo tanto, su respuesta a un determinado alimento puede variar. Una señal más de que necesitamos avanzar hacia una atención médica personalizada.

of Clinical Nutrition. Agosto de 2015; 102(2): 454-463. https://doi.org/10.3945/ajcn.114.103846.

[28] Kim Y., Chen J., Wirth M. D., Shivappa N., Hebert J. R., «Lower dietary inflammatory index scores are associated with lower glycemic index scores among college students». *Nutrients.* 7 de febrero de 2018; 10(2): 182. https://doi.org/10.3390/nu10020182.

[29] Campbell G. J., Senior A. M., Bell-Anderson K. S., «Metabolic effects of high glycaemic index diets: A systematic review and meta-analysis of feeding studies in mice and rats». *Nutrients.* 22 de junio de 2017; 9(7): 646. https://doi.org/10.3390/nu9070646.

La fibra es tu amiga

Otra gran ventaja de los alimentos ricos en carbohidratos de bajo IG es que suelen tener un mayor contenido de fibra dietética, crucial para reducir la ansiedad. La fibra dietética no es en realidad un carbohidrato en sí, pero sus principales fuentes son los alimentos ricos en carbohidratos como las frutas, las verduras, las legumbres y los cereales integrales. La fibra desempeña un papel único en la nutrición porque es un nutriente que en realidad no podemos digerir ni absorber en nuestro organismo. Aunque nuestro cuerpo no puede convertirla en energía, la fibra controla el apetito, ralentiza la digestión, facilita el paso de los desechos y promueve un microbioma intestinal saludable.

En investigaciones recientes, la fibra dietética ha surgido como uno de los factores más importantes para reducir la ansiedad a través de la alimentación. Por ejemplo, en un estudio de 2021 realizado en Irán, las dietas ricas en fibra se correlacionaron de modo significativo con niveles más bajos de ansiedad.[30] Además, se ha demostrado que la fibra actúa como un escudo contra la inflamación y la depresión,[31] y se sabe desde hace tiempo que mejora los indicadores de salud metabólica, como los niveles de colesterol.[32]

Estos efectos positivos de la fibra se deben en parte a su importancia para la salud intestinal. Recuerda que, como vimos en el capítulo 2, las diferentes bacterias intestinales se alimentan de diversos tipos de sustancias presentes en el intestino. Los alimentos que proporcionan alimento a las bacterias se denominan prebióticos, y la

---

[30] Saghafian F., Sharif N., Saneei P., *et al.,* «Consumption of dietary fiber in relation to psychological disorders in adults». *Frontiers in Psychiatry*. 23 de junio de 2021; 12: 587468. https://doi.org/10.3389/fpsyt.2021.587468.

[31] Swann O. G., Kilpatrick M., Breslin M., Oddy W. H., «Dietary fiber and its associations with depression and inflammation». *Nutrition Reviews*. Mayo de 2020; 78(5): 394-411. https://doi.org/10.1093/nutrit/nuz072.

[32] Brown L., Rosner B., Willett W. W., Sacks F. M., «Cholesterol-lowering effects of dietary fiber: A meta-analysis». *American Journal of Clinical Nutrition*. Enero de 1999; 69(1): 30-42. https://doi.org/10.1093/ajcn/69.1.30.

fibra es uno de los más beneficiosos, ya que promueve las cepas de bacterias útiles, inhibe las cepas tóxicas, aumenta la absorción de minerales y mejora la permeabilidad intestinal y la respuesta inmunitaria.[33] Además, pruebas recientes sugieren que las bacterias que producen importantes sustancias reguladoras del metabolismo, como los AGCC, se nutren de la fibra dietética que pasa por el intestino.[34] En otras palabras, una dieta rica en fibra significa una mayor concentración de bacterias benéficas, lo que lleva a una salud intestinal adecuada, que a su vez se traduce en una buena salud metabólica y menos ansiedad.

Dada la prevalencia de carbohidratos procesados en la dieta moderna de Estados Unidos, es bastante común no alcanzar la cantidad adecuada de fibra: la mayoría de los adultos necesitan al menos de 25 a 35 g de fibra al día, pero la alimentación estadounidense incluye apenas 15 g al día.[35] Obtener suficiente fibra puede ser particularmente difícil en una dieta baja en carbohidratos, que se centra en grasas y proteínas de origen animal y mariscos con poco o ningún contenido de fibra. La fibra proviene de las plantas, sobre todo de los cereales integrales, las frutas, los frutos secos, las legumbres, las lentejas y las verduras de hoja verde. Aunque puedes complementar tu consumo de fibra con fuentes naturales como la cáscara de *psyllium* (el ingrediente clave de las mezclas de fibra que se venden bajo marcas como Metamucil), los alimentos ricos en fibra son saludables en muchos sentidos, por lo que te animo encarecidamente a que intentes obtener

[33] Carlson J. L., Erickson J. M., Lloyd B. B., Slavin J. L., «Health effects and sources of prebiotic dietary fiber». *Current Developments in Nutrition*. Marzo de 2018; 2(3): nzy005. https://doi.org/10.1093/cdn/nzy005. PMID: 30019028; PMCID: PMC6041804.

[34] Myhrstad M. C. W., Tunsjø H., Charnock C., Telle-Hansen V. H., «Dietary fiber, gut microbiota, and metabolic regulation—Current status in human randomized trials». *Nutrients*. 23 de marzo de 2020; 12(3): 859. https://doi.org/10.3390/nu12030859.

[35] «Fiber. The Nutrition Source». Harvard T. H. Chan School of Public Health. Consultado el 16 de febrero de 2023. https://www.hsph.harvard.edu/nutritionsource/carbohydrates/fiber/.

la mayor cantidad de fibra posible a partir de alimentos integrales en primer lugar.

Azúcar (y edulcorantes artificiales)

Durante la lectura del libro, has conocido a varios pacientes cuya ansiedad empeoraba por el exceso de azúcar en su dieta. Eso concuerda con lo que sabemos sobre los carbohidratos de alto IG que promueven la ansiedad, ya que los azúcares tienen mayor concentración de este: proporcionan energía simple rápida sin aportar mucho más en cuanto a nutrientes. Todos conocemos la sensación del «subidón de azúcar», en la que recibes un golpe de energía después de comer algo dulce, seguida por la repentina «caída de azúcar», en la que tu energía se derrumba. Eso puede llevarte a comer más azúcar para recuperar la euforia, lo que se convierte en un ciclo de malas elecciones alimentarias que conduce a la ansiedad.

Un amplio estudio transversal realizado en Francia reveló que las personas menores 45 años que no eran diabéticas y tenían ansiedad comían más azúcar que aquellas sin ansiedad.[36] El consumo de azúcar también se ha relacionado con la depresión[37] y es uno de los factores principales que contribuyen a la mala salud metabólica.[38] Además, el azúcar puede alterar la salud intestinal, lo que crea un entorno propicio para las bacterias proinflamatorias e inhibe a las antiinflamatorias que ayudan a mantener la integridad de la mucosa

---

[36] Kose J., Cheung A., Fezeu L. K., *et al.,* «A comparison of sugar intake between individuals with high and low trait anxiety: Results from the NutriNet-Santé study». *Nutrients.* 30 de abril de 2021; 13(5): 1526. https://doi.org/10.3390/nu130 51526. PMID: 33946586; PMCID: PMC8147234.

[37] Westover A. N., Marangell L. B., «A cross-national relationship between sugar consumption and major depression?» *Depression and Anxiety.* 30 de octubre de 2002; 16(3): 118-20. https://doi.org/10.1002/da.10054.

[38] Alam Y. H., Kim R., Jang C. «Metabolism and health impacts of dietary sugars». *Journal of Lipid and Atherosclerosis.* 17 de enero de 2022; 11(1): 20-38. https://doi.org/10.12997/jla.2022.11.1.20.

intestinal.[39] Por si no te habías dado cuenta, estos efectos son totalmente opuestos a los de la fibra dietética. Mientras que esta bene-
ficia a tu salud física y combate la ansiedad, el azúcar hace todo lo
contrario.

Por desgracia, no anhelamos la fibra dietética de la misma manera
que anhelamos el azúcar. De seguro has oído que la gente bromea con
tener «adicción al azúcar»; sin embargo, las similitudes entre el consumo compulsivo de azúcar y la adicción a las drogas son bastante reales.
Las vías cerebrales que activa el azúcar son similares a las que activan
drogas como los opioides.[40] Lo dulce es poderoso, de ahí que la ansiedad parezca descontrolada.

Por supuesto, aunque el papel del azúcar en la ansiedad se está
empezando a comprender recientemente, no es ningún secreto que
perjudica la salud. Esto ha llevado a la gente a intentar satisfacer su
gusto por lo dulce y evitar los efectos nocivos del azúcar recurriendo
a edulcorantes artificiales como la sucralosa (Splenda) y el aspartamo
(comercializado bajo las marcas NutraSweet e Equal, y utilizado en
muchos refrescos dietéticos como la Coca-Cola Light). En julio de
2023, la OMS, la Agencia Internacional para la Investigación del Cáncer (IARC, por sus siglas en inglés) y el Comité Mixto de Expertos
en Aditivos Alimentarios (JECFA, por sus siglas en inglés) incluyeron
el aspartamo en la lista de posibles carcinógenos para los seres humanos. Aunque la IARC citó pruebas limitadas, esto sigue siendo digno
de mención.[41] Por desgracia, los estudios descubrieron que los edulcorantes artificiales no son tan mágicos como parecen, ya que promueven la disbiosis intestinal al proporcionar un festín a las bacterias

[39] Satokari R., «High intake of sugar and the balance between pro- and anti-inflammatory gut bacteria». *Nutrients.* 8 de mayo de 2008; 12(5): 1348. https://doi.org/10.
3390/nu12051348.
[40] Jacques A., Chaaya N., Beecher K., Ali S. A., Belmer A., Bartlett S., «The impact of sugar consumption on stress driven, emotional and addictive behaviors».
Neuroscience and Biobehavioral Reviews. Agosto de 2019; 103: 178-199. https://doi.
org/10.1016/j.neubiorev.2019.05.021.
[41] https://www.who.int/news/item/14-07-2023-aspartame-hazard-and-risk-assess-
ment-results-released.

intestinales malas. ¿Recuerdas a Tilo, a quien conocimos en el capítulo 2? El aspartamo en particular se ha relacionado con síntomas de ansiedad tanto en estudios con animales[42] como en estudios con seres humanos,[43] pero desaconsejo los edulcorantes artificiales en general. Si no puedes vivir sin ellos, el eritritol es un edulcorante natural que no puede ser digerido por ti *ni* por tu flora intestinal, por lo que es menos probable que cause ansiedad y disfunción metabólica.[44] Otra nueva opción es la alulosa, un compuesto que se encuentra de forma natural en ciertas frutas. Aunque aún no se ha investigado su papel en la ansiedad, los estudios sobre sus efectos en la salud metabólica parecen prometedores, por lo que quizás valga la pena probarla con moderación.

Gluten

Un subconjunto en particular polémico de las guerras contra los carbohidratos son los efectos potencialmente dañinos del gluten, una proteína que se encuentra en varios cereales, sobre todo en el trigo. Como lo demuestra la moda de dietas sin gluten, panaderías sin gluten y el agresivo etiquetado de alimentos para anunciar productos «libres de gluten» (ya sea que en realidad necesiten gluten o no, ¡incluso he visto agua «sin gluten»!), ha habido un creciente movimiento para desalentar su consumo. Es importante señalar que el gluten no es perjudicial para todo el mundo. A diferencia del azúcar y las grasas trans, no es intrínsecamente malo para ti. Sin embargo, un pequeño

---

[42] Okasha E. F., «Effect of long term-administration of aspartame on the ultrastructure of sciatic nerve». *Journal of Microscopy and Ultrastructure.* Octubre – Diciembre de 2016; 4(4): 175-183. https://doi.org/10.1016/j.jmau.2016.02.001.

[43] Choudhary A. K., Lee Y. Y., «Neurophysiological symptoms and aspartame: What is the connection?» *Nutrition Neuroscience.* 2018; 21(5): 306-316. https://doi.org/10.1080/1028415X.2017.1288340.

[44] Norwitz N. G., Naidoo U., «Nutrition as metabolic treatment for anxiety». *Frontiers in Psychiatry.* 11 de febrero 2021; 12. https://doi.org/10.3389/fpsyt.2021.598119.

porcentaje de personas reacciona mal al gluten, y la prevalencia de estas reacciones negativas ha aumentado de modo drástico en las últimas décadas. Los científicos atribuyen este aumento de la intolerancia al gluten a los cambios en el suministro de trigo, pues actualmente se ha hibridado y modificado tanto que es bastante diferente del grano antiguo original. La agricultura industrial, diseñada para ser lo más barata y eficiente posible y, al mismo tiempo producir las mayores cosechas posibles, ha perjudicado en realidad la calidad de nuestros granos, provocando cambios en la reacción de nuestro cuerpo.[45]

La intolerancia al gluten se observa con mayor claridad en los enfermos de celiaquía, una enfermedad autoinmune crónica que hace que el gluten desencadene una respuesta inmunitaria en el intestino, dañando partes de la mucosa intestinal. El resultado es una serie de síntomas, como fatiga, diarrea y disminución de la absorción de nutrientes esenciales. Recordando lo que sabemos sobre el papel del sistema inmunitario en la mucosa intestinal del capítulo 3, no es de extrañar que la celiaquía también se haya relacionado con la ansiedad. Entre los muchos estudios individuales que muestran esta asociación, un análisis de 37 estudios realizado en 2020 descubrió que la celiaquía conlleva un mayor riesgo de ansiedad y de otras afecciones de salud mental como la depresión y el TDAH.[46] Dado que la celiaquía se trata evitando el gluten, dejar de consumirlo también ayuda a aliviar la ansiedad. Aun así, la celiaquía solo afecta a alrededor del 1% de la población, una cifra bastante alta para una enfermedad crónica, pero no muy común.

Para complicar las cosas, existe una afección más frecuente, pero menos conocida, llamada «sensibilidad al gluten», que se estima que afecta a seis veces más personas que la celiaquía. La sensibilidad al gluten no es necesariamente un precursor o un caso leve de celiaquía,

[45] De Lorgeril M., Salen P., «Gluten and wheat intolerance today: Are modern wheat strains involved?» *International Journal of Food Sciences and Nutrition*. 13 de febrero de 2014; 65(5): 577-581. https://doi.org/10.3109/09637486.2014.886185.
[46] Clappison E., Hadjivassiliou M., Zis P., «Psychiatric Manifestations of Coeliac Disease, a Systematic Review and Meta-Analysis». *Nutrients*. 4 de enero 2020; 12(1): 142. https://doi.org/10.3390/nu12010142.

sino que tiene su origen en un tipo diferente del sistema inmunitario. Aunque hay mucho más que entender sobre la sensibilidad al gluten, algunos estudios la han relacionado con la ansiedad.[47]

Si sufres de ansiedad y sospechas que eres sensible al gluten (por ejemplo, si notas hinchazón, gases u otras molestias gastrointestinales después de comer alimentos hechos con trigo), dejar de consumir gluten podría aliviar tu ansiedad, incluso si das negativo en la prueba de celiaquía. Pero a menos que tengas una razón de peso para creer que el gluten podría ser el culpable, siempre recomiendo centrarse en la calidad de los carbohidratos antes de preocuparse demasiado por el gluten. Y dado que sus problemas se relacionan con la agricultura industrial, la fuente del gluten también es clave: una rebanada de pan procesado comprado en la tienda es diferente a una hogaza artesanal de masa madre hecha con granos tradicionales y un fermento.

PROTEÍNAS

En comparación con los otros dos macronutrientes, las proteínas son menos controvertidas. Si bien existen diversos argumentos sobre cuáles son las mejores fuentes de proteínas, hay un amplio consenso sobre su importancia. Existen dietas bajas en proteínas, pero solo se utilizan en casos excepcionales, por ejemplo, en el tratamiento de enfermedades renales y hepáticas. En otras palabras, no me preocupa que una dieta baja en proteínas se convierta en el próximo gran cambio en el pensamiento sobre los macronutrientes.

Quizás debido a su aceptación universal como un componente dietético fundamental, no existe un amplio corpus de investigación sobre cómo las proteínas afectan a la ansiedad. Existen pruebas de que la desnutrición proteica puede propiciarla, como el estudio de 2020 realizado con estudiantes indios que descubrió que aquellos que

---

[47] Casella G., Pozzi R., Cigognetti M., *et al.,* «Mood disorders and non-celiac gluten sensitivity». *Minerva Gastroenterology.* 2017; 63(1): 32-37. https://doi.org/10.23736/S1121-421X.16.02325-4.

consumían menos alimentos ricos en proteínas, como leche y legumbres, tenían niveles más altos de ansiedad.[48] Pero, dado que un verdadero déficit de proteínas no es una gran preocupación para quienes viven en el mundo desarrollado, es más importante centrarse en las fuentes de proteínas y sus componentes básicos, los aminoácidos.

Proteínas vegetales versus proteínas animales

Otro de los debates más polémicos sobre macronutrientes es si se deben consumir productos animales o fuentes estrictamente vegetales.

La idea de seguir una dieta vegetal se remonta a la antigüedad. Filósofos griegos como Pitágoras y Platón fomentaron el vegetarianismo por razones morales y de salud. Religiones como el hinduismo y el budismo rechazaban el consumo de animales. Pensadores del Renacimiento y la Ilustración, como Da Vinci, Rousseau y Voltaire, también prefirieron el vegetarianismo. Siglos después, Albert Einstein diría que «nada aumentará tanto las posibilidades de sobrevivencia de la vida en la Tierra como la evolución hacia una dieta vegetariana».[49] Y desde la época de Einstein, hemos llegado a comprender mucho mejor cómo la ganadería intensiva promueve la crueldad animal y amenaza el medioambiente a través de prácticas insostenibles. Las dietas veganas, que evitan por completo los productos animales, son una tendencia que ha cobrado fuerza en los últimos años. El veganismo aumentó aproximadamente el 600% entre 2014 y 2018,[50] y el número de productos alimenticios y bebidas etiquetadas como «de

---

[48] Khanna P., Aeri B. T., «Association of Quantity and Quality of Protein Intake with Depression and Anxiety Symptoms among Adolescent Boys and Girls (13-15 Years) Studying in Public Schools of Delhi». *Journal of Nutritional Science and Vitaminology*. 2020; 66(Supp): S141-S148. https://doi.org/10.3177/jnsv.66.S141.

[49] Leitzmann C., «Vegetarian nutrition: Past, present, future». *American Journal of Clinical Nutrition*. 2014; 100 Suppl 1: 496S-502S. https://doi.org/10.3945/ajcn.113.071365.

[50] Forgrieve J., «The Growing Acceptance of Veganism». *Forbes*. 2 de noviembre de 2018. https://www.forbes.com/sites/janetforgrieve/2018/11/02/picturing-a-kindler-gentler-world-vegan-month/?sh=44639a4f2f2b.

origen vegetal» incrementó un 287% de 2012 a 2018.[51] Basándome en lo que veo en mi clínica, sobre todo entre los pacientes más jóvenes, creo que el movimiento hacia las dietas basadas en plantas seguirá creciendo.

Aunque soy vegetariana, respeto las elecciones alimentarias individuales de cada uno y reconozco que la carne y los mariscos aportan sus beneficios nutricionales a quienes deciden consumirlos. Simplemente no veo sabiduría en fomentar la división de opiniones. Como chef y médica, elijo respetar todos los alimentos, tratando de tener en cuenta los problemas medioambientales y sociales lo mejor que puedo.

Soy consciente de que en fechas recientes hay una constante oleada de titulares que proclaman que los carnívoros o los vegetarianos se benefician de una salud mental más fuerte. Estos artículos no siempre son una tontería; a menudo se basan en estudios médicos. Por ejemplo, un metaanálisis descubrió que los carnívoros tenían menos ansiedad y depresión que los veganos.[52] Otra investigación afirmó que los veganos sufren menos estrés y ansiedad que los omnívoros.[53] Estudios en Francia[54] y en Australia[55] no encontraron asociaciones entre las dietas vegetarianas y los niveles de ansiedad elevados.

Como sugiere esa amplia gama de resultados de estudios, no hay pruebas definitivas de que una dieta vegetariana u omnívora tenga

---

[51] Varian E., «It's called "plant-based," look it up». *The New York Times*. 28 de diciembre de 2019. https://www.nytimes.com/2019/12/28/style/plant-based-diet.html.

[52] Dobersek U., Teel K., Altmeyer S., Adkins J., Wy G., Peak J., «Meat and mental health: A meta-analysis of meat consumption, depression, and anxiety». Publicado en línea antes de la impresión, 6 de octubre de 2021. *Critical Reviews in Food Science and Nutrition*. 2021; 1-18. https://doi.org/10.1080/10408398.2021.1 974336.

[53] Beezhold B., Radnitz C., Rinne A., DiMatteo J., «Vegans report less stress and anxiety than omnivores». *Nutritional Neuroscience*. 21 de noviembre de 2014; 18(7): 289-296. https://doi.org/10.1179/1476830514Y.0000000164.

[54] Bègue L., Shankland R. «Is vegetarianism related to anxiety and depression? A cross-sectional survey in a French sample». *Journal of Health, Population and Nutrition*. 2022; 41(18). https://doi.org/10.1186/s41043-022-00300-2.

[55] Lee M. F., Eather R., Best T., «Plant-based dietary quality and depressive symptoms in Australian vegans and vegetarians: A cross-sectional study». *BMJ Nutrition, Prevention and Health*. 2021; e000332. https://doi.org/10.1136/bmjnph-2021-000332.

efectos sobre la ansiedad. Eso coincide con lo que he visto en mis más de veinte años de experiencia clínica. Para mí está claro que, para algunos, la carga psicológica de comer animales ya sea por razones compasivas o medioambientales, es simplemente demasiado pesada como para compensar cualquier posible beneficio que se pueda obtener al comer carne. Nunca sugeriría que un vegetariano comprometa sus principios, porque hay muchas formas de asegurarse de que se está recibiendo una nutrición adecuada de su dieta.

Si decides seguir una dieta vegetariana, es importante tener en cuenta cualquier carencia nutricional que pueda tener. Por ejemplo, ya comentamos que puede ser difícil obtener suficientes omega-3 sin comer pescado, aunque una combinación de alimentos vegetales ricos en ALA como las semillas de linaza, las nueces y la soya, así como un suplemento vegetal de algas, pueden ser la solución. En el capítulo 8 también veremos algunas formas en las que una dieta basada en plantas puede suponer un riesgo de déficit de algunos micronutrientes.

Si decides incluir proteínas animales en tu dieta, es importante que te centres en cantidades moderadas de lácteos enteros, pescado rico en omega-3 y fuentes de alta calidad de aves, cerdo y ternera, en lugar de hamburguesas con queso grasientas y *tenders*. Y la carne debe ir acompañada de una variedad de cereales integrales, frijoles, lentejas, verduras de colores y otros alimentos de origen vegetal que aporten fibra dietética y compuestos que combatan la ansiedad.

Aminoácidos: triptófano y glutamato

Así como los ácidos grasos son los componentes básicos de la grasa, los aminoácidos son los de las proteínas. Tu cuerpo asimila proteínas a través de los alimentos y las descompone en aminoácidos que realizan una gran cantidad de tareas para mantener tu cuerpo en funcionamiento, entre ellas, ayudar en la digestión, el metabolismo, el crecimiento, la inmunidad y la salud mental.

El triptófano es un aminoácido esencial, lo que significa que no se produce de forma natural en el cuerpo; solo está disponible a través de los alimentos. El triptófano desempeña diversas funciones en nuestros procesos internos de síntesis de proteínas y del metabolismo, pero la más importante para nuestros propósitos es que es el precursor de la serotonina. Como comentamos en el capítulo 2, la producción de esta hormona depende tanto de un suministro constante de triptófano en la dieta como de un microbioma intestinal sano, y la disbiosis intestinal puede afectar a la eficacia con la que tu cuerpo convierte el triptófano en serotonina.[56]

Aunque las investigaciones sobre la restricción o el suplemento de triptófano han demostrado su papel en el mantenimiento de niveles saludables de serotonina, los resultados no siempre son claros en lo que respecta al efecto directo del triptófano en la ansiedad. Hay estudios que muestran una reducción de la ansiedad en una dieta alta en triptófano en comparación con una dieta baja en este.[57] Estudios más antiguos han descubierto que tomar un suplemento de triptófano ayuda a reducir la ansiedad, pero aumentar su cantidad a través de la dieta no produce el mismo efecto.[58] Estudios más recientes cuestionan esta idea,[59] sin embargo, otra revisión reciente no encontró correlación entre los niveles bajos de triptófano y la ansiedad.[60]

A pesar de la confusa evidencia, veo suficiente conexión clínica entre la ansiedad, el triptófano y el microbioma intestinal como para recomendar incluir proteínas ricas en triptófano en tu alimentación. El triptófano es más abundante en las aves de corral (de seguro has oído

[56] Jenkins T. A., Nguyen J. C., Polglaze K. E., Bertrand P. P., «Influence of Tryptophan and Serotonin on Mood and Cognition with a Possible Role of the Gut-Brain Axis». *Nutrients.* 20 de enero de 2016; 8(1): 56. https://doi.org/10.3390/nu8010056.

[57] Lindseth G., Helland B., Caspers J., «The Effects of Dietary Tryptophan on Affective Disorders». *Archives of Psychiatric Nursing.* Abril de 2015; 29(2): 102-7. https://doi.org/10.1016/j.apnu.2014.11.008.

[58] Wurtman R. J., Hefti F., Melamed E., «»Precursor control of neurotransmitter synthesis. *Pharmacological Reviews.* 1980; 32(4): 315-335.

[59] Hudson C., Hudson S., MacKenzie J., «Protein-source tryptophan as an efficacious treatment for social anxiety disorder: A pilot study». *Canadian Journal of Physiology and Pharmacology.* 2007; 85(9): 928-932. https://doi.org/10.1139/Y07-082.

[60] Schopman S. M. E., Bosman R. C., Muntingh A. D. T., *et al.,* «Effects of tryptophan depletion on anxiety, a systematic review». *Translational Psychiatry.* 2021; 11 (118). https://doi.org/10.1038/s41398-021-01219-8.

hablar de las propiedades inductoras del sueño del pavo del Día de Acción de Gracias), pero también está presente en pescados como el atún y el salmón. El triptófano también está disponible en fuentes vegetales, como la soya y el tofu, los garbanzos y las semillas de calabaza.

A diferencia del triptófano, el ácido glutámico es un aminoácido no esencial, lo que significa que tu cuerpo puede sintetizarlo. Aun así, se encuentra en fuentes dietéticas naturales como los jitomates y el queso, y en condimentos artificiales en forma de glutamato monosódico o GMS. Probablemente estés familiarizado con él como aditivo utilizado en el sabor umami, realzando el sabor salado de los platillos en una variedad de cocinas asiáticas, así como en condimentos y aperitivos de todo el mundo. El glutamato monosódico desarrolló una mala reputación en el siglo XX, asociado con una condición espuria llamada «síndrome del restaurante chino», que se suponía que causaba dolores de cabeza y otras enfermedades menores; esto nunca tuvo ninguna base científica relevante.[61]

Aunque ahora se reconoce que el glutamato monosódico suele ser seguro para el consumo humano, existe la posibilidad de que pueda aumentar la ansiedad. Al igual que la serotonina y el GABA, el glutamato es un neurotransmisor activo en el cerebro. Pero mientras los dos primeros son neurotransmisores inhibidores que calman las neuronas para que no se alteren demasiado, el glutamato estimula las neuronas para que actúen, por lo que hay razones para creer que un exceso de glutamato podría impedir que el cerebro se tranquilice. Las investigaciones en curso están explorando la posibilidad de que los fármacos que alteran la transmisión del glutamato combatan la ansiedad, proporcionando una alternativa a los ISRS.[62] Además, se han

---

[61] Zanfirescu A., Ungurianu A., Tsatsakis A. M., et al., «A review of the alleged health hazards of monosodium glutamate» [la corrección publicada aparece en *Comprehensive Reviews in Food Science and Food Safety*. Julio de 2020; 19(4): 2330]. *Comprehensive Reviews in Food Science and Food Safety*. 2019; 18(4): 1111-1134. https://doi.org/10.1111/1541-4337.12448.

[62] Nasir M., Trujillo D., Levine J., Dwyer J. B., Rupp Z. W., Bloch M. H., «Glutamate systems in DSM-5 anxiety disorders: Their role and a review of glutamate and GABA psychopharmacology». *Frontiers in Psychiatry*. 2020; 11: 548505.

realizado estudios en animales que relacionan el glutamato dietético con un aumento de la ansiedad.[63] Sin embargo, otros investigadores han teorizado que los posibles efectos nocivos del glutamato monosódico están más relacionados con el hecho de que a menudo se consume como parte de una dieta llena de alimentos procesados.[64]

Aunque estoy siguiendo la investigación, no he visto pruebas suficientes que sugieran evitar por completo los glutamatos. Aun así, en mi clínica desaconsejo a mis pacientes que coman botanas y comida rápida que estén cargados de GMS, ya que suelen ser opciones poco saludables que pueden empeorar la ansiedad por sí solas. También les advierto sobre los glutamatos naturales de los jitomates y los champiñones; pues, a pesar de ser alimentos integrales sanos, he tratado a algunas personas cuya ansiedad aumenta después de comerlos. Estos alimentos son los últimos en eliminarse si estamos probando qué limitar, pero vale la pena considerarlo.

EL PODER DE LOS MACRONUTRIENTES

En la parte 3 nos adentraremos en planes de alimentación y recetas específicas, pero puedes ir viendo cómo deberían combinarse los componentes más importantes de tu dieta. Aunque hablamos de los macronutrientes como si estuvieran separados entre sí, la mayoría de los alimentos contienen varios de ellos; para que las comidas se consideren completas deben contener los tres. Siempre debes buscar alimentos que cubran tantos macronutrientes saludables como sea posible. Por ejemplo, el salmón es una gran fuente de proteínas y de

[63] Onaolapo O. J., Aremu O. S., Onaolapo A. Y., «Monosodium glutamate-associated alterations in open field, anxiety-related and conditioned place preference behaviours in mice». *Naunyn-Schmiedeberg's Archives of Pharmacology*. 2017; 390(7): 677-689. https://doi.org/10.1007/s00210-017-1371-6.

[64] Banerjee A., Mukherjee S., Maji B. K., «Worldwide flavor enhancer monosodium glutamate combined with high lipid diet provokes metabolic alterations and systemic anomalies: An overview». *Toxicology Reports*. 2021; 8: 938-961. https://doi.org/10.1016/j.toxrep.2021.04.009.

grasas omega-3 cruciales. Los frijoles, las lentejas y los garbanzos son fuentes tanto de proteínas como de carbohidratos con dosis saludables de fibra dietética. Un pan tostado de masa madre con aguacate y un huevo frito aporta ácidos grasos monoinsaturados saludables, proteínas y carbohidratos con un moderado índice glucémico ricos en fibra dietética. Una vez que comprendas cómo encajan los elementos básicos, será divertido (y delicioso) armar un rompecabezas para crear una dieta fresca, saludable y ansiolítica.

Al igual que esos alimentos consisten en una combinación de macronutrientes, también están llenos de otros tipos de sustancias esenciales para tu cuerpo: vitaminas y minerales. Dado que se encuentran en cantidades mucho más pequeñas, los llamamos micronutrientes, y son nuestra siguiente área de interés.

CAPÍTULO 8

MICRONUTRIENTES

Indra es una periodista de 25 años que acudió a mí para tratar un persistente caso de ansiedad y agotamiento. Como muchos de nosotros durante la pandemia por COVID-19, ella había adquirido el hábito de quedarse en casa, pasando la mayor parte del tiempo en su departamento investigando y escribiendo artículos en su computadora. Se mantenía activa siguiendo un plan de ejercicios en casa desde una aplicación, por lo que no era del todo sedentaria, pero incluso después de vacunarse y de que lo peor de la pandemia hubiera pasado, se sentía ansiosa ante la posibilidad de hacer ejercicio al aire libre. Además, experimentaba una fatiga cada vez mayor que llegó a impedirle cumplir con fechas de entrega. El fantasma de los plazos incumplidos le provocaba más ansiedad, al igual que la posibilidad de que sus contactos como periodista independiente se agotaran. Todo esto había dejado a Indra sintiéndose como un cascarón de sí misma. Al principio, atribuyó sus síntomas al agotamiento profesional, pero a medida que empeoraban, acudió a verme para evaluar posibles problemas dietéticos.

Mientras tomaba nota de un historial alimenticio detallado, noté que, a diferencia de muchos de mis pacientes, Indra no tenía ningún componente poco saludable en su dieta. De hecho, era muy consciente de lo que comía, ya que llevaba una dieta 100% vegetal mientras los restaurantes estuvieron cerrados durante la pandemia. El equilibrio y la cantidad de macronutrientes que consumía estaban en consonancia con lo que yo sugeriría a una mujer de su edad y estilo de vida. Eso me llevó a descubrir que resolver el problema podría significar pensar *en pequeño*.

Varios de los síntomas que tenía Indra despertaron mi preocupación por deficiencias de vitaminas y minerales. Una combinación de permanecer en gran medida en el interior, el clima nublado de la zona de Boston y el tono de piel de Indra significaba que una deficiencia de vitamina D podría ser un factor. Una dieta basada en plantas también puede dificultar el mantenimiento de niveles adecuados de hierro y vitamina B_{12}. También me pregunté si su falta de vitalidad podría estar relacionada con un bajo nivel de vitamina C, que exacerbaría la falta de hierro, ya que la vitamina C ayuda a la absorción de este mineral.

Hicimos una ronda de pruebas para comprobar estos parámetros, y todos mostraron que mis corazonadas eran correctas: Indra tenía un nivel bajo de vitaminas B_{12}, C y D y sufría de anemia por deficiencia de hierro. Recurrimos a suplementos de hierro y vitamina B_{12} para asegurarnos de que obtuviera los niveles adecuados sin consumir productos de origen animal, pero también le recomendé que priorizara comer espinacas y otras verduras de hoja verde, hasta cinco raciones diarias. Empezó a preparar una gran ensalada mixta de verduras todos los días y añadió pimientos rojos llenos de vitamina C, ralladura de limón y un chorrito de jugo de limón fresco como aderezo. Comía kiwi varias veces a la semana como postre, otra gran fuente de vitamina C. Para la vitamina D, la animé a pasar al menos diez minutos al día bajo el sol cuando hiciera buen tiempo, y la ayudé a incorporar hongos expuestos al sol en su dieta, vigilando que los glutamatos de los hongos no empeoraran su ansiedad, lo cual no sucedió, e identificando bebidas vegetales fortificadas con vitamina D sin grandes cantidades de azúcar añadido.

En unas semanas, la ansiedad de Indra disminuyó y empezó a recuperar energía. Le llevó unos meses aumentar sus niveles de vitamina D, pero todo lo demás se normalizó rápidamente. A medida que su preocupación disminuía y su vitalidad regresaba, se sintió cómoda saliendo al aire libre con más frecuencia, practicando meditación de nuevo y reactivando su suscripción al gimnasio, todo lo cual le ayudó a recuperar el entusiasmo por su vida laboral.

Es increíble que sustancias que se encuentran en cantidades tan pequeñas puedan tener un impacto tan grande en la salud, pero los micronutrientes son esenciales para el correcto funcionamiento de las enzimas, las hormonas, el sistema inmunitario, el metabolismo y una amplia variedad de otros procesos biológicos del cuerpo.[1] Además, desempeñan un papel importante en el cerebro, sobre todo para garantizar la síntesis y liberación adecuadas de los neurotransmisores. Dado lo que sabemos sobre la estrecha relación de estos sistemas queda más claro por qué los déficits de micronutrientes son detonantes de la ansiedad.

¿CUÁNTO NECESITO?

A medida que exploramos los micronutrientes, enfatizaremos la importancia de obtener *suficientes* vitaminas y minerales. Pero ¿cuánto es suficiente? La respuesta es bastante variable, dependiendo del micronutriente en cuestión, así como de tu género, etapa de vida y otras circunstancias especiales. Los hombres y las mujeres a menudo tienen diferentes necesidades de micronutrientes, al igual que las personas más jóvenes y mayores. Los subgrupos especiales, como las mujeres embarazadas o en periodo de lactancia, a menudo tienen sus propios requisitos.

Como probablemente sabes, varias organizaciones sanitarias publican directrices para cubrir todos los casos. En este libro utilizaremos las ingestas dietéticas de referencia, publicadas por la Junta de Alimentación y Nutrición de las Academias Nacionales de Ciencias, Ingeniería y Medicina. La medida clave es la cantidad diaria recomendada (CDR) de cada micronutriente, que proporciona una referencia de lo que una persona promedio de cada género y grupo de edad necesita consumir para tener una salud óptima. Puedes encontrar información completa sobre las CDR en la página web de la Oficina de Suplementos Dietéticos de los Institutos Nacionales de Salud, disponible en <https://ods.od.nih.gov/factsheets/list-all/>.

---

[1] Lopresti A. L., «The Effects of Psychological and Environmental Stress on Micronutrient Concentrations in the Body: A Review of the Evidence». *Advances in Nutrition*. Enero de 2020; 11(1): 103-112. https://doi.org/10.1093/advances/nmz082.

Aunque las CDR son valiosas, en mi experiencia clínica he aprendido que son solo un punto de partida. Siempre les recuerdo a mis pacientes que, cuando se ajusta la ingesta de micronutrientes para combatir la ansiedad, es mejor medir los niveles y controlar los síntomas de ansiedad a medida que se realizan cambios en la dieta, en lugar de ceñirse exclusivamente a las CDR.

ABSORCIÓN DE NUTRIENTES

Otro problema para conseguir los niveles adecuados de micronutrientes es que no se trata solo de cuánto comes, sino de cuánto absorbes. No importa si consumes grandes cantidades de vitaminas y minerales cuando tu cuerpo los elimina junto con otros desechos. La absorción disminuye a medida que comes más de un micronutriente determinado, pues es la forma natural de tu cuerpo de regular los niveles de vitaminas y minerales una vez que se satisfacen tus necesidades. Pero puede haber otros obstáculos, incluidos los llamados «antinutrientes», compuestos específicos que dificultan la absorción de micronutrientes. Por ejemplo, los cereales integrales son una gran fuente de vitaminas y minerales diversos, a la vez que contienen sustancias llamadas fitatos (o ácido fítico), que pueden unirse a minerales como el calcio, el hierro, el magnesio y el zinc en el intestino. Si los fitatos se unen a los nutrientes, este no puede absorberlos. Los fitatos también se encuentran en el amaranto, las legumbres, los frutos secos y las semillas. Producen efectos similares a los taninos del té, el café y las legumbres, las lectinas y las saponinas de las legumbres y los cereales, los oxalatos de las espinacas y las acelgas, y los glucosinolatos de verduras como el brócoli y las coles de Bruselas.[2]

---

[2] Petroski W., Minich D. M., «Is There Such a Thing as "Anti-Nutrients"? A Narrative Review of Perceived Problematic Plant Compounds». *Nutrients*. 24 de septiembre de 2020; 12(10): 2929. https://doi.org/10.3390/nu12102929.

TIPOS DE ANTINUTRIENTES

ANTINUTRIENTE	ALIMENTOS DONDE SE ENCUENTRAN	INTERFIERE CON
Glucosinolatos	Hortalizas crucíferas: brócoli, coles de Bruselas, col, coliflor, col kale	Absorción de yodo
Lectinas	Legumbres (frijoles, garbanzos, lentejas), cereales integrales	Absorción de calcio, hierro y zinc
Oxalatos	Verduras de hoja verde (especialmente espinacas y acelgas), té, frijoles, frutos secos, betabel	Absorción de calcio
Fitatos	Cereales integrales, semillas, legumbres, frutos secos	Absorción de hierro, zinc, magnesio y calcio
Saponinas	Cereales integrales, legumbres	Absorción de vitaminas A y E
Taninos	Té, café, legumbres	Absorción de hierro

Vale la pena señalar que los antinutrientes no son sustancias nocivas, salvo porque pueden dificultar la absorción de minerales, y no debes evitar los alimentos que los contienen, ya que las verduras crucíferas, los cereales integrales y las legumbres son algunos de los alimentos ansiolíticos más potentes que están a la mano. Incluso son útiles para tu cuerpo de varias maneras. Por ejemplo, se ha demostrado que los fitatos reducen el colesterol y regulan la glucosa en sangre.[3] En el capítulo 9 aprenderemos sobre las propiedades ansiolíticas de los glucosinolatos presentes en las verduras crucíferas.

Los antinutrientes solo son preocupantes si tienes deficiencias de vitaminas y minerales específicos. Si ese es el caso, el problema suele solucionarse planificando las comidas y combinando los alimentos de diferentes maneras, por ejemplo, si evitas cereales ricos en fitatos en comidas que, por lo demás, son ricas en minerales. Muchas preparaciones de alimentos, como remojar, germinar o hervir, también pueden reducir el contenido de antinutrientes.[4]

ALIMENTOS FORTIFICADOS Y ENRIQUECIDOS

A mediados del siglo XX, cuando los alimentos procesados y envasados estaban ganando protagonismo, los ingenieros alimentarios empezaron a comprender que las técnicas de procesamiento a menudo despojan a los alimentos de su valor en micronutrientes. Por ejemplo, procesar trigo integral para obtener harina blanca reduce no solo la fibra, sino también las vitaminas del grupo B y el hierro. Para combatir esto, muchos productores vuelven a añadir estos micronutrientes después del procesamiento para crear harina «enriquecida», mejorando el contenido nutricional. La Administración de Alimentos y Medicamentos (FDA, por sus siglas en inglés) supervisa este proceso y establece directrices sobre la cantidad de cada micronutriente que debe añadirse a los alimentos procesados.

Históricamente se ha comprobado que la fortificación ayuda a prevenir ciertas enfermedades que se derivan de la deficiencia de

---

[3] Schlemmer U., Frølich W., Prieto R. M., Grases F., «Phytate in foods and significance for humans: Food sources, intake, processing, bioavailability, protective role and analysis». *Molecular Nutrition and Food Research.* 22 de septiembre de 2009; 53 Suppl 2: S330-S375. https://doi.org/10.1002/mnfr.200900099.
[4] Samtiya M., Aluko R. E., Dhewa T., «Plant food anti-nutritional factors and their reduction strategies: An overview». *Food Production, Processing and Nutrition.* 2020; 2 (1). https://doi.org/10.1186/s43014-020-0020-5.

micronutrientes,[5] pero no significa que los alimentos procesados sean saludables. Dada la amplia variedad de alimentos no procesados disponibles en la actualidad, desaconsejo obtener micronutrientes a través de productos fortificados, en particular cereales, por varias razones. Solo algunos nutrientes se incorporan de nuevo a través del proceso de enriquecimiento; por ejemplo, los procesadores pueden añadir vitaminas del grupo B y hierro a la harina, pero olvidan la fibra, el zinc o el magnesio, que también son valiosos. Quizás aún más importante, los tipos de alimentos procesados que probablemente estén fortificados no conducen a patrones de alimentación saludables, y ya hemos aprendido que las grasas malas y los azúcares añadidos pueden aumentar la ansiedad. Por muy importantes que sean las vitaminas, añadirlas a los cereales azucarados para el desayuno o a los aperitivos envasados no los vuelve menos propensos a empeorar el riesgo de ansiedad.

Hay ocasiones en las que los alimentos enriquecidos pueden ser útiles, como las bebidas vegetales enriquecidas que Indra utilizaba para aumentar sus niveles de vitamina D. Pero en la mayoría de los casos, centrarte en alimentos integrales y sin procesar te garantizará una nutrición completa y natural, y te alejará de los alimentos poco saludables.

VITAMINAS

El principal objetivo de mi trabajo con Indra era devolverle la vitalidad. No es casualidad que «vitalidad» y «vitamina» compartan la misma raíz latina *vita,* que significa «vida». Las vitaminas son compuestos orgánicos necesarios para la vida. Son nutrientes esenciales que tu cuerpo no puede producir y, por lo tanto, deben provenir de fuentes alimentarias.

---

[5] Dwyer J. T., Wiemer K. L., Dary O., *et al.,* «Fortification and Health: Challenges and Opportunities». *Advances in Nutrition.* 15 de enero de 2015; 6(1): 124-131. https:// doi.org/10.3945/an.114.007443.

Los seres humanos necesitamos 13 vitaminas: cuatro liposolubles, A, D, E, K; y nueve hidrosolubles, la vitamina C y las ocho vitaminas del grupo B: tiamina (B_1), riboflavina (B_2), niacina (B_3), ácido pantoténico (B_5), piridoxina (B_6), biotina (B_7), ácido fólico (B_9) y cobalamina (B_{12}).

Las vitaminas liposolubles se absorben junto con las grasas que ingieres, y las cantidades en exceso pueden almacenarse en el hígado y los tejidos grasos durante meses, manteniéndolas disponibles para su uso posterior. El exceso de vitaminas hidrosolubles se elimina de tu sistema al beber y orinar; no pueden almacenarse, lo que significa que necesitas un suministro diario para mantenerte sano.

Todo el espectro de vitaminas puede influir en la ansiedad, pero me centraré en las más importantes para la salud cerebral: las vitaminas del grupo B, C, D y E.

Vitaminas del grupo B

Las vitaminas del grupo B pueden resultar un poco difíciles de entender, ya que hay muchas, cada una con un nombre y un número. Fueron descubiertas y nombradas durante una oleada de investigación sobre vitaminas a principios del siglo XX, y se enumeraron en el orden en que fueron reconocidas oficialmente. Los huecos en la numeración son una peculiaridad de la definición de la palabra «vitamina». Hay un compuesto, la adenina, que se descubrió entre la B_3 y la B_5. Se habría asentado como la vitamina B_4, pero investigaciones posteriores determinaron que la adenina puede sintetizarse en el cuerpo. Por lo tanto, no cuenta como vitamina y se omitió su número. Lo mismo ocurre con los compuestos que formarían las vitaminas B8, B10 y B11.

Las vitaminas del grupo B desempeñan un papel importante en el mantenimiento de una función cerebral saludable, ya que proporcionan energía y sintetizan sustancias químicas, como los neurotransmisores dopamina y serotonina, que se relacionan con la ansiedad cuando sus niveles se alteran.[6] También se ha demostrado que las vitaminas B mantienen por más tiempo el cerebro joven, mejorando la cognición y evitando enfermedades cerebrales degenerativas, como la demencia.[7]

El corpus de investigación sobre el papel de las diferentes vitaminas del grupo B en la ansiedad no es amplio, pero hay indicios de que casi todas son importantes. Un estudio transversal de base poblacional mostró que una ingesta de moderada a alta de B_1, B_3, B_5 y B_7 conduce a niveles más bajos de ansiedad.[8] Otro estudio controlado aleatorio encontró que las dosis altas de B_6 y B_{12} mostraban cierta promesa para reducir la ansiedad y la depresión.[9] Una investigación descubrió que los adultos mayores de 60 años que tenían el 20% más bajo de los niveles de vitaminas B_2, B_6 y B_9 eran más propensos a estar deprimidos, y aquellos con deficiencia de B_6 tenían mayor ansiedad.[10]

[6] Young L. M., Pipingas A., White D. J., Gauci S., Scholey A., «A Systematic Review and Meta-Analysis of B Vitamin Supplementation on Depressive Symptoms, Anxiety, and Stress: Effects on Healthy and 'At-Risk' Individuals». *Nutrients*. 16 de septiembre de 2019; 11(9): 2232. https://doi.org/10.3390/nu11092232.

[7] Blasko I., Hinterberger M., Kemmler G., *et al.,* «Conversion from mild cognitive impairment to dementia: Influence of folic acid and vitamin B12 use in the VITA cohort». *Journal of Nutrition, Health and Aging.* 2012; 16(8): 687-694. https://doi.org/10.1007/s12603-012-0051-y; Tangney C. C., Aggarwal N. T., Li H., *et al.* «Vitamin B12, cognition, and brain MRI measures: A cross-sectional examination». *Neurology*. 27 de septiembre de 2011; 77(13): 1276-1282. https://doi.org/10.1212/WNL.0b013e3182315a33.

[8] Mahdavifar B., Hosseinzadeh M., Salehi-Abargouei A., Mirzaei M., Vafa M., «Dietary intake of B vitamins and their association with depression, anxiety, and stress symptoms: A cross-sectional, population-based survey». *Journal of Affective Disorders*. Junio de 2021; 288: 92-98. https://doi.org/10.1016/j.jad.2021.03.055.

[9] Field D. T., Cracknell R. O., Eastwood J. R., *et al.,* «High-dose Vitamin B6 supplementation reduces anxiety and strengthens visual surround suppression». *Human Psychopharmacology*. 19 de julio de 2022; 37(6): e2852. https://doi.org/10.1002/hup.2852.

[10] Moore K., Hughes C. F., Hoey L., *et al.,* «B-vitamins in Relation to Depression in Older Adults Over 60 Years of Age: The Trinity Ulster Department of Agriculture (TUDA) Cohort Study». *Journal of the American Medical Directors Association*. Mayo de 2019; 20(5): 551-557.e1. https://doi.org/10.1016/j.jamda.2018.11.031.

Aunque algunos estudios y análisis no han sido tan definitivos,[11] creo que las vitaminas del grupo B deberían estar en el radar de cualquiera que sufra de ansiedad, en especial porque la mayoría de ellas abundan en alimentos por lo demás nutritivos que no deberían ser difíciles de añadir a la dieta.

Alimentos que contienen vitaminas del grupo B. Las vitaminas del grupo B suelen aparecer juntas en muchos alimentos, como los cereales integrales, las verduras de hoja verde, los frutos secos, las semillas, la carne, las aves y el pescado.[12]

- La vitamina B_1 (tiamina) se encuentra en la carne magra de cerdo y de res (sobre todo en el hígado), el germen de trigo y los cereales integrales, los huevos, el pescado, las legumbres y los frutos secos. La tiamina es muy sensible a la preparación de los alimentos, incluido el procesamiento de los cereales, el remojo e incluso la cocción a altas temperaturas. Por ello, la tiamina se suele volver a añadir a los alimentos procesados, pero siempre es mejor obtenerla de fuentes integrales no procesadas.

- La vitamina B_2 (riboflavina) está presente en los lácteos (aunque los bajos en grasa tienen un menor contenido de esta), el pescado graso y ciertas frutas y verduras, en especial las verduras de color verde oscuro. Muchos cereales procesados también están fortificados con B_2, pero prefiero centrarme en las fuentes no procesadas.

---

[11] Young L. M., Pipingas A., White D. J., Gauci S., Scholey A., «A Systematic Review and Meta-Analysis of B Vitamin Supplementation on Depressive Symptoms, Anxiety, and Stress: Effects on Healthy and 'At-Risk' Individuals». *Nutrients.* 16 de septiembre de 2019; 11(9): 2232. https://doi.org/10.3390/nu11092232.
[12] «B Vitamins. The Nutrition Source». Harvard T. H. Chan School of Public Health. Consultado el 16 de febrero de 2023. https://www.hsph.harvard.edu/nutrition source/vitamins/vitamin-b/.

- La vitamina B_3 (niacina) la incluyen la carne de res, cerdo, aves, pescado, los frutos secos, las legumbres y los cereales. Las formas de niacina que se encuentran en los productos animales (y las que se utilizan para fortificar los cereales procesados) son más fáciles de procesar para el organismo, por lo que es menos sencillo garantizar niveles adecuados de niacina en las personas que siguen una dieta basada en plantas. También puedes hablar con tu médico sobre la posibilidad de tomar un suplemento.

- La vitamina B_5 (ácido pantoténico) se encuentra en la carne de res, las aves de corral, los champiñones, los aguacates, los frutos secos, las semillas, la leche, el yogur, las papas, los huevos, el arroz integral, la avena y el brócoli.

- La vitamina B_6 (piridoxina) está presente en la carne, el pescado, los frutos secos, las legumbres, los cereales, las frutas y las verduras. También es un componente importante de muchos complejos vitamínicos y se añade como suplemento a diversos alimentos procesados.

- La vitamina B_7 (biotina) se encuentra en el hígado de res, el cerdo, los huevos, el salmón, los aguacates, los camotes y los frutos secos. La biotina se comercializa a menudo como suplemento para tratar la caída del cabello y favorecer la salud de la piel y las uñas.

- La vitamina B_9 (folato) la tienen el hígado, los mariscos, los huevos, los cereales integrales, las verduras de hoja verde, la fruta fresca, las alubias, los cacahuates y las semillas de girasol. El folato es especialmente importante para las mujeres embarazadas, ya que reduce el riesgo de ciertos defectos congénitos. Por ello, en 1998, la Administración de Alimentos y Medicamentos (FDA) comenzó a exigir a los fabricantes que fortificaran los cereales con este nutriente. La mayoría de las personas deberían poder obtener suficiente folato a través de fuentes dietéticas normales, pero se recomienda que las mujeres embarazadas también tomen un suplemento de ácido fólico.

- La vitamina B_{12} (cobalamina) está presente en productos animales como la carne, los huevos y los lácteos. Por eso, obtenerla es un desafío para quienes siguen dietas basadas en plantas. La B_{12} también puede ser difícil de absorber; pues para ser procesada de modo adecuado en el intestino, depende de una proteína llamada «factor intrínseco». Los suplementos de B_{12} están formulados de manera que se facilite del grupo su absorción, por lo que tiene sentido considerar esa vía.

Vitamina C

La vitamina C podría ser la vitamina más conocida debido a la idea popular (defendida por primera vez por el famoso químico Linus Pauling) de que grandes dosis de ella ayudan a prevenir el resfriado común y otras enfermedades estacionales. Aunque esta asociación no está del todo respaldada por la ciencia —una destacada investigación mostró que los resfriados no eran menos probables en los participantes del estudio que tomaban vitamina C adicional, aunque los síntomas no eran tan graves y no duraban tanto tiempo—,[13] no hay duda de que la vitamina C contribuye a la función inmunológica general y ayuda en una variedad de procesos metabólicos. Un déficit grave de ella conduce a la enfermedad hemorrágica del escorbuto, que causa sangrado de las encías y mala cicatrización de las heridas.

La vitamina C se activa en el cerebro, en especial como antioxidante, protegiéndolo contra el estrés oxidativo causado por los peligrosos radicales libres.[14] Al igual que las vitaminas del grupo B, la vitamina C también desempeña un papel importante en la síntesis

---

[13] Hemilä H., Chalker E., «Vitamin C for preventing and treating the common cold». *Cochrane Database of Systematic Reviews*. 31 de enero de 2013; 2013(1): CD 000980. https://doi.org/10.1002/14651858.CD000980.pub4.

[14] Harrison F. E., May J. M., «Vitamin C function in the brain: Vital role of the ascorbate transporter SVCT2». *Free Radical Biology and Medicine*. 15 de marzo de 2009; 46(6): 719-730. https://doi.org/10.1016/j.freeradbiomed.2008.12.018.

y regulación de los neurotransmisores, más que nada en lo que respecta a la dopamina.[15]

Los estudios han demostrado que la vitamina C promueve la vitalidad mental, reduce la fatiga y mejora el estado de ánimo.[16] Otros estudios han explorado cómo las propiedades antioxidantes de la vitamina C ayudan a disminuir la carga de enfermedades relacionadas con el estrés, como la ansiedad y la depresión.[17] Un ensayo controlado aleatorio de doble ciego también descubrió que la suplementación con vitamina C reducía de manera directa los niveles de ansiedad.[18]

Alimentos que contienen vitamina C. Los cítricos son una gran fuente de vitamina C; pero, sorprendentemente, se encuentran cantidades más altas en el kiwi y los pimientos rojos. También se presenta en los frutos rojos, los jitomates, las papas y las verduras de hoja verde. La vitamina C puede destruirse con el calor elevado y perderse en los líquidos de cocción durante la ebullición o el hervor. Por lo tanto, es mejor utilizar métodos de cocción más rápidos como saltear y escaldar, o, mejor aún, comer frutas y verduras maduras y crudas ricas en vitamina C.[19]

---

[15] Plevin D., Galletly C., «The neuropsychiatric effects of vitamin C deficiency: A systematic review». *BMC Psychiatry.* 2020; 20: 315. https://doi.org/10.1186/s128 88-020-02730-w.

[16] Sim M., Hong S., Jung S., *et al.,* «Vitamin C supplementation promotes mental vitality in healthy young adults: Results from a cross-sectional analysis and a randomized, double-blind, placebo-controlled trial». *European Journal of Nutrition.* 2022; 61(1): 447-59. https://doi.org/10.1007/s00394-021-02656-3.

[17] Moritz B., Schmitz A. E., Rodrigues A. L. S., Dafre A. L., Cunha M. P., «The role of vitamin C in stress-related disorders». *Journal of Nutritional Biochemistry.* Noviembre de 2020; 85: 108459. https://doi.org/10.1016/j.jnutbio.2020.108459.

[18] De Oliveira I. J., De Souza V. V., Motta V., Da-Silva S. L., «Effects of Oral Vitamin C Supplementation on Anxiety in Students: A Double-Blind, Randomized, Placebo-Controlled Trial». *Pakistan Journal of Biological Sciences.* 2015; 18(1): 11-18. https://doi.org/10.3923/pjbs.2015.11.18.

[19] «Vitamin C. The Nutrition Source». Harvard T. H. Chan School of Public Health. Consultado el 16 de febrero de 2023. https://www.hsph.harvard.edu/nu tritionsource/vitamin-c/.

Vitamina D

La vitamina D es conocida como la «vitamina del sol» y, de hecho, es la única vitamina que nuestro cuerpo puede sintetizar por sí solo a través de una reacción en nuestra piel cuando se expone a los rayos solares UV. Sin embargo, como vimos con Indra, el color de la piel, el clima, la latitud, el uso de protector solar y un estilo de vida sobre todo en interiores pueden ser obstáculos para unos niveles saludables de vitamina D. Como resultado, se estima que el 77% de los estadounidenses tiene deficiencia de esta.[20] Eso significa que todo el mundo debería intentar obtener la mayor cantidad posible de vitamina D de todas las fuentes, en especial a través de los alimentos que consume. Dado que las mejores fuentes de vitamina D son el pescado, la carne y los lácteos, quienes sigan una dieta basada en plantas querrán considerar un suplemento, lo cual se debe consultar con un médico.

La vitamina D desempeña muchas funciones importantes en todo el cuerpo, como fortalecer los huesos al permitir la absorción de calcio (del que hablaremos más adelante en el capítulo), reducir la inflamación y estimular la función inmunológica. En el cerebro, se sabe que la vitamina D es neuroprotectora, al proteger contra el deterioro cognitivo.[21] Al igual que otras vitaminas, la vitamina D interviene en la producción y regulación de los neurotransmisores y tiene un efecto sobre el glutamato, la norepinefrina, la dopamina y la serotonina.[22]

---

[20] Ginde A. A., Liu M. C., Camargo C. A. Jr., «Demographic Differences and Trends of Vitamin D Insufficiency in the US Population, 1988-2004». *Archives of Internal Medicine.* 23 de marzo de 2009; 169(6): 626-32. https://doi.org/10.1001/archinternmed.2008.604.

[21] Soni M., Kos K., Lang I. A., Jones K., Melzer D., Llewellyn D. J., «Vitamin D and cognitive function». *Scandinavian Journal of Clinical and Laboratory Investigation. Supplementum.* 2012; 243: 79-82. https://doi.org/10.3109/00365513.2012.681969.

[22] Anjum I., Jaffery S. S., Fayyaz M., Samoo Z., Anjum S., «The Role of Vitamin D in Brain Health: A Mini Literature Review». *Cureus.* 10 de julio de 2018; 10(7): e2960. https://doi.org/10.7759/cureus.2960.

Se ha demostrado que la vitamina D reduce las emociones negativas provocadas por la depresión y la ansiedad,[23] y que los bajos niveles de ella están relacionados con ambas afecciones.[24] Aumentar los niveles de vitamina D en pacientes con deficiencia aminora la ansiedad.[25] En otro estudio, los pacientes con TAG a los que se les administraron suplementos de vitamina D mostraron una mejoría de los síntomas en comparación con los controles.[26]

La vitamina D es más eficaz para combatir la ansiedad en aquellas personas que ya tienen una carencia extrema de ella,[27] pero dada la frecuencia de su deficiencia en nuestra sociedad, creo firmemente que cualquier persona que sufra de ansiedad debería hacer un esfuerzo consciente por ingerir la mayor cantidad posible de vitamina D, o considerar la posibilidad de tomar un suplemento.[28]

Alimentos que contienen vitamina D. La capacidad de tu cuerpo para producir su propia vitamina D a partir de la exposición al sol complica la determinación exacta de la cantidad que necesitas ingerir a través de fuentes dietéticas. Pero dada su importancia, creo que todo el mundo

[23] Cheng Y. C., Huang Y. C., Huang W. L., «The effect of vitamin D supplement on negative emotions: A systematic review and meta-analysis». *Depression and Anxiety.* 4 de mayo de 2020; 37(6): 549-64. https://doi.org/10.1002/da.23025.

[24] Bičíková M., Dušková M., Vítků J., *et al.,* «Vitamin D in Anxiety and Affective Disorders». *Physiological Research.* 8 de junio de 2015; 64(Suppl 2): S101-S103. https://doi.org/10.33549/physiolres.933082.

[25] Zhu C., Zhang Y., Wang T., *et al.,* «Vitamin D supplementation improves anxiety but not depression symptoms in patients with vitamin D deficiency». *Brain and Behavior.* 18 de septiembre de 2020; 10(11): e01760. https://doi.org/10.1002/brb3.1760.

[26] Eid A., Khoja S., AlGhamdi S., *et al.,* «Vitamin D supplementation ameliorates severity of generalized anxiety disorder (GAD)». *Metabolic Brain Disease.* 2019; 34 (6): 1781-86. https://doi.org/10.1007/s11011-019-00486-1.

[27] Armstrong D. J., Meenagh G. K., Bickle I., Lee A. S., Curran E. S., Finch M. B., «Vitamin D deficiency is associated with anxiety and depression in fibromyalgia». *Clinical Rheumatology.* 2007; 26(4): 551-54. https://doi.org/10.1007/s10067-006-0348-5.

[28] Norwitz N. G., Naidoo U., «Nutrition as Metabolic Treatment for Anxiety». *Frontiers in Psychiatry.* 11 de febrero de 2021; 12: 598119. https://doi.org/10.3389/fpsyt.2021.598119.

debería obtener la mayor cantidad posible a través de los alimentos. Las mejores fuentes alimenticias de vitamina D son el pescado graso, el hígado, los huevos y ciertos hongos expuestos al sol. Muchos alimentos también están fortificados con vitamina D, como los cereales y los lácteos. El aceite de hígado de bacalao es una gran fuente de vitamina D. La vitamina D también está disponible en otros suplementos que vale la pena discutir con tu médico si sientes que estás en riesgo de deficiencia debido a la falta de exposición al sol.

Vitamina E

La vitamina E es especialmente importante para tu función inmunológica. Al igual que la vitamina C, la vitamina E es un poderoso antioxidante que se une a los radicales libres dañinos, protegiendo tus células del estrés oxidativo. Estas propiedades antioxidantes son muy importantes en el cerebro, donde el estrés oxidativo es bastante peligroso, aumentando en gravedad a medida que envejecemos. En efecto, los altos niveles de vitamina E se asocian firmemente con un mejor rendimiento cognitivo en las personas mayores, y se ha estudiado como un posible tratamiento para el alzhéimer.[29]

Los estudios en animales también han sugerido que la deficiencia de vitamina E provoca ansiedad.[30] Aunque una revisión de estudios en seres humanos arrojó resultados un tanto contradictorios,[31] hay pruebas de que la vitamina E alivia la inflamación crónica y mejora

---

[29] La Fata G., Weber P., Mohajeri M. H., «Effects of Vitamin E on Cognitive Performance during Ageing and in Alzheimer's Disease». *Nutrients*. 28 de noviembre de 2014; 6(12): 5453-5472. https://doi.org/10.3390/nu6125453.

[30] Terada Y., Ohashi H., Otani Y., Tokunaga K., Takenaka A., « Increased anxiety- like behaviour is an early symptom of vitamin E deficiency that is suppressed by adrenalectomy in rats». *British Journal of Nutrition*. 1.° de junio de 2020; 125(11): 1310-1319. https://doi.org/10.1017/S0007114520001889.

[31] Lee A. R. Y. B., Tariq A., Lau G., Tok N. W. K., Tam W. W. S., Ho C. S. H., «Vitamin E, Alpha-Tocopherol, and Its Effects on Depression and Anxiety: A Systematic Review and Meta-Analysis«. *Nutrients*. 3 de febrero de 2022; 14(3): 656. https://doi.org/10.3390/nu14030656.

los trastornos metabólicos, como el síndrome metabólico, los cuales sabemos que están relacionados con la ansiedad.[32]

Alimentos que contienen vitamina E. Las fuentes más ricas en vitamina E son los aceites vegetales como el de girasol, cártamo, soya, palma y cacahuate. Por desgracia, como vimos en el capítulo 7, no es saludable consumir en grandes cantidades estos aceites ricos en ácidos grasos poliinsaturados omega-6, por lo que es importante buscar otras fuentes. La vitamina E también se encuentra en las almendras, los cacahuates, las avellanas y las verduras de hoja verde.

MINERALES

Una vez tuve una amiga cuyo nuevo cachorro era adorable en todos los sentidos, excepto que le encantaba comer piedras, constantemente estaba a la caza de grava para llevársela en la boca. Mi amiga se esforzaba por no dejar que el cachorro se las tragara, y estaba un poco exasperada porque tenía que estar de rodillas todo el tiempo, quitándole de la boca un guijarro tras otro a su querida mascota. Traté de consolarla diciéndole que, aunque lo estaba haciendo de la manera equivocada, tenía razón: *todos* comemos piedras, aunque en cantidades muy pequeñas. Y estos minerales esenciales para la dieta son cruciales para una buena salud.

Los Institutos Nacionales de Salud identifican 15 minerales que son clave para la salud, pero nos centraremos en los cinco que están más relacionados con la ansiedad: calcio, hierro, magnesio, manganeso y zinc. Los revisaremos en orden alfabético.

---

[32] M. G., «Vitamin E Inadequacy in Humans: Causes and Consequences». *Advances in Nutrition.* Septiembre de 2014; 5(5): 503-514. https://doi.org/10.3945/an.114.006254.

Calcio

El calcio es el mineral más abundante en el cuerpo. Constituye una gran proporción de tus huesos y dientes, proporcionándoles rigidez. También hay una pequeña cantidad de calcio en la sangre y los tejidos, que ayuda al funcionamiento de los vasos sanguíneos, los músculos, los nervios y las hormonas. El calcio interviene en varios aspectos de la función cerebral, incluida la síntesis y liberación de neurotransmisores como la serotonina.

Un estudio de 2022 con 1 233 estudiantes universitarios estadounidenses[33] y un estudio de 2020 con estudiantes universitarios de Jordania[34] descubrieron que una mayor ingesta de calcio estaba relacionada con menos estrés y ansiedad, y un estado de ánimo positivo. La baja ingesta de calcio también se asocia con una mala calidad del sueño, vinculada a su vez con la ansiedad.[35]

Alimentos que contienen calcio. Las mejores fuentes de calcio son los productos lácteos como la leche, el yogur y el queso. Por supuesto, muchas personas son intolerantes a la lactosa y no pueden consumir lácteos, o los evitan porque siguen una dieta basada en plantas. Por suerte, hay muchas otras fuentes de calcio, como los frutos secos, las semillas, los chícharos, las alubias y el pescado. Ten en cuenta que, en Estados Unidos y Europa Occidental, más de la mitad de la ingesta

---

[33] Du C., Hsiao P. Y., Ludy M. J., Tucker R. M. «Relationships between Dairy and Calcium Intake and Mental Health Measures of Higher Education Students in the United States: Outcomes from Moderation Analyses». *Nutrients.* 12 de febrero de 2022; 14(4): 775. https://doi.org/10.3390/nu14040775.

[34] Alkhatatbeh M. J., Khwaileh H. N., Abdul-Razzak K. K. «High prevalence of low dairy calcium intake and association with insomnia, anxiety, depression and musculoskeletal pain in university students from Jordan». *Public Health Nutrition.* 24 de agosto de 2020; 24(7): 1778-1786. https://doi.org/10.1017/S1368980020 002888.

[35] Alkhatatbeh M. J., Abdul-Razzak K. K., Khwaileh H. N. «Poor sleep quality among young adults: The role of anxiety, depression, musculoskeletal pain, and low dietary calcium intake». *Perspectives in Psychiatric Care.* 19 de mayo de 2020; 57(1): 117-128. https://doi.org/10.1111/ppc.12533.

de calcio de la mayoría de las personas procede de los lácteos, pero en China, es solo alrededor del 7%, pues la mayor parte proviene de verduras y legumbres.

Hierro

El hierro es uno de los minerales dietéticos más conocidos por una buena razón: su deficiencia es la más común en el mundo. La afección resultante, la anemia, es una amenaza grave para la salud, en especial para mujeres y niños.

El papel clásico del hierro en tu cuerpo se encuentra en la sangre, donde la hemoglobina rica en hierro permite que los glóbulos rojos lleven oxígeno a los tejidos. Pero el hierro también desempeña un papel importante en el cerebro. La deficiencia de hierro en las madres embarazadas puede provocar un parto prematuro y un bajo peso al nacer, lo que puede dar lugar a complicaciones a largo plazo. El hierro también es clave para el metabolismo saludable de los neurotransmisores, ya que los niveles de hierro influyen en la disponibilidad de algunos como la serotonina y la dopamina, además de afectar a los niveles de GABA.[36]

Estudios en seres humanos y animales han relacionado la deficiencia de hierro con la ansiedad, entre otros trastornos psiquiátricos, en particular en bebés, niños y adolescentes.[37] La deficiencia de hierro en los primeros años de vida puede seguir causando problemas en el cerebro de la persona durante muchos años, incluso después de que los niveles vuelvan a un nivel saludable, por lo que es

---

[36] Kim J., Wessling-Resnick M., «Iron and mechanisms of emotional behavior». *Journal of Nutritional Biochemistry*. Noviembre de 2014; 25(11): 1101-1107. https://doi.org/10.1016/j.jnutbio.2014.07.003.

[37] Chen M. H., Su T. P., Chen Y. S., *et al.,* «Association between psychiatric disorders and iron deficiency anemia among children and adolescents: A nationwide population-based study». *BMC Psychiatry.* 2013; 13: 161. https://doi.org/10.1186/1471-244X-13-161.

particularmente importante asegurarse de que los bebés y los niños reciban la cantidad recomendada de este mineral.[38]

Vale la pena señalar que algunos estudios en animales han demostrado que un *exceso* de hierro en el cerebro causa síntomas de ansiedad.[39] Si bien es algo que tener en cuenta cuando se toman suplementos (es fundamental consultarlo con un médico), es difícil exceder el consumo de hierro de fuentes alimentarias, lo cual es otro ejemplo de por qué es preferible obtener nutrientes de estas en lugar de suplementos.

Alimentos que contienen hierro. La carne es la mejor fuente de hierro, ya que tiene altos niveles en forma de hemoglobina, que nuestro cuerpo absorbe con facilidad. El hígado es el corte de carne más rico en hierro, pero si no te gusta la carne de órganos, la ternera tiene el mayor contenido de hierro, seguida del cerdo. El pollo y el pescado también contienen hierro, aunque en niveles ligeramente inferiores.

Como vimos con Indra, obtener hierro de una dieta basada en plantas es más complicado, aunque los vegetales ofrecen muchas fuentes de este mineral, incluyendo verduras de hoja verde como espinacas y acelgas, cereales integrales, frutos secos y frutos rojos. Por desgracia, el hierro en los alimentos de origen vegetal es más difícil de absorber para nuestro cuerpo, por lo que incluso si estás consumiendo cantidades abundantes provenientes de fuentes de hierro de origen vegetal, es posible que aún tengas una deficiencia. Para complicar aún más las cosas, los antinutrientes y otras sustancias químicas presentes en los productos lácteos y de soya pueden inhibir la absorción del mineral. Por suerte, hay algunos nutrientes, como la vitamina C, que sí favorecen su absorción.

---

[38] Shah H. E., Bhawnani N., Ethirajulu A., *et al.*, «Iron deficiency–induced changes in the hippocampus, corpus striatum, and monoamines levels that lead to anxiety, depression, sleep disorders, and psychotic disorders». *Cureus.* 20 de septiembre de 2021; 13(9): e18138. https://doi.org/10.7759/cureus.

[39] Kim J., Wessling-Resnick M., «Iron and mechanisms of emotional behavior». *Journal of Nutritional Biochemistry.* Noviembre de 2014; 25(11): 1101-1107. https://doi.org/10.1016/j.jnutbio.2014.07.003.

Dadas las dificultades para obtener suficiente hierro en una dieta basada en plantas, a menudo recomiendo a mis pacientes vegetarianos (en particular a las mujeres en edad fértil) que tomen un suplemento de hierro, como lo hice con Indra. Dado que los suplementos de hierro pueden causar algunos efectos secundarios, especialmente malestar estomacal, es mejor consultar con tu médico para determinar la dosis adecuada.

Manganeso

El manganeso también es indispensable en muchas de las acciones enzimáticas del cuerpo, porque ayuda en la formación de huesos, el metabolismo y los procesos antioxidantes. El magnesio y el manganeso tienen más en común que sus nombres: sus propiedades son tan similares que muchas enzimas pueden funcionar utilizando cualquiera de los dos, aunque hay funciones que son exclusivas del manganeso.[40]

A diferencia del magnesio, la deficiencia de manganeso es extremadamente rara y, de hecho, la mayor preocupación es el *exceso*. Una sobreabundancia de manganeso en el cerebro se vincula con trastornos neurológicos similares a la enfermedad de Parkinson,[41] así como con un aumento de la ansiedad en estudios tanto con animales como con humanos.[42] A pesar de ello, el exceso de manganeso tiende a estar relacionada con factores ambientales, como trabajar

---

[40] Balachandran R. C., Mukhopadhyay S., McBride D., *et al.*, «Brain manganese and the balance between essential roles and neurotoxicity». *Journal of Biological Chemistry*. 8 de mayo de 2020; 295(19): 6312-6329. https://doi.org/10.1074/jbc. REV119.009453.

[41] Takeda A., «Manganese action in brain function». *Brain Research. Brain Research Reviews*. 2003; 41(1): 79-87. https://doi.org/10.1016/s0165-0173(02)00234-5.

[42] Ye Q., Kim J., «Effect of olfactory manganese exposure on anxiety-related behavior in a mouse model of iron overload hemochromatosis». *Environmental Toxicology and Pharmacology*. Julio de 2015; 40(1): 333-341. https://doi.org/10.1016/j. etap.2015.06.016; Bowler R. M., Mergler D., Sassine M. P., Larribe F., Hudnell K. «Neuropsychiatric effects of manganese on mood«. *Neurotoxicology*. 1999; 20(2-3): 367-378.

en entornos ricos en manganeso. Además, es improbable que se obtenga demasiado manganeso de una dieta normal. Aun así, esto ilustra el peligro potencial de excederse en ciertos micronutrientes al consumir suplementos.

Alimentos que contienen manganeso. El manganeso se encuentra sobre todo en los cereales integrales, el arroz y los frutos secos. También en el chocolate amargo, el té, los mejillones, las almejas, las legumbres, la fruta, las verduras de hoja verde (como espinacas), las semillas (linaza, ajonjolí, calabaza, girasol y piñones) y las especias (chile en polvo, clavo y azafrán).

Magnesio

El magnesio actúa en todo tu cuerpo, participando en más de tres tipos de acción enzimática que te ayudan a desarrollar huesos fuertes, crear energía y regular la glucosa en sangre y la presión arterial. Su papel en el metabolismo explica por qué la deficiencia de magnesio se asocia a menudo con afecciones como la diabetes mellitus tipo 2.[43] La medición del magnesio es difícil, ya que la mayor parte está ligado a los huesos y las células en lugar de flotar libremente en la sangre, donde puede analizarse con facilidad. Aun así, los investigadores estiman que la deficiencia de magnesio está bastante extendida, y que hasta el 60% de los estadounidenses no consumen suficiente.[44]

En el cerebro, el magnesio ayuda a la mielinización (la formación y el mantenimiento de las uniones entre las células nerviosas llamadas sinapsis) y a la regulación de neurotransmisores como el glutamato

---

[43] Barbagallo M., Dominguez L. J., «Magnesium and type 2 diabetes». *World Journal of Diabetes*. 25 de agosto de 2015; 6(10): 1152-57. https://doi.org/10.4239/wjd.v6. i10.1152.

[44] Hu L., Bai Y., Hu G., Zhang Y., Han X., Li J., «Association of Dietary Magnesium Intake With Leukocyte Telomere Length in United States Middle-Aged and Elderly Adults». *Frontiers in Nutrition*. 18 de mayo de 2022; 9: 840804. https://doi. org/10.3389/fnut.2022.840804.

y la serotonina.[45] La investigación sobre el papel del magnesio en los trastornos del estado de ánimo se centró originalmente en la depresión; diversos estudios demuestran que los niveles bajos de magnesio pueden provocarla y que la suplementación disminuye los síntomas.[46] También hay pruebas de que los niveles de magnesio impactan en la respuesta al estrés, y que este puede agotar el magnesio disponible en el cuerpo.[47] Una revisión sistemática de los efectos del magnesio sobre la ansiedad reveló que alrededor de la mitad de los estudios pertinentes mostraron que el magnesio disminuía los síntomas de ansiedad.[48] Aunque los resultados son algo contradictorios, dada la importancia del magnesio en tantas afecciones relacionadas con la ansiedad, te recomiendo encarecidamente que te asegures de ingerir suficientes alimentos ricos en él.

Alimentos que contienen magnesio. El magnesio se encuentra principalmente en los cereales integrales, las legumbres, los frutos secos y el chocolate amargo. Las verduras, las frutas, las carnes y el pescado también lo contienen, aunque en menor cantidad.

La importancia de comer cereales integrales por sus beneficios contra la ansiedad es crucial sobre todo en lo que respecta al magnesio. Tanto el refinado como el procesamiento de los cereales reducen

---

[45] Botturi A., Ciappolino V., Delvecchio G., Boscutti A., Viscardi B., Brambilla P., «The Role and the Effect of Magnesium in Mental Disorders: A Systematic Review». *Nutrients.* 3 de junio de 2020; 12(6): 1661. https://doi.org/10.3390/nu12061661.

[46] Jacka F. N., Overland S., Stewart R., Tell G. S., Bjelland I., Mykletun A., «Association between magnesium intake and depression and anxiety in community-dwelling adults: The Hordaland Health Study». *Australian and New Zealand Journal of Psychiatry.* 2009; 43(1): 45-52. https://doi.org/10.1080/00048670802534408; Eby GA, Eby KL. «Rapid recovery from major depression using magnesium treatment». *Medical Hypotheses.* 2006; 67(2): 362-70. https://doi.org/10.1016/j.mehy.2006.01.047.

[47] Pickering G., Mazur A., Trousselard M., *et al.,* «Magnesium Status and Stress: The Vicious Circle Concept Revisited». *Nutrients.* 28 de noviembre de 2020; 12(12): 3672. https://doi.org/10.3390/nu12123672.

[48] Boyle N. B., Lawton C., Dye L., «The Effects of Magnesium Supplementation on Subjective Anxiety and Stress—A Systematic Review». *Nutrients.* 26 de abril de 2017; 9(5): 429. https://doi.org/10.3390/nu9050429.

de manera drástica los niveles de este mineral, y la harina blanca y el arroz tienen aproximadamente un 80% menos de magnesio que la harina de trigo y el arroz integral.[49]

Zinc

El zinc es otro mineral que está activo en todo el cuerpo, al ayudar con la actividad enzimática y mejorando el sistema inmunitario. Es posible que reconozcas el zinc como un aditivo en algunos remedios para el resfriado de venta libre.

El zinc es importante para tu cerebro, ya que desempeña varias funciones para promover un funcionamiento óptimo, como estimular el crecimiento de nuevas neuronas, en particular en zonas de ansiedad como el hipocampo, y mediar en la inflamación y la oxidación.[50] El zinc también es crucial para la glándula pituitaria, un componente central del eje HPA que ayuda a controlar la regulación del estado de ánimo, por lo que su deficiencia puede provocar una serie de comportamientos anormales.[51]

Se ha descubierto que el zinc es eficaz en el tratamiento de ciertos tipos de depresión y que también potencia los efectos de los fármacos antidepresivos en pacientes resistentes al tratamiento.[52]

---

[49] Institute of Medicine (US) Standing Committee on the Scientific Evaluation of Dietary Reference Intakes. «Dietary Reference Intakes for Calcium, Phosphorus, Magnesium, Vitamin D, and Fluoride». Washington D. C.: National Academies Press; 1997. Consultado el 20 de noviembre de 2022. http://www.ncbi.nlm.nih.gov/books/NBK109825/.

[50] Choi S., Hong D. K., Choi B. Y., Suh S. W., «Zinc in the Brain: Friend or Foe?» *International Journal of Molecular Sciences*. 25 de noviembre de 2020; 21(23): 8941. https:// doi.org/10.3390/ijms21238941.

[51] Takeda A., Tamano H., Nishio R., Murakami T., «Behavioral Abnormality Induced by Enhanced Hypothalamo-Pituitary-Adrenocortical Axis Activity under Dietary Zinc Deficiency and Its Usefulness as a Model». *International Journal of Molecular Sciences*. 16 de julio de 2016; 17(7): 1149. https://doi.org/10.3390/ijms17071149.

[52] Cope E. C., Levenson C. W., «Role of zinc in the development and treatment of mood disorders». *Current Opinion in Clinical Nutrition and Metabolic Care*. Noviembre de 2010; 13(6): 685-689. https://doi.org/10.1097/MCO.0b013e32833df61a.

Los estudios demuestran, asimismo, que las personas que sufren ansiedad tienen niveles más bajos de zinc que los controles.[53] La deficiencia de este mineral también se correlacionó con la depresión y la ansiedad en estudios a estudiantes de secundaria[54] y a adultos de 60 años o más,[55] lo que indica que es importante en todas las etapas del desarrollo cerebral.

Alimentos que contienen zinc. Las fuentes alimenticias más ricas en zinc son la carne, el pescado y el marisco; las ostras contienen más zinc por ración que cualquier otro alimento. Si no se dispone de ostras frescas, las enlatadas son una alternativa. Los huevos y los lácteos también lo contienen, así como las alubias, los frutos secos y los cereales integrales, pero no es tan fácil de absorber de las fuentes vegetales debido a su contenido en fitatos, como comentamos anteriormente en el capítulo.

SUPLEMENTACIÓN INTELIGENTE

Cuando se trata de obtener el nivel correcto de micronutrientes, soy partidaria de poner la alimentación en primer lugar. Siempre que sigas una dieta saludable llena de alimentos completos, es muy probable que no necesites tomar un régimen de suplementos. Sin embargo, hay momentos en los que las restricciones dietéticas, las interacciones con otros medicamentos o las diferencias fisiológicas provocan que la dieta por sí sola no garantice niveles suficientes de ciertos micronutrientes.

---

[53] Russo A. J., «Decreased Zinc and Increased Copper in Individuals with Anxiety». *Nutrition and Metabolic Insights.* 7 de febrero de 2011; 4: 1-5. https://doi.org/10.4137/NMI.S6349.

[54] Tahmasebi K., Amani R., Nazari Z., Ahmadi K., Moazzen S., Mostafavi S. A., «Association of mood disorders with serum zinc concentrations in adolescent female students». *Biological Trace Element Research.* 2017; 178(2): 180-188. https://doi.org/10.1007/s12011-016-0917-7.

[55] Anbari-Nogyni Z., Bidaki R., Madadizadeh F., *et al.,* «Relationship of zinc status with depression and anxiety among elderly population». *Clinical Nutrition ESPEN.* Junio de 2020; 37: 233-239. https://doi.org/10.1016/j.clnesp.2020.02.008.

Cuando se producen estas carencias en nuestra nutrición, los suplementos pueden ser un factor importante para reducir la ansiedad.

Mi regla de oro para la suplementación es «prueba, no adivines». Antes de empezar a tomar cualquier suplemento, haz que tu médico compruebe tus niveles de micronutrientes. Si tienes un nivel bajo de vitaminas o minerales, primero intenta compensar el déficit con alimentos. Si no ves los resultados deseados en las pruebas de seguimiento, considera la posibilidad de tomar un suplemento. Las deficiencias de micronutrientes más comunes que veo en mi clínica se encuentran en la siguiente tabla. Recuerda que las CDR pueden variar según el sexo, la edad y otros factores. Los detalles se pueden encontrar en la página web de la Oficina de Suplementos Dietéticos de los Institutos Nacionales de Salud, disponible en <https://ods.od. nih.gov/factsheets/list-all/>.

MICRONUTRIENTE	¿QUIÉN DEBE PROBARLO?	CONSEJOS
Vitaminas del complejo B	Quienes siguen una dieta basada en plantas corren el riesgo de tener niveles bajos de vitaminas del complejo B, en especial B$_{12}$, ya que la mayoría de las fuentes de alimentos es de origen animal.	Hay suplementos que cubren todo el complejo B. Con la ayuda de tu médico, decide si tomar un suplemento del complejo B completo o una vitamina B específica. Dado que las vitaminas del grupo B son hidrosolubles, el cuerpo excreta las cantidades sobrantes en la orina, por lo que el riesgo de exagerar es relativamente bajo. Sin embargo, las dosis muy altas de ellas pueden ser

		peligrosas e interactuar con ciertos medicamentos, así que habla con tu médico sobre los factores de riesgo.
Vitamina D	El principal factor de riesgo de la deficiencia de vitamina D es la falta de exposición al sol, en especial para las personas con tonos de piel más oscuros. Los vegetarianos y veganos también están en riesgo, porque las fuentes dietéticas de vitamina D provienen en gran medida de los mariscos y los lácteos fortificados.	La vitamina D se almacena en la grasa corporal y puede ser tóxica si hay exceso. Dadas las interacciones entre la vitamina D, el magnesio y el calcio, a menudo recomiendo tomarlos juntos como suplemento.
Magnesio	El magnesio es difícil de analizar, ya que la mayor parte se encuentra en los huesos, y solo alrededor del 1% circula en la sangre. Habla con tu médico sobre los análisis disponibles.	Hay varios tipos de suplementos de magnesio, pero para la salud mental, generalmente recomiendo bisglicinato de magnesio o L-treonato de magnesio. El magnesio puede interactuar con una serie de medicamentos recetados. Habla con tu médico sobre los factores de riesgo.

Calcio	La deficiencia de calcio es más común en aquellos que no consumen lácteos. Las mujeres son más propensas a presentarla que los hombres.	El calcio puede interactuar con medicamentos recetados, incluidos antibióticos y otros para la presión arterial. Habla con tu médico sobre los factores de riesgo.
Hierro	Los vegetarianos y veganos tienen un mayor riesgo de sufrir deficiencia de hierro, porque el de origen vegetal es más difícil de absorber por el cuerpo que el hierro encontrado en productos animales.	Los suplementos de hierro son menos fáciles de tolerar que otros suplementos. Trabaja con tu médico para encontrar la fórmula y la dosis correctas. La vitamina C puede aumentar la absorción de hierro de fuentes dietéticas de origen vegetal, pero los estudios demuestran que no es necesario combinar un suplemento de vitamina C con uno de hierro.[56]

[56] Li N., Zhao G., Wu W., *et al.,* «The Efficacy and Safety of Vitamin C for Iron Supplementation in Adult Patients With Iron Deficiency Anemia». *JAMA Network Open.* 2 de noviembre de 2020; 3(11): e2023644. https://doi.org/10.1001/jamanet workopen.2020.23644.

LAS GRANDES COSAS VIENEN
EN PAQUETES PEQUEÑOS

Podría escribir un libro entero sobre el papel de los micronutrientes en la salud mental, pero esta no es una revisión exhaustiva. Por ejemplo, ha habido indicios de que las vitaminas A[57] y K[58] también están relacionadas con la ansiedad, al igual que minerales como el cobre[59] y el selenio.[60] Pero el mensaje clave es que incluso estos diminutos componentes dietéticos pueden tener un efecto enorme en la salud mental, pues solo al consumirlos se obtienen formas de calmar la mente.

Las vitaminas y los minerales no son los únicos compuestos que pueden marcar una gran diferencia en la lucha contra la ansiedad. En el próximo capítulo, aprenderemos sobre el mundo de los bioactivos, los fitoquímicos y los suplementos a base de hierbas.

[57] De Oliveira M. R., Silvestrin R. B., Mello E., Souza T., Moreira J. C., «Oxidative stress in the hippocampus, anxiety-like behavior and decreased locomotory and exploratory activity of adult rats: Effects of sub acute vitamin A supplementation at therapeutic doses». *Neurotoxicology.* Noviembre de 2007; 28(6): 1191-99. https://doi.org/10.1016/j.neuro.2007.07.008.
[58] Gancheva S. M., Zhelyazkova-Savova M. D., «Vitamin K2 improves anxiety and depression but not cognition in rats with metabolic syndrome: A role of blood glucose?» *Folia Medica.* 2016; 58(4): 264-72. https://doi.org/10.1515/folmed-2016-0032.
[59] Russo A. J., «Decreased Zinc and Increased Copper in Individuals with Anxiety». *Nutrition and Metabolic Insights.* 7 de febrero de 2011; 4: 1-5. https://doi.org/10.4137/NMI.S6349.
[60] Portnoy J., Wang J., Wang F., *et al.,* «Lower serum selenium concentration associated with anxiety in children». *Journal of Pediatric Nursing.* Marzo-abril de 2022; 63: e121-e126. https://doi.org/10.1016/j.pedn.2021.09.026.

CAPÍTULO 9

BIOACTIVOS Y TERAPIA HERBAL

Naomi era una mujer de 23 años que sufría de una serie de síntomas: problemas digestivos, dolores de cabeza, fatiga e insomnio. Me dijo que a menudo sentía que su cuerpo se desmoronaba. Su médico de cabecera la derivó conmigo después de descartar afecciones físicas graves, sospechando que la ansiedad podría ser la raíz de sus síntomas. Naomi se mostró escéptica, ya que no había experimentado ninguna sensación fuerte de ansiedad, pero le expliqué cómo la ansiedad somática puede ser responsable de problemas físicos, incluso en ausencia de los síntomas mentales clásicos. Poco a poco, estuvo de acuerdo en que valía la pena buscar tratamientos para la ansiedad.

La dieta de Naomi ya estaba en buen estado, con un equilibrio saludable de macronutrientes y micronutrientes, por lo que no había que hacer grandes cambios. Se oponía por completo a probar cualquier tipo de fármaco, tanto los ISRS como las benzodiazepinas, ya que no quería usar medicamentos para una afección que no estaba segura de tener. Me di cuenta de que tendríamos que ser un poco creativas.

Cuando los pacientes acuden a mí con síntomas de ansiedad, no suelo recetar suplementos herbales como tratamiento de primera línea, pero dadas las limitaciones del caso de Naomi, me pareció razonable intentarlo. Le sugerí que probara un suplemento oral de aceite de lavanda, que es una mezcla natural herbal que mejora los síntomas de la ansiedad somática sin causar efectos secundarios graves ni somnolencia.[1]

---

[1] Von Känel R., Kasper S., Bondolfi G., *et al.,* «Therapeutic effects of Silexan on somatic symptoms and physical health in patients with anxiety disorders: A meta-analysis». *Brain and Behavior.* 27 de febrero de 2021; 11(4): e01997. https://doi.org/10.1002/brb3.1997.

Aunque la lavanda no se utiliza de manera habitual en la cocina más allá de aromatizante en tés y productos horneados, su aroma se utiliza en perfumes y jabones desde la Edad Media; además, es un componente popular de tratamientos alternativos como los masajes de aromaterapia. Aunque hay algunas pruebas anecdóticas de que la lavanda puede aliviar la ansiedad a través de su aroma, las pruebas no son irrefutables.[2] Sin embargo, el aceite de lavanda también está disponible en forma de suplemento oral, en particular en el Silexan, un medicamento aprobado por el Gobierno en Alemania, y como remedio herbal en Estados Unidos. Silexan ha mostrado resultados prometedores en ensayos clínicos como tratamiento contra la ansiedad,[3] probablemente debido a la forma en que se une a los receptores de serotonina en el cerebro.[4]

Naomi hizo su investigación minuciosa, lo que la ayudó a sentirse más en control, y se decidió por un suplemento limpio que contenía solo aceite de lavanda. Acordamos que esta era una opción segura para ella. Después de dos semanas con una dosis intermedia en forma de cápsulas, los síntomas de Naomi comenzaron a mejorar y, en poco tiempo, desaparecieron por completo. Este no es siempre el caso: he tenido pacientes que vieron resultados hasta después de seis u ocho semanas, a menudo con ajustes en la dosis a lo largo del camino. Por ello, fue satisfactorio que Naomi encontrara alivio tan rápido sin usar productos farmacéuticos. Aunque también volvió a hacer acupuntura y tai chi, que la ayudaron a relajarse y sentirse más a gusto, los

---

[2] Malcolm B. J., Tallian K., «Essential oil of lavender in anxiety disorders: Ready for prime time?». *Mental Health Clinician*. 1.° de julio de 2017; 7(4): 147-155. https://doi.org/10.9740/mhc.2017.07.147.

[3] Kasper S., Müller W. E., Volz H. P., Möller H. J., Koch E., Dienel A., «Silexan in anxiety disorders: Clinical data and pharmacological background». *World Journal of Biological Psychiatry*. 2018; 19(6): 412-420. https://www.tandfonline.com/doi/full/10.1080/15622975.2017.1331046.

[4] Baldinger P., Höflich A. S., Mitterhauser M., *et al.,* «Effects of Silexan on the Serotonin-1A Receptor and Microstructure of the Human Brain: A Randomized, Placebo-Controlled, Double-Blind, Cross-Over Study with Molecular and Structural Neuroimaging». *International Journal of Neuropsychopharmacology*. 24 de enero de 2015; 18(4): pyu063. https://doi.org/10.1093/ijnp/pyu063.

resultados iniciales llegaron después de consumir el suplemento y fueron el actor secundario. Cuando vio lo eficaz que era el tratamiento a base de hierbas, se comprometió aún más con un enfoque integrado y holístico para combatir su ansiedad.

QUÉ SON LOS BIOACTIVOS

A pesar de sus raíces en la medicina popular, la eficacia del aceite de lavanda no se debe al misticismo ni a la magia. Al igual que los productos farmacéuticos, es eficaz porque contiene sustancias químicas que ejercen un impacto en la mecánica biológica del cerebro o del cuerpo. Estos productos químicos se denominan bioactivos y han ganado relevancia como área de investigación y en la comunidad médica en los últimos años. Los bioactivos son una categoría amplia y compleja de productos químicos, por lo que solo podremos rascar la superficie, pero en este capítulo exploraremos su potencial para aliviar la ansiedad, ya sea en los alimentos que comemos o en los suplementos herbales.

A pesar de que aparecen solo en pequeñas cantidades en los alimentos y las hierbas, los bioactivos tienen un efecto descomunal en la salud. Si esto te recuerda a los micronutrientes que comentamos en el capítulo 8, no es casualidad. No existe un consenso oficial, pero algunos expertos clasifican las vitaminas y los minerales como tipos de bioactivos. Otros hacen una distinción clave: a diferencia de los micronutrientes, los bioactivos no son específicamente *necesarios* para el cuerpo. Aunque su presencia puede ayudarte a mantener una salud óptima, su ausencia no impedirá que tu cuerpo funcione con normalidad. Por ejemplo, si tienes una grave carencia de hierro o vitamina C, tu cuerpo sucumbirá poco a poco a enfermedades como la anemia y el escorbuto. El aceite de lavanda que ayudó a Naomi no era esencial para su salud; tan solo reforzó su cerebro y su cuerpo ante su ansiedad somática.

Mientras que las vitaminas y los minerales proceden de una amplia gama de fuentes vegetales y animales, casi todos los bioactivos son fitoquímicos, lo que significa que son producidos por plantas (*phyto* es la palabra griega para *planta*). Contar con una amplia gama de plantas que podemos comer o convertir en preparados herbales significa que hay multitud de bioactivos con diferentes efectos biológicos, que van desde los antioxidantes de los frutos rojos hasta la cafeína del café y el té o los opioides de las drogas adictivas. Intentar conocer los detalles de cada compuesto bioactivo, cuáles son sus efectos y qué alimentos los contienen puede parecer un esfuerzo de Sísifo debido a la confusa terminología (por ejemplo, una clase de fitoquímicos llamados flavonoides se divide a su vez en flavonas, flavonoles, flavanonas, flavanonoles y flavanoles,[5] lo que no facilita precisamente su distinción y memorización).

En lugar de perdernos en la jerga, hablaremos del potencial de los bioactivos para combatir la ansiedad en dos grupos principales: los que se concentran en ciertos alimentos ricos en fitoquímicos y los que valen la pena incorporar a tu rutina a través de suplementos herbales.

BIOACTIVOS EN LOS ALIMENTOS

Todo el mundo sabe que hay que comer vegetales. En los dos capítulos anteriores hablamos de cómo las frutas y verduras están repletas de macro y micronutrientes beneficiosos. También son una fuente clave de bioactivos dietéticos. Esta es otra razón por la que es tan importante que constituyan una gran parte de tu dieta.

El tipo más común de bioactivos que se encuentran en las frutas y verduras son los polifenoles, un grupo de fitoquímicos conocidos por sus potentes propiedades antioxidantes. Se sabe que los polifenoles tienen una serie de efectos positivos para la salud, como la disminución del riesgo de enfermedades cardiacas y accidentes cerebrovasculares, la protección contra enfermedades neurodegenerativas y la mejora de indicadores metabólicos, como la presión arterial y

---

[5] Panche A. N., Diwan A. D., Chandra S. R., «Flavonoids: An overview». *Journal of Nutritional Science*. 29 de diciembre de 2016; 5:e47. https://doi.org/10.1017/jns. 2016.41. PMID: 28620474; PMCID: PMC5465813.

los lípidos.[6] Como vimos en muchos casos a lo largo de este libro, los alimentos que corrigen los desequilibrios metabólicos y disminuyen las enfermedades inflamatorias tienden a reducir la ansiedad. También se ha demostrado que los polifenoles ayudan a promover un microbioma intestinal saludable, que, como sabemos, es una parte esencial para calmar la mente.[7]

Los estudios sobre la suplementación con polifenoles y la ansiedad han sido algo contradictorios: un metaanálisis de 2021 encontró que los polifenoles son útiles en la depresión,[8] pero no mostraron una mejora significativa en la ansiedad, mientras que un metaanálisis de 2022 encontró beneficios para ambas afecciones.[9] Es importante considerar un gran cuerpo de investigación que correlaciona el consumo de muchas frutas y verduras con un mejor bienestar mental y menores puntuaciones de ansiedad. Por ejemplo, en el estudio Lettuce Be Happy, investigadores británicos trataron a los participantes durante siete años, haciendo un seguimiento de su dieta y su salud mental, y descubrieron que los que comían más frutas y verduras tendían a ser los más felices, e incluso un modesto aumento en su consumo tenía un gran efecto positivo.[10] Aunque estos estudios no vinculan las mejoras

---

[6] Gomez-Pinilla F., Nguyen T. T., «Natural mood foods: The actions of polyphenols against psychiatric and cognitive disorders». *Nutritional Neuroscience.* 19 de julio de 2013; 15(3): 127-133. https://doi.org/10.1179/1476830511Y.0000000035.

[7] Wang X., Yu J., Zhang X., «Dietary Polyphenols as Prospective Natural-Compound Depression Treatment from the Perspective of Intestinal Microbiota Regulation». *Molecules.* 7 de noviembre de 2022; 27(21): 7637. https://doi.org/10.3390/molecules27217637.

[8] Lin K., Li Y., Toit E. D., Wendt L., Sun J., «Effects of Polyphenol Supplementations on Improving Depression, Anxiety, and Quality of Life in Patients With Depression». *Frontiers in Psychiatry.* 7 de noviembre de 2021; 12: 765485. https://doi.org/10.3389/fpsyt.2021.765485.

[9] Jia S., Hou Y., Wang D., Zhao X., «Flavonoids for depression and anxiety: A systematic review and meta-analysis». *Critical Reviews in Food Science and Nutrition.* 9 de abril de 2022: 1-11. https://doi.org/10.1080/10408398.2022.2057914.

[10] Ocean N., Howley P., Ensor J., «Lettuce be happy: A longitudinal UK study on the relationship between fruit and vegetable consumption and wellbeing». *Social Science and Medicine.* 2019; 222: 335-345. https://doi.org/10.1016/j.socscimed.2018.12.017.

directamente con los polifenoles, estoy segura de que forman parte del panorama, junto con las vitaminas, los minerales y la fibra dietética.

Debido a que hay tantas variedades de polifenoles en frutas y verduras, no debes obsesionarte con tratar de rastrear qué compuesto se encuentra en qué alimento específico. La mejor manera de asegurarte de que estás obteniendo una variedad de polifenoles es llevando una dieta muy variada que incorpore todo tipo de frutas y verduras diferentes. La regla general es comer frutas y verduras de colores distintos (las de colores intensos son especialmente ricas en polifenoles). Piensa en los rojos y azules de los frutos rojos, los naranjas y amarillos de los cítricos y las zanahorias, los verdes intensos del kale y las espinacas, y el morado vibrante de la berenjena.

Los frutos rojos son conocidos en particular por sus propiedades antioxidantes, que protegen al cerebro del estrés oxidativo.[11] La mayor parte de la investigación sobre los efectos positivos de los frutos rojos se ha centrado en su potencial para proteger contra enfermedades neurodegenerativas, como el alzhéimer y el párkinson. Y dado que los alimentos neuroprotectores a menudo parecen mejorar la ansiedad, confío en recomendarlos, en especial porque tienen un índice glucémico bajo y pueden proporcionar un dulce y satisfactorio capricho sin afectar de manera negativa a la salud metabólica cuando se comen con moderación, es decir, entre ¼ y ½ taza al día.

Una de mis verduras favoritas es el brócoli morado, una hermosa variedad que descubrí cuando visité Londres. Gracias a las antocianinas que le dan su color morado, tiene casi el doble de polifenoles antioxidantes que el brócoli verde normal, que ya es una increíble fuente de nutrientes[12] (consulta la receta de brócoli morado a la plancha en la página 322).

---

[11] Subash S., Essa M. M., Al-Adawi S., Memon M. A., Manivasagam T., Akbar M., «Neuroprotective effects of berry fruits on neurodegenerative diseases». *Neural Regeneration Research*. 15 de agosto de 2014; 9(16): 1557-1566. https://doi.org/10.4103/1673-5374.139483.

[12] Porter Y., «Antioxidant properties of green broccoli and purple-sprouting broccoli under different cooking conditions». *Bioscience Horizons*. 7 de mayo de 2012; 5(0): hzs004-hzs004. https://doi.org/10.1093/biohorizons/hzs004.

Las verduras crucíferas como el brócoli morado, junto con el brócoli verde, las coles de Bruselas, la kale y otras también contienen bioactivos llamados «glucosinolatos», que les dan su sabor y olor amargos.[13] Las investigaciones demuestran que estos son clave en la prevención y el tratamiento de varias enfermedades crónicas. En concreto, revelan que las verduras crucíferas contribuyen en la regulación de la glucosa en sangre y la presión arterial, lo que ayuda a combatir los trastornos metabólicos. Los glucosinolatos también pueden mejorar afecciones psiquiátricas como la depresión, la ansiedad, el autismo y la enfermedad de alzhéimer, así como trastornos inmunológicos como la esclerosis múltiple. Mejor aún, un compuesto particular llamado «sulforafano» ha mostrado potencial para combatir el cáncer.[14] Me di cuenta por primera vez de los increíbles beneficios de este grupo de alimentos cuando luché contra el cáncer de mama. Estudios en seres humanos han demostrado que la exposición al sulforafano ayuda a retrasar la progresión del cáncer de mama, deteniendo el ciclo celular del cáncer y desalentando la metástasis.[15]

Aunque es posible que tengas que visitar un mercado de agricultores para encontrar brócoli morado (¡o cultivarlo tú mismo!), tengo grandes esperanzas de que esta opción hermosa, deliciosa y saludable para el cerebro esté más disponible a medida que se estudien sus efectos positivos. Mientras tanto, te animo a que aproveches los polifenoles, glucosinolatos y otros bioactivos de las verduras crucíferas como el brócoli verde, la coliflor, las coles de Bruselas y la col.

[13] Barba F. J., Nikmaram N., Roohinejad S., Khelfa A., Zhu Z., Koubaa M., «Bioavailability of Glucosinolates and Their Breakdown Products: Impact of Processing». *Frontiers in Nutrition*. 15 de agosto de 2016; 3:24. https://doi.org/10.3389/fnut.2016.00024.
[14] Manchali S., Chidambara Murthy K. N., Patil B. S., «Crucial facts about health benefits of popular cruciferous vegetables». *Journal of Functional Foods*. Enero de 2012; 4(1): 94-106. https://doi.org/10.1016/j.jff.2011.08.004.
[15] Kuran D., Pogorzelska A., Wiktorska K., «Breast Cancer Prevention-Is there a Future for Sulforaphane and Its Analogs?», *Nutrients*. 27 de mayo de 2020; 12(6): 1559. https:// doi.org/10.3390/nu12061559; Bagheri M, Fazli M, Saeednia S, Gholami Kharanagh M., Ahmadiankia N., «Sulforaphane modulates cell migration and expression of β-catenin and epithelial mesenchymal transition markers in breast cancer cells». *Iranian Journal of Public Health*. Enero de 2020; 49(1): 77-85.

Además de una amplia variedad de frutas y verduras, hay diversos alimentos y bebidas que son conocidos por estar repletos de polifenoles y otros bioactivos beneficiosos, como el té, el chocolate, el vino y diversas hierbas y especias. A diferencia de las frutas y verduras, es fácil excederse con algunos, así que consideraremos las ventajas y desventajas de cada uno.

Té

El té se ha utilizado para mejorar el estado de ánimo y calmar la preocupación durante miles de años, y una taza humeante sin duda tranquiliza la mente. La investigación médica moderna respalda esta asociación, ya que el té contiene polifenoles que contribuyen a aliviar la ansiedad. Por supuesto, el té no es monolítico, y las diferentes preparaciones de té negro, verde y de hierbas tienen efectos variables en la salud mental.

El té negro es el tipo de té más destacado en Estados Unidos y Europa, y es popular en todo el mundo. Los polifenoles cruciales en el té negro son las teaflavinas, que tienen propiedades antioxidantes y antibacterianas y alivian los síntomas de la ansiedad, según estudios con animales, probablemente al estimular la liberación de dopamina.[16] También se ha demostrado que el té negro ayuda a recuperarse del estrés y a aumentar la relajación.[17] Incluso se sabe que la simple inhalación de su aroma alivia la sensación de estrés y reduce los marcadores de este que se encuentran en la saliva.[18]

---

[16] Kita M., Uchida S., Yamada K., Ano Y., «Anxiolytic effects of theaflavins via dopaminergic activation in the frontal cortex». *Bioscience, Biotechnology, and Biochemistry*. 3 de junio de 2019; 83(6): 1157-1162. https://doi.org/10.1080/09168451.2019.1584523.

[17] Steptoe A., Gibson E. L., Vuononvirta R., *et al.,* «The effects of tea on psychophysiological stress responsivity and post-stress recovery: A randomised double-blind trial». *Psychopharmacology*. 2007; 190(1): 81-89. https://doi.org/10.1007/s00213-006-0573-2.

[18] Yoto A., Fukui N., Kaneda C., *et al.,* «Black tea aroma inhibited increase of salivary chromogranin-A after arithmetic tasks». *Journal of Physiological Anthropology*. 24 de enero de 2018; 37(1): 3. https://doi.org/10.1186/s40101-018-0163-0.

El té verde es popular en Asia, tanto en su forma tradicional como en su preparación en polvo llamada «matcha». El té verde es cada vez más frecuente en todo el mundo, ya que se reconocen sus efectos beneficiosos para la salud, como el estímulo del estado de ánimo y la cognición.[19] El bioactivo más importante del té verde es la L-teanina, un aminoácido que reduce la sensación de estrés y ansiedad.[20]

Es importante recordar que tanto el té negro como el verde contienen cafeína, un compuesto bioactivo familiar que forma parte del grupo de los alcaloides. La cafeína tiene una relación algo complicada con la salud mental. Creo que muchos de nosotros podemos dar fe de que, consumida con moderación, es un factor positivo en la capacidad de funcionar en un mundo ajetreado y en constante movimiento, pero es importante no excederse. Un consumo elevado de cafeína puede aumentar los síntomas de ansiedad e incluso provocar episodios graves, como ataques de pánico, sobre todo en personas que ya padecen trastornos como el trastorno de ansiedad generalizada (TAG) y el trastorno de pánico.[21] Mi recomendación es mantener el consumo de cafeína por debajo de 400 mg al día. Una taza de té negro contiene 47 mg de cafeína, y 1 taza de té verde contiene 28 mg,[22] por lo que es poco probable que superes el límite si solo bebes té. Pero ten cuidado si también consumes café u otras bebidas que contengan cafeína.

---

[19] Dietz C., Dekker M.. «Effect of Green Tea Phytochemicals on Mood and Cognition». *Current Pharmaceutical Design*. 2017; 23(19): 2876-2905. https://doi.org/10.2174/1381612823666170105151800.

[20] Hidese S., Ogawa S., Ota M., *et al*.. «Effects of L-Theanine Administration on Stress-Related Symptoms and Cognitive Functions in Healthy Adults: A Randomized Controlled Trial». *Nutrients*. 3 de octubre de 2019; 11(10): 2362. https://doi.org/10.3390/nu11102362.

[21] Klevebrant L., Frick A.. «Effects of caffeine on anxiety and panic attacks in patients with panic disorder: A systematic review and meta-analysis». *General Hospital Psychiatry*. Enero-febrero de 2022; 74: 22-31. https://doi.org/10.1016/j.genhosppsych.2021.11.005.

[22] «Caffeine. The Nutrition Source». Harvard T. H. Chan School of Public Health. https://www.hsph.harvard.edu/nutritionsource/caffeine/.

También quiero señalar que las recomendaciones de té se centran en el té natural, no en las bebidas de té con toneladas añadidas de grasas y azúcares o edulcorantes no nutritivos. Estos aditivos pueden anular fácilmente los beneficios del té. Un estudio de 2021 descubrió que los bebedores habituales de té de perlas y azucarado son más propensos a sufrir depresión y ansiedad,[23] lo cual concuerda con mi experiencia clínica, como vimos en el capítulo 3 con mi paciente Mary, amante del té de perlas (consulta la receta de té matcha con perlas en la página 331 para conocer una alternativa).

Las infusiones de hierbas, por lo regular, no contienen cafeína, y se ha demostrado que ciertas preparaciones alivian la ansiedad. Por ejemplo, el té de romero ha mostrado efectos ansiolíticos prometedores.[24] Dado el éxito de Naomi en la lucha contra su ansiedad con aceite de lavanda, no es de extrañar que también se haya descubierto que el té de lavanda es beneficioso.[25] Se ha demostrado que el clásico té de manzanilla reduce de manera significativa los síntomas del trastorno de ansiedad generalizada.[26] Y se sabe que el té de hierbas sudafricano «rooibos» tiene poderosas propiedades antioxidantes, en especial

[23] Wu Y., Lu Y., Xie G., «Bubble tea consumption and its association with mental health symptoms: An observational cross-sectional study on Chinese young adults». *Journal of Affective Disorders.* 15 de febrero de 2022; 299: 620-627. https://doi.org/10.1016/j.jad.2021.12.061.

[24] Achour M., Ben Salem I., Ferdousi F., *et al.,* «Rosemary Consumption Alters Peripheral Anxiety and Depression Biomarkers: A Pilot Study in Limited Healthy Volunteers». *Journal of the American Nutrition Association.* 10 de febrero de 2021; 41(3): 240-249. https://doi.org/10.1080/07315724.2021.1873871.

[25] Bazrafshan M. R., Jokar M., Shokrpour N., Delam H., «The effect of lavender herbal tea on the anxiety and depression of the elderly: A randomized clinical trial». *Complementary Therapies in Medicine.* Mayo de 2020; 50: 102393. https://doi.org/10.1016/j.ctim.2020.102393.

[26] Mao J. J., Xie S. X., Keefe J. R., Soeller I., Li Q. S., Amsterdam J. D., «Long-term chamomile (*Matricaria chamomilla* L.) treatment for generalized anxiety disorder: A randomized clinical trial». *Phytomedicine.* 15 de diciembre de 2016; 23(14): 1735-1742. https://doi.org/10.1016/j.phymed.2016.10.012.

si se infusiona durante largos periodos, para aumentar el contenido de polifenoles.[27]

Chocolate

El chocolate es otro alimento que se considera beneficioso para el estado de ánimo, aunque a menudo por razones más indulgentes que el té: los dulces de chocolate ricos y altos en calorías son presentaciones populares de comida reconfortante que anteponen el sabor y la satisfacción a las preocupaciones por la salud. No obstante, aunque la mayoría de ellos no son buenos para ti, eso se debe más al azúcar y a las grasas poco saludables que al chocolate en sí. El chocolate amargo, que tiene menos azúcar y una mayor concentración de cacao, contiene una gran cantidad de polifenoles con el potencial de mejorar la ansiedad.

Un metaanálisis de 2022 concluyó que los productos ricos en cacao favorecen una mejora significativa de los síntomas de ansiedad a corto plazo (aunque los estudios eran muy pocos para sacar conclusiones sobre los efectos a largo plazo).[28] Se demostró que el chocolate amargo redujo las sustancias químicas del estrés y ayudó a regular el microbioma intestinal de los participantes ansiosos del estudio.[29] Además, el chocolate tiene el potencial de aumentar los estados de

---

[27] Piek H., Venter I., Rautenbach F., Marnewick J. L., «Rooibos herbal tea: An optimal cup and its consumers». *Health SA*. 21 de febrero de 2019; 24: 1090. https://doi.org/10.4102/hsag.v24i0.1090.

[28] Fusar-Poli L., Gabbiadini A., Ciancio A., Vozza L., Signorelli M. S., Aguglia E., «The effect of cocoa-rich products on depression, anxiety, and mood: A systematic review and meta-analysis». *Critical Reviews in Food Science and Nutrition*. 10 de mayo de 2021; 62(28): 7905-7916. https://doi.org/10.1080/10408398.2021.1920570.

[29] Martin F. P., Rezzi S., Peré-Trepat E., *et al.*, «Metabolic Effects of Dark Chocolate Consumption on Energy, Gut Microbiota, and Stress-Related Metabolism in Free-Living Subjects». *Journal of Proteome Research*. 7 de octubre de 2009; 8(12): 5568-5579. https://doi.org/10.1021/pr900607v.

ánimo positivos[30] y proteger contra la depresión.[31] Clínicamente, he visto el beneficio en pacientes con ansiedad a los que se les recetaron postres azucarados que solo la empeoraron. Adquirir el gusto por el chocolate amargo como sustituto de las opciones más dulces ayudó a reducir sus síntomas.

Quiero recalcar que estos hallazgos no son una excusa para comerte todas las barras de chocolate que encuentres. Los efectos nocivos de comer demasiada azúcar pueden superar con creces los efectos positivos del chocolate, sobre todo porque cuando lleva leche y es más dulce tiene menos polifenoles beneficiosos. Incluso el chocolate amargo puede tener un alto contenido de azúcares añadidos. Por eso asegúrate de elegir chocolate amargo de alta calidad, rico en cacao y con un mínimo de azúcar.

Vino tinto

El vino es rico en polifenoles y antioxidantes con potenciales efectos positivos en la salud. El consumo moderado de vino tinto se ha asociado durante mucho tiempo con la mejora de la cognición y la neuroprotección.[32] El polifenol resveratrol puede ayudar a regular la liberación de neurotransmisores como la serotonina y la dopamina.

Pero, de nuevo, la moderación es la clave. El consumo excesivo de alcohol es un grave problema. Se ha descubierto que abusar de él es muy frecuente en los trastornos de ansiedad, y ambos pueden agravarse mutuamente. Ninguna cantidad de polifenoles va a superar el

---

[30] Pase M. P., Scholey A. B., Pipingas A., *et al.,* «Cocoa polyphenols enhance positive mood states but not cognitive performance: A randomized, placebo-controlled trial». *Journal of Psychopharmacology.* 29 de enero de 2013; 27(5): 451-458. https://doi.org/10.1177/0269881112473791.

[31] García-Blanco T., Dávalos A., Visioli F., «Tea, cocoa, coffee, and affective disorders: Vicious or virtuous cycle?». *Journal of Affective Disorders.* 15 de diciembre de 2017; 224: 61-68. https://doi.org/10.1016/j.jad.2016.11.033.

[32] Baum-Baicker C., «The psychological benefits of moderate alcohol consumption: A review of the literature». *Drug and Alcohol Dependence.* 1985; 15(4): 305-322. https://doi.org/10.1016/0376-8716(85)90008-0.

daño que puede causar beber demasiado, así que, si vas a tomar, limita tu consumo y presta mucha atención a cómo te sientes después de beber alcohol. Si prefieres evitar el vino, pero no quieres perderte los efectos beneficiosos del resveratrol, vale la pena hablar con tu médico sobre la posibilidad de un suplemento.

Hierbas y especias

La cúrcuma es conocida como una especia saludable para el cerebro debido a sus altos niveles de curcumina, un compuesto fenólico de color amarillo brillante que se utiliza en la cocina y como remedio herbal en la tradición ayurvédica. La curcumina se sugiere con mayor frecuencia como un posible tratamiento para la depresión debido a que aumenta los niveles de sustancias químicas cerebrales, como las monoaminas y el factor neurotrófico derivado del cerebro; además, reduce la inflamación y ayuda a revertir las anomalías metabólicas.[33] Sin embargo, estudios recientes muestran efectos positivos en la ansiedad, y algunos descubrieron que es incluso más eficaz que en la depresión.[34] Al cocinar con cúrcuma, es importante incluir pimienta negra, que facilita la absorción de la curcumina, potenciando sus efectos.[35]

El azafrán es otro condimento que atrae mucha atención como posible reductor de la ansiedad. El azafrán contiene alrededor de 150 fitoquímicos que tienen propiedades antioxidantes y antiinflamatorias,

[33] Matias J. N., Achete G., Campanari G. S. D. S., et al., «A systematic review of the antidepressant effects of curcumin: Beyond monoamines theory». *Australian and New Zealand Journal of Psychiatry*. 5 de marzo de 2021; 55(5): 451-462. https://doi.org/10.1177/0004867421998795.
[34] Esmaily H., Sahebkar A., Iranshahi M., et al., «An investigation of the effects of curcumin on anxiety and depression in obese individuals: A randomized controlled trial». *Chinese Journal of Integrative Medicine*. 2015; 21(5): 332-338. https://doi.org/10.1007/s11655-015-2160-z.
[35] Hewlings S. J., Kalman D. S., «Curcumin: A Review of Its Effects on Human Health». *Foods*. 22 de octubre de 2017; 6(10): 92. https://doi.org/10.3390/foods6100092.

incluidos varios que han demostrado ser eficaces para reducir la ansiedad.[36] Un metaanálisis de 23 estudios sobre el efecto del azafrán en la depresión y la ansiedad encontró que tenía un efecto considerable positivo en ambas afecciones.[37]

También hay pruebas de que hierbas como el romero,[38] una variedad india de albahaca llamada «tulsi», o «albahaca sagrada»,[39] y el orégano[40] ayudan a reducir el estrés y aliviar la ansiedad. Sin embargo, aunque cocinar con estas hierbas y especias nunca es mala idea, es un reto conseguir cantidades suficientemente grandes en tu dieta. Dado que los bioactivos solo se encuentran en dosis mínimas y que, por lo general, sazonamos nuestros alimentos con pequeñas cantidades de hierbas y especias, no es práctico intentar obtener lo suficiente a través de la cocina para notar la diferencia. Una vez tuve una paciente que se alegró de que mencionara los efectos positivos del azafrán, porque le encantaba cocinar pastas y arroces que se condimentaban con él. Pero una vez que desglosamos la cantidad de azafrán que necesitaría comer para obtener la dosis recomendada (se necesitan alrededor de 21 hebras de azafrán para producir el mismo efecto que

[36] Maqbool Z., Arshad M. S., Ali A., *et al.*, «Potential Role of Phytochemical Extract from Saffron in Development of Functional Foods and Protection of Brain-Related Disorders». *Oxidative Medicine and Cellular Longevity.* 22 de septiembre de 2022; 2022: 6480590. https://doi.org/10.1155/2022/6480590.
[37] Marx W., Lane M., Rocks T., *et al.,* «Effect of saffron supplementation on symptoms of depression and anxiety: A systematic review and meta-analysis» [publicado en línea antes de la impresión, 28 de mayo de 2019]. *Nutrition Reviews.* 2019; nuz 023. https://doi.org/10.1093/nutrit/nuz023.
[38] Ghasemzadeh Rahbardar M., Hosseinzadeh H., «Therapeutic effects of rosemary (*Rosmarinus officinalis* L.) and its active constituents on nervous system disorders». *Iranian Journal of Basic Medical Sciences.* Septiembre de 2020; 23(9): 1100-1112. https://doi.org/10.22038/ijbms.2020.45269.10541.
[39] Jamshidi N., Cohen M. M., «The Clinical Efficacy and Safety of Tulsi in Humans: A Systematic Review of the Literature». *Evidence-Based Complementary and Alternative Medicine.* 16 de marzo de 2017; 2017: 9217567. https://doi.org/10.1155/2017/9217567.
[40] Mechan A. O., Fowler A., Seifert N., *et al.,* «Monoamine reuptake inhibition and mood-enhancing potential of a specified oregano extract». *British Journal of Nutrition.* 21 de diciembre de 2011; 105(8): 1150-1163. https://doi.org/10.1017/S0007114510004940.

un suplemento de azafrán de 50 mg), estuvo de acuerdo en que sería más sensato (y más rentable, ya que es muy caro) recurrir a un suplemento, el cual le dio buenos resultados: su ansiedad disminuyó en apenas seis semanas, y siguió cocinando con azafrán de forma complementaria.

Por esta razón, aunque te animo a cocinar con una amplia gama de hierbas y especias para aprovechar los beneficios de su contenido fitoquímico, si quieres probar un régimen con un compuesto específico para tratar tu ansiedad, suelo recomendar que trabajes con un médico de medicina holística o integrativa para determinar un suplemento de calidad y una dosis adecuada.

Éste es un buen punto para llevar nuestra discusión al tema de la medicina herbolaria.

BIOACTIVOS EN LA MEDICINA HERBAL

La medicina herbal tiene profundas raíces en todo el mundo, y las hierbas desempeñan un papel importante dentro de la medicina alopática, ayurvédica y oriental. Mucha gente no sabe que, hasta 1890, el 59% de los productos farmacéuticos estadounidenses se basaba en hierbas o combinaciones de ellas.[41] Incluso hoy en día, la medicina herbal es la alternativa médica más común, y se estima que el 20% de los estadounidenses toma medicamentos a base de plantas para tratar o prevenir enfermedades.[42] Aunque algunos profesionales de la medicina convencional pueden poner en duda la eficacia y fiabilidad de la herbolaria, he visto sus efectos en suficientes de mis pacientes como para no descartar la posibilidad de que pueda aliviar la ansiedad.

---

[41] Rashrash M., Schommer J. C., Brown L. M., «Prevalence and Predictors of Herbal Medicine Use Among Adults in the United States». *Journal of Patient Experience.* 5 de junio de 2017; 4(3): 108-113. https://doi.org/10.1177/2374373517706612.
[42] Bent S., «Herbal medicine in the United States: Review of efficacy, safety, and regulation: Grand rounds at University of California, San Francisco Medical Center». *Journal of General Internal Medicine.* Jun 2008; 23(6): 854-859. https://doi.org/10.1007/s11606-008-0632-y.

Por supuesto, dado que la medicina herbal está menos regulada que los productos farmacéuticos, con pruebas menos rigurosas requeridas para llevar un producto al mercado, es un mundo que requiere investigación y orientación para poder navegar. Uno de los principales atractivos de la medicina herbal es que los tratamientos naturales son más seguros que los productos farmacéuticos, lo que idealmente los hace menos riesgosos para experimentar. Eso suele ser cierto; por ejemplo, no tuve ninguna reserva en indicarle a Naomi que tomara un suplemento de aceite de lavanda, que no tiene efectos secundarios negativos graves, pero conviene tener precaución. El hecho de que una sustancia sea natural no significa que en automático sea segura. Cualquier compuesto a base de hierbas debe consumirse bajo supervisión médica, ya sea de tu médico de cabecera u otro profesional sanitario con experiencia en medicina herbal.

Veamos algunos remedios herbales destacados para la ansiedad y revisemos la investigación sobre su eficacia.

Ashwagandha

La ashwagandha, a veces denominada «ginseng indio», es una hierba del sistema de medicina ayurvédica india que se remonta al año 6000 a. C. Según la tradición, la raíz huele a caballo, y consumirla otorga el poder del animal (*ashwa* es la palabra sánscrita para caballo). En efecto, en estudios con animales, se ha demostrado que la ashwagandha aumenta la resistencia y la energía.[43] Más relevantes para nosotros son las pruebas prometedoras de estudios recientes sobre su uso para reducir el estrés y aliviar la ansiedad.[44] Un análisis concluyó que todos los estudios calificados mostraron que la ashwagandha era

---

[43] Singh N., Bhalla M., de Jager P., Gilca M., «An overview on Ashwagandha: A Rasayana (Rejuvenator) of Ayurveda». *African Journal of Traditional, Complementary, and Alternative Medicines.* 2011; 8(5 Suppl): 208-213. https://doi.org/10.4314/ajt cam.v8i5S.9.

[44] Akhgarjand C., Asoudeh F., Bagheri A., *et al.,* «Does Ashwagandha supplementation have a beneficial effect on the management of anxiety and stress? A systematic

más eficaz para combatir la ansiedad que un placebo.[45] La teoría es que esta hierba ayuda a aliviar el estrés y la ansiedad al tener un efecto moderador en el eje HPA.[46]

En mi experiencia clínica he visto que este suplemento ayuda a mis pacientes con ansiedad, así que vale la pena probarlo si otras alternativas no son efectivas. Dado que la ashwagandha tiene un sabor amargo natural, es posible que tengas que probar varias marcas diferentes antes de decidirte por un suplemento con un sabor neutro y sin azúcares añadidos.

Berberina

Me preguntan mucho sobre la berberina, un suplemento que se ha hecho viral y que la prensa ha llamado el «Ozempic natural». Como recordarás, Ozempic y Wegovy son medicamentos recetados que se hicieron populares por sus efectos adelgazantes.

La berberina es un suplemento vegetal proveniente de la planta del agracejo. Es un alcaloide natural de la isoquinolina que se obtiene de varias plantas herbáceas, como la *Berberis Hydrastis canadensis* («sello de oro»). Su primera referencia documentada se encuentra en la medicina tradicional asiática, que se remonta al año 3000 a. C. Algunas investigaciones demuestran que la berberina contribuye a reducir los niveles de la glucosa en sangre y actúa como un popular medicamento recetado llamado «metformina», que se prescribe

review and meta-analysis of randomized controlled trials». *Phytotherapy Research*. Noviembre de 2022; 36(11): 4115-4124. https://doi.org/10.1002/ptr.7598.

[45] Pratte M. A., Nanavati K. B., Young V., Morley C. P., «An Alternative Treatment for Anxiety: A Systematic Review of Human Trial Results Reported for the Ayurvedic Herb Ashwagandha (*Withania somnifera*)». *Journal of Alternative and Complementary Medicine*. 16 de diciembre de 2014; 20(12): 901-908. https://doi.org/10.1089/acm.2014.0177.

[46] Lopresti A. L., Smith S. J., Malvi H., Kodgule R., «An investigation into the stress-relieving and pharmacological actions of an ashwagandha (*Withania somnifera*) extract: A randomized, double-blind, placebo-controlled study». *Medicine*. Septiembre de 2019; 98(37): e17186. https://doi.org/10.1097/MD.0000000000017186.

ampliamente para la diabetes mellitus tipo 2. Además, una revisión sistemática demostró que reduce la resistencia a la insulina. Aunque no está del todo claro que la berberina sea un «sustituto» del Ozempic, mostró cierto efecto en un metaanálisis que encontró una reducción significativa del peso corporal, el IMC, la circunferencia de la cintura y los niveles de proteína C reactiva asociados con la ingesta de berberina. También se pensó que esto podría haber tenido un papel indirecto en el tratamiento de trastornos metabólicos. De esta manera, la berberina podría ayudar potencialmente a aliviar la ansiedad al mejorar la salud metabólica.

En cuanto a la ansiedad, los estudios con animales evidencian un cierto impacto positivo de la berberina. El mecanismo para reducir la ansiedad podría estar relacionado con su efecto sobre las monoaminas en el tronco encefálico y con la disminución de la actividad serotoninérgica. Además, la berberina inhibe los receptores de glutamato y puede disminuir sus niveles, 5-HT (5-hidroxitriptamina) y NE (norepinefrina).

Como sabemos por el capítulo 6 que la salud metabólica está relacionada con la salud mental, a medida que surjan más investigaciones, puedes considerar con tu médico la opción de la berberina para disminuir la ansiedad o contrarrestar el aumento de peso derivado de un efecto secundario de un medicamento psicotrópico que te hayan recetado. De nuevo, habla siempre con tu médico sobre cualquier suplemento antes de probarlo.

Ginkgo biloba y ginseng

El ginkgo biloba y el ginseng han sido alimentos básicos de la medicina oriental desde la antigüedad, utilizados para una amplia variedad de efectos sobre la salud. El ginkgo biloba ha sido apreciado por sus efectos antimicrobianos, antiinflamatorios y neuroprotectores.[47]

---

[47] Noor-E-Tabassum, Das R., Lami M. S., *et al.*, «Ginkgo biloba: A Treasure of Functional Phytochemicals with Multimedicinal Applications». *Evidence-Based*

Contiene una variedad de compuestos bioactivos, incluidos polifenoles y terpenos, que modulan diferentes sistemas de neurotransmisores. El ginseng es rico en antioxidantes y se utiliza para estimular el sistema inmunitario. Aunque la mayoría de los estudios sobre los efectos del ginkgo biloba y el ginseng en el cerebro se centran en su papel en la protección contra la neurodegeneración, los estudios demuestran que el ginkgo biloba mejora los síntomas de ansiedad en pacientes con TAG,[48] y el ginseng ayuda a mitigar los efectos del estrés, con el potencial de aliviar la depresión y la ansiedad.[49]

He visto resultados dispares en pacientes que utilizan ambos remedios tradicionales para tratar la ansiedad. Aun así, dado que resultan beneficiosos en otros aspectos de la salud, puede valer la pena comentárselos a tu médico.

Kava

La kava es una planta que se utiliza tradicionalmente en las bebidas ceremoniales de las islas del Pacífico. Se ha popularizado en todo el mundo como tratamiento alternativo para el estrés y la ansiedad. Aunque tiene efectos sociales similares a los del alcohol, sus defensores afirman que alivia la ansiedad y favorece la relajación sin reducir las capacidades cognitivas.

Algunos estudios médicos recientes sobre la eficacia de la kava han demostrado una disminución de los síntomas de ansiedad en

---

Complementary and Alternative Medicine. 28 de febrero de 2022; 2022: 8288818. https://doi.org/10.1155/2022/8288818.

[48] Woelk H., Arnoldt K. H., Kieser M., Hoerr R., «Ginkgo biloba special extract EGb 761 in generalized anxiety disorder and adjustment disorder with anxious mood: A randomized, double-blind, placebo-controlled trial». *Journal of Psychiatric Research.* Septiembre de 2007; 41(6): 472-480. https://doi.org/10.1016/j.jpsychires. 2006.05.004.

[49] Lee S., Rhee D. K., «Effects of ginseng on stress-related depression, anxiety, and the hypothalamic-pituitary-adrenal axis». *Journal of Ginseng Research.* Octubre de 2017; 41(4): 589-594. https://doi.org/10.1016/j.jgr.2017.01.010.

participantes con y sin diagnóstico de TAG,[50] aunque otros no han encontrado pruebas suficientes para llegar a una conclusión firme.[51] Dada esta incertidumbre, y las posibles preocupaciones sobre los efectos en el hígado (la kava ha sido prohibida en algunos países europeos, aunque la mayoría de las restricciones se han levantado), no la recomendaría como remedio herbal para la ansiedad.

Pasiflora

La pasiflora, concretamente la especie *Passiflora incarnata,* es originaria de Sudamérica, Australia y el sudeste asiático, y ha sido utilizada como remedio herbal por muchas culturas para tratar diversas afecciones, incluida la ansiedad. Es una fuente rica en vitaminas y minerales, así como de alcaloides y polifenoles bioactivos. Varios estudios recientes han tratado de demostrar su eficacia como tratamiento para la ansiedad y otras afecciones de salud mental.

Aunque no todos los estudios están 100% de acuerdo, un análisis de los más recientes sugiere que la pasiflora tiene un efecto comparable al de las potentes benzodiacepinas para el alivio rápido de la ansiedad. Pero mientras que esos medicamentos pueden provocar somnolencia y dependencia, la pasiflora no tiene esos efectos secundarios, lo que la convierte en un sustituto ideal en ciertos casos.[52]

[50] Sarris J., Byrne G. J., Bousman C. A., *et al.,* «Kava for generalised anxiety disorder: A 16-week double-blind, randomised, placebo-controlled study». *Australian and New Zealand Journal of Psychiatry.* 8 de diciembre de 2019; 54(3): 288-297. https://doi.org/10.1177/0004867419891246; Sarris J., Stough C., Bousman C. A., *et al.* «Kava in the Treatment of Generalized Anxiety Disorder: A Double-Blind, Randomized, Placebo Controlled Study». *Journal of Clinical Psychopharmacology.* Octubre de 2013; 33(5): 643-648. https://doi.org/10.1097/JCP.0b013e318291be67.
[51] Ooi S. L., Henderson P., Pak S. C., «Kava for Generalized Anxiety Disorder: A Review of Current Evidence». *Journal of Alternative and Complementary Medicine.* 1.° de agosto de 2018; 24(8): 770-780. https://doi.org/10.1089/acm.2018.0001.
[52] Janda K., Wojtkowska K., Jakubczyk K., Antoniewicz J., Skonieczna-Zydecka K., *«Passiflora incarnata* in Neuropsychiatric Disorders—A Systematic Review». *Nutrients.* 19 de diciembre de 2020; 19; 12(12): 3894. https://doi.org/10.3390/nu12123894.

Vale la pena probarla si sufres episodios agudos de ansiedad, como ataques de pánico.

La pasiflora está disponible en forma de té, presentación que a menudo les sugiero a mis pacientes antes de optar por un suplemento (consulta mi receta de tisana de pasiflora en la página 332).

Rhodiola rosea

La *Rhodiola rosea,* también conocida como raíz de oro o raíz ártica, crece a gran altitud y en climas fríos de Europa y Asia, y se ha utilizado como medicamento a base de hierbas en Escandinavia y Rusia durante siglos. La raíz de la planta contiene adaptógenos, compuestos que ayudan al cuerpo a adaptarse al estrés, con propiedades neuroprotectoras y ansiolíticas.[53]

Los estudios demuestran que el tratamiento con *Rhodiola rosea* ha dado lugar a una mejora significativa de los síntomas de ansiedad entre los pacientes con TAG[54] y entre los que solo padecen ansiedad leve.[55] A mis pacientes que no obtienen resultados sólidos con los cambios en la dieta, suelo recomendarles que prueben un suplemento de *Rhodiola rosea.*

---

[53] Panossian A., Wikman G., «Effects of Adaptogens on the Central Nervous System and the Molecular Mechanisms Associated with Their Stress–Protective Activity». *Pharmaceuticals.* 19 de enero de 2010; 3(1): 188-224. https://doi.org/10.3390/ph3010188.

[54] Bystritsky A., Kerwin L., Feusner J. D., «A Pilot Study of Rhodiola rosea (Rhodax®) for Generalized Anxiety Disorder (GAD)». *Journal of Alternative and Complementary Medicine.* 8 de marzo de 2008; 14(2): 175-180. https://doi.org/10.1089/acm.2007.7117.

[55] Cropley M., Banks A. P., Boyle J., «The Effects of Rhodiola rosea L. Extract on Anxiety, Stress, Cognition and Other Mood Symptoms». *Phytotherapy Research.* 27 de octubre de 2015; 29(12): 1934-1939. https://doi.org/10.1002/ptr.5486.

Cannabinoides

Los cannabinoides son terpenos que se encuentran en la planta de cannabis. El cannabis es una droga recreativa familiar, con un apoyo cada vez mayor como tratamiento médico para el dolor crónico y otras afecciones. Los dos cannabinoides más destacados son el delta-9-tetrahidrocannabinol (THC) y el cannabidiol (CBD). Los dos compuestos tienen efectos muy diferentes, sobre todo en la ansiedad. Aunque el cannabis medicinal a veces se promociona como tratamiento contra esta, el THC, en especial en dosis altas, puede causar ansiedad y provocar sensaciones de pánico y paranoia. El CBD ha demostrado ser un tratamiento prometedor contra la ansiedad.[56]

Aunque el CBD y otros cannabinoides tienen potencial para combatir la ansiedad, el debate que los rodea debe enfriarse un poco antes de que me sienta segura de hacer recomendaciones médicas sobre su uso. Con demasiada frecuencia, las opiniones sobre los productos derivados del cannabis acaban reflejando un sesgo positivo o negativo, dependiendo de las ideas preconcebidas sobre su uso. Ciertamente, soy cautelosa a la hora de recomendarlos: he pasado demasiado tiempo de guardia en las salas de emergencias más concurridas de Boston tratando psicosis inducidas por sustancias y complicaciones relacionadas como para estar 100% cómoda respaldando los productos de cannabis. Sin embargo, sigo abierta a la investigación científica en curso y siempre he creído que la ciencia debe ejercerse con una dosis de humildad: ¡simplemente, no lo sabemos todo!

[56] Sharpe L., Sinclair J., Kramer A., De Manincor M., Sarris J., «Cannabis, a cause for anxiety? A critical appraisal of the anxiogenic and anxiolytic properties». *Journal of Translational Medicine*. 2020; 18(1): 374. https://doi.org/10.1186/s12967-020-02518-2.

UN PAPEL (BIO)ACTIVO EN LA LUCHA
CONTRA LA ANSIEDAD

Quiero reiterar que, aunque los bioactivos de los que hablamos en este capítulo tienen el potencial de disminuir la ansiedad, ninguno de ellos debe considerarse una cura mágica. Al igual que todos los tratamientos contra la ansiedad, tienen puntos fuertes y limitaciones, y cada persona reaccionará de manera diferente. Pero una vez que te asegures de mantener un equilibrio adecuado de macro y micronutrientes, los bioactivos de los alimentos y suplementos podrán proporcionarte en ocasiones el impulso final que necesitas para vencer la ansiedad.

Ahora que sabemos cómo pueden ayudar a aliviar la afección los componentes de los distintos alimentos, es hora de desarrollar un plan nutricional equilibrado y sostenible lleno de alimentos deliciosos que calmen tu mente.

CAPÍTULO 10

UN VIAJE ANSIOLÍTICO AL SUPERMERCADO

Me encanta ir al súper. Entiendo por qué mucha gente lo ve como una tarea, pero a mí nunca me lo ha parecido. Hay algo estimulante en ver la abundancia de alimentos frescos esperando a convertirse en deliciosas comidas. Cuando me dejo llevar, puedo pasar mucho tiempo en una sección de productos bien surtida, imaginando las posibilidades. Es lógico que pedir comestibles a domicilio ganara importancia durante la pandemia por COVID-19, pero me emocioné cuando pude ponerme el cubrebocas y volver a la tienda para elegir mi comida, pensar en recetas y buscar alimentos que nunca había probado antes.

Elegir ingredientes de calidad es una de las mejores formas de animarte a seguir una dieta saludable y ansiolítica. Sin embargo, si estás empezando a cocinar en casa cuando estás acostumbrado a comer fuera, entiendo que el supermercado pueda resultar un poco intimidante, sobre todo si ya experimentas ansiedad por otros aspectos de tu vida. Sin un repertorio establecido de recetas o la confianza para empezar a experimentar, es posible que te sientas un poco abrumado, y en lugar de elegir alimentos integrales que requieren un poco más de planificación y trabajo de preparación, te sientas tentado a comprar comidas preparadas y congeladas, tal vez más rentables que comer en restaurantes, pero probablemente no más saludables.

En este capítulo quiero viajar contigo al supermercado, para visitar las secciones donde puedas hacer una buena mezcla de alimentos integrales y saludables que constituyan el núcleo de tu dieta contra la ansiedad. Por supuesto, saber qué alimentos comprar es solo una parte de la ecuación; es igual de importante saber cuáles evitar. Por muy maravillosos que sean los supermercados, no van a tomar decisiones alimentarias responsables por ti; incluso el supermercado más «saludable» tendrá un montón de opciones azucaradas y procesadas que empeorarán tu ansiedad. Así que tendrás que ser selectivo con lo que pongas en tu carrito.

El primer paso es decidir dónde comprar. Mi recomendación es simple: ve al supermercado que sea conveniente, cómodo, acorde con tu presupuesto y que tenga una selección adecuada de frutas y verduras frescas. A veces me frustra la idea de que para comer sano hay que comprar en una tienda de comestibles cara y especializada. ¡No es así! Aunque las tiendas de alimentación especializadas como Whole Foods son maravillosas, si el costo o la proximidad son un problema, te aseguro que puedes encontrar alimentos saludables en cualquier supermercado convencional o en la sección correspondiente de grandes cadenas como Walmart, Target y Costco.

Por supuesto, en Estados Unidos el acceso a comestibles frescos no está garantizado. Muchas zonas de bajos ingresos son desiertos alimentarios con poca o ninguna disponibilidad de alimentos asequibles, frescos y saludables. En 2019, se estimaba que 23.5 millones de personas vivían en un desierto alimentario,[1] lo que se asoció con peores resultados de salud en general, incluida la mental.[2] Si vives en una zona donde escasean los supermercados, o te cuesta incluir la comida saludable en tu presupuesto, te animo a que busques programas locales que ayuden a mejorar el acceso a alimentos saludables. Por ejemplo, en Boston, hay programas gestionados por la ciudad, el Estado y organizaciones sin fines de lucro locales que mejoran el acceso a los mercados de agricultores locales, incentivan el Programa de Asistencia Nutricional Suplementaria (SNAP, por sus siglas en inglés)

---

[1] Jin H., Lu Y., «Evaluating Consumer Nutrition Environment in Food Deserts and Food Swamps». *International Journal of Environmental Research and Public Health.* 7 de marzo de 2021; 18(5): 2675. https://doi.org/10.3390/ijerph18052675.

[2] Bergmans R. S., Sadler R. C., Wolfson J. A., Jones A. D., Kruger D., «Moderation of the Association Between Individual Food Security and Poor Mental Health by the Local Food Environment Among Adult Residents of Flint, Michigan». *Health Equity.* 14 de junio de 2019; 3(1): 264-274. https://doi.org/10.1089/heq.2018.0103.

mediante una tarjeta de beneficios electrónicos (EBT, por sus iniciales en inglés) en productos frescos y promueven la agricultura urbana.

Aunque la disponibilidad de estas iniciativas varía según la ciudad y el estado, existen muchos programas y organizaciones de este tipo en todo el país. Amazon también acepta ahora los beneficios SNAP y EBT (actualmente en todos los estados, excepto Alaska) gracias a un nuevo programa que desarrolló para facilitar el acceso a alimentos frescos.

PRODUCTOS

Los productos son normalmente lo primero que ves al entrar en el supermercado. Me alegra mucho ver todos esos hermosos expositores de frutas y verduras apilados, brillando con colorida y deliciosa nutrición. Como hemos aprendido antes, esos colores vibrantes no son solo hermosos a la vista, sino también una expresión externa de la gama de poderosos nutrientes que conforman el mosaico de una dieta ansiolítica.

QUÉ IMPORTANCIA TIENE COMER
PRODUCTOS ORGÁNICOS

Mis pacientes a menudo preguntan si vale la pena pagar más por comprar productos, cereales, carne y lácteos orgánicos. La respuesta es algo complicada. Desde el punto de vista nutricional, hay pruebas que sugieren que los alimentos orgánicos son más saludables en algunos aspectos. Por ejemplo, las frutas y verduras orgánicas parecen tener un mayor contenido de polifenoles que las variedades convencionales, y los estudios observacionales han demostrado que el consumo de alimentos orgánicos tiene un efecto positivo en una serie de afecciones, como el síndrome metabólico, el cáncer y la infertilidad.[3] La carne y los lácteos orgánicos tienden a equilibrar un poco mejor las grasas y proteínas.[4] Por lo tanto, recomiendo comprar productos orgánicos siempre que sea posible. Pero la evidencia no es tan sólida como para sugerirte comerlos *exclusivamente*. Si comprar alimentos orgánicos significa que debas adquirir menos productos frescos, no es conveniente. Además, consumir orgánicos no significa necesariamente ser saludable; hay muchos aperitivos orgánicos y alimentos preparados que están muy procesados y contienen grandes cantidades de grasas poco saludables y azúcares añadidos. Tanto si compras alimentos orgánicos como convencionales, asegúrate de que son integrales, es decir, que se procesan lo menos posible.

Las verduras de hoja verde son fundamentales por su contenido en micronutrientes y fibra, y son una gran fuente de polifenoles como la luteína, un antioxidante que ha demostrado ser prometedor para reducir los síntomas depresivos en ratones.[5] Es especialmente importante comer verduras de hoja verde crudas en ensaladas, porque la cocción puede eliminar nutrientes valiosos. Cuando prepares una ensalada, evita la lechuga iceberg y opta por colores verdes más oscuros y sabores más complejos, como la lechuga romana, la arúgula, el kale y las espinacas. Si prefieres las verduras cocidas, la col, el nabo y las hojas de mostaza son excelentes fuentes de vitaminas y minerales.

[3] Vigar V., Myers S., Oliver C., Arellano J., Robinson S., Leifert C., «A Systematic Review of Organic Versus Conventional Food Consumption: Is There a Measurable Benefit on Human Health» *Nutrients*. 18 de diciembre de 2019; 12(1): 7. https://doi.org/10.3390/nu12010007.
[4] Glibowski P., «Organic food and health». *Roczniki Pan´stwowego Zakładu Higieny*. 2020; 71(2): 131-136. https://doi.org/10.32394/rpzh.2020.0110.
[5] Zeni A. L. B., Camargo A., Dalmagro A. P., «Lutein prevents corticosterone-induced depressive-like behavior in mice with the involvement of antioxidant and neuroprotective activities». *Pharmacology, Biochemistry, and Behavior*. Abril de 2019; 179: 63-72. https://doi.org/10.1016/j.pbb.2019.02.004.

A medida que te sientas cómodo cocinando con verduras, puedes diversificar aún más las opciones, como el *bok choy*, las acelgas, las hojas de diente de león y el betabel.

Como comentamos en el capítulo 8, me encantan las verduras crucíferas y las considero una parte clave de una dieta ansiolítica gracias a sus altos niveles de micronutrientes y fitoquímicos beneficiosos. Además de su potencial para combatir la ansiedad, son ricas en sulforafano, que mejora problemas graves de salud mental como la esquizofrenia, equilibra las hormonas, mejora la inmunidad, revierte la resistencia a la insulina, reduce los síntomas del síndrome premenstrual y favorece la digestión.[6] Varias de mis verduras de hoja verde favoritas, como la arúgula, la berza, el kale y las hojas de nabo, también son vegetales crucíferos. Quizá quieras llenar el carrito con otros como el brócoli, las coles de Bruselas, la col y la coliflor (ver la siguiente tabla). Estos se pueden comer crudos o en una amplia gama de preparaciones. Si tu sección de productos frescos está bien surtida, es posible que incluso encuentres uno de mis nuevos favoritos, como el brócoli morado.

¿VERDURAS DE HOJA VERDE O CRUCÍFERAS?

VERDURAS DE HOJA VERDE	VERDURAS DE HOJA VERDE CRUCÍFERAS	VERDURAS CRUCÍFERAS
Hojas de betabel	Arúgula	Brócoli
Cilantro	*Bok choy*	Coles de Bruselas
Diente de león	Col	Coliflor

---

[6] Sedlak T. W., Nucifora L. G., Koga M., *et al.,* «Sulforaphane Augments Glutathione and Influences Brain Metabolites in Human Subjects: A Clinical Pilot Study». *Molecular Neuropsychiatry.* 17 de abril de 2018; 3(4): 214-222. https://doi.org/10.1159/000487639.

Perejil	Berza	Colirrábano
Lechuga romana	Kale	Rábano
Espinaca	Hojas de mostaza	Colinabo
	Grelos	Nabo
	Acelgas	
	Hojas de nabo	
	Berros	

Otras verduras para tener en cuenta son los pimientos rojos, una excelente fuente de vitamina C. Las alcachofas son una excelente fuente de fibra dietética, la vitamina C y el magnesio. Los betabeles son ricos en fibra dietética, ácido fólico, nitratos y fitoquímicos antioxidantes. Los espárragos contienen un compuesto que se ha utilizado en la medicina tradicional china para tratar la ansiedad y que también demuestra ser prometedor en la investigación moderna.[7] El ajo, los puerros y las cebollas proporcionan sabores complementarios a los alimentos y son ricos en prebióticos que favorecen un microbioma saludable.

Dependiendo de tu supermercado, también puedes comprar microvegetales, que son las versiones en miniatura de muchas verduras diferentes, como el brócoli, los rábanos, los chícharos y las verduras de

---

[7] Cheng L., Pan G. F., Sun X. B., Huang Y. X., Peng Y. .S, Zhou L. Y., «Evaluation of Anxiolytic-Like Effect of Aqueous Extract of Asparagus Stem in Mice». *Evidence-Based Complementary and Alternative Medicine*. 20 de noviembre de 2013; 2013: 587260. https://doi.org/10.1155/2013/587260.

hoja verde como la arúgula. Los microvegetales se han vuelto muy populares en los últimos años porque tienen una mayor concentración de nutrientes que sus versiones maduras. Aunque la investigación actual sobre los beneficios de los microvegetales no se centra en específico en la ansiedad, dada su riqueza en micronutrientes y bioactivos, hay buenas razones para probar añadirlos a tu dieta.[8] Los microvegetales suelen estar disponibles precortados como mezcla para ensaladas; también puedes comprar bandejas de brotes vivos presembrados, útiles para cortar los que necesites y dejar que vuelvan a brotar. ¡Es como tener un jardín en miniatura en tu cocina!

Las frutas son una fuente valiosa de colores para obtener diversos micronutrientes y polifenoles. Ya hablamos de los frutos rojos, pero quiero enfatizar que son dulces deliciosos, relativamente bajos en azúcar y llenos de antioxidantes y otros bioactivos beneficiosos. Las manzanas contienen quercetina flavonoide, que tiene potentes efectos antioxidantes y antiinflamatorios,[9] y son una gran fuente de fibra; sin embargo, por su contenido relativamente alto de azúcar, te recomiendo seleccionar variedades más verdes que sean un poco menos dulces. Además, asegúrate de comer la cáscara, que concentra la mayor parte del contenido fenólico.

Los aguacates son un poco diferentes de otras frutas y verduras (técnicamente son una fruta) en que tienen un contenido mucho más alto de grasa y un bajo contenido de carbohidratos, lo que lleva a un perfil de sabor más atractivo que dulce. Las grasas de los aguacates son más que nada AGMI saludables, que han demostrado disminuir la oxidación y reducir los factores de riesgo metabólicos cuando se consumen con frecuencia (como veremos en breve, el aceite de aguacate es una buena alternativa al aceite de oliva para cocinar a

---

[8] Bhaswant M., Shanmugam D. K., Miyazawa T., Abe C., Miyazawa T., «Microgreens–A Comprehensive Review of Bioactive Molecules and Health Benefits». *Molecules*. 15 de enero de 2023; 28(2): 867. https://doi.org/10.3390/molecules280 20867.
[9] Deepika, Maurya P. K., «Health Benefits of Quercetin in Age-Related Diseases». *Molecules*. 13 de abril de 2022; 27(8): 2498. https://doi.org/10.3390/molecules270 82498.

altas temperaturas).[10] Los aguacates también son ricos en vitaminas del grupo B, vitamina E, fibra y magnesio, por lo que son una parte valiosa de tu dieta ansiolítica.

En realidad no hay mucho que evitar en la sección de productos frescos, por lo que solo tengo unas pocas notas de precaución. Algunas frutas dulces como la sandía y las uvas pueden añadir una cantidad significativa de azúcar a tu dieta, a la vez que son más bien bajas en nutrientes. Eso no significa que deban evitarse por completo —prefiero que comas un puñado de uvas en lugar de un pastel—, pero considérelas como una colación ocasional en lugar de regular. También ten en cuenta que las verduras con almidón, como las papas, tienen un índice glucémico alto y solo deben consumirse una vez a la semana.

FRUTAS Y VERDURAS CONGELADAS Y EN CONSERVA

Si bien las frutas y verduras frescas deben ser una parte importante de tu dieta, son perecederas por naturaleza, lo que provoca desperdicio y molestias cuando no puedes cocinarlas tan pronto como esperabas.

No te recomiendo las verduras o frutas enlatadas. Aunque hay otros alimentos en los que la comodidad y la durabilidad de los alimentos enlatados o en frascos ofrecen una pequeña ventaja en cuanto a nutrición, este no es el caso. La diferencia de sabor y nutrientes entre los alimentos frescos y los enlatados es significativa, y las frutas y verduras en conserva suelen incluir aditivos como azúcar, jugo de frutas, grandes cantidades de sal o conservadores. Desaconsejo cualquier fruta o verdura enlatada que no sean legumbres y jitomates para salsas.

---

[10] Wang L., Tao L., Hao L., *et al.* «A Moderate-Fat Diet with One Avocado per Day Increases Plasma Antioxidants and Decreases the Oxidation of Small, Dense LDL in Adults with Overweight and Obesity: A Randomized Controlled Trial». *Journal of Nutrition*. Febrero de 2020; 150(2): 276-284. https://doi.org/10.1093/jn/nxz231.

Si tienes problemas para comer productos frescos antes de que se echen a perder, las opciones congeladas son mucho mejores. Aunque hay algunas variaciones, la mayoría de los nutrientes se conservan bien cuando se congelan, y algunas verduras incluso tienen más nutrientes que sus versiones frescas, ya que se congelan en su punto de madurez en lugar de recolectarse antes de que estén maduras y así se envíen a los puntos de venta.[11] En particular, los chícharos verdes, el brócoli y los floretes de coliflor congelados son excelentes para tenerlos a la mano como complemento rápido de las comidas, y los frutos rojos congelados son ideales para mezclarlos con yogur sin azúcar y hacer un licuado.

Por mucho que me guste la sección de productos frescos del supermercado, también deberías visitar el mercado local o el tianguis para comprar productos de temporada. Además de que estarías apoyando a los agricultores locales y comiendo de manera más sostenible, las frutas y verduras son más nutritivas (y deliciosas) cuando se cultivan hasta su plena madurez y se venden lo más frescas posible. Los pequeños agricultores también suelen ser apasionados de las variedades de plantas que cultivan, por lo que es más probable que dispongan de ellas, las cuales pueden ser más nutritivas que las cultivadas en siembras a gran escala.

CARNE, SOYA, HUEVOS Y LÁCTEOS

Después de llenar tu carrito con verduras, la próxima parada debería ser el mostrador de pescado. Como comentamos en profundidad,

[11] Bouzari A., Holstege D., Barrett D. M., «Vitamin Retention in Eight Fruits and Vegetables: A Comparison of Refrigerated and Frozen Storage». *Journal of Agricultural and Food Chemistry*. 19 de diciembre de 2014; 63(3): 957–62. https://doi.org/10.1021/jf5058793.

los pescados y mariscos son una maravillosa fuente de proteínas saludables y es la principal fuente de ácidos grasos omega-3 EPA y DHA. La caballa, el arenque, el atún, la trucha y varios mariscos contienen omega-3, pero mi favorito es el salmón. El salmón está ampliamente disponible, es fácil de preparar de diferentes formas y queda delicioso.

Existe cierto debate sobre si se debe comprar salmón salvaje o de granja. El salmón del Pacífico, que suele ser salvaje, es más magro, con mayor contenido de proteínas y micronutrientes. El salmón del Atlántico, por lo regular de granja, contiene aproximadamente tres veces más grasa, aunque la mayor parte no corresponde a las benéficas omega-3.[12] Aun así, ambos son excelentes fuentes de EPA y DHA. Aunque mi preferencia sería el salmón salvaje, el de granja es más barato y accesible, por lo que sigue siendo una buena opción si te parece más práctico.

Si compras pescado fresco, debería tener un olor neutro; si huele mucho a pescado, es probable que sea un poco más viejo. Un buen vendedor de mariscos o pescadería cortará los filetes que necesites y se asegurará de que estén sin espinas para facilitarte el trabajo. Si no tienes acceso a una fuente de pescado fresco de calidad, o si simplemente no te resulta práctico por su costo o conveniencia, comprar pescado congelado es una opción cómoda y rentable sin una pérdida significativa de nutrientes.[13] Los mariscos enlatados también son una buena opción. A diferencia de las verduras en conserva, que son considerablemente menos nutritivas que las frescas, el pescado y otros mariscos en conserva mantienen más o menos el mismo valor nutricional que los frescos, incluido su contenido de omega-3. Incluso

[12] Jensen I. J., Eilertsen K. E., Otnæs C. H. A., Mæhre H. K., Elvevoll E. O., «An Update on the Content of Fatty Acids, Dioxins, PCBs and Heavy Metals in Farmed, Escaped and Wild Atlantic Salmon (Salmo salar L.) in Norway». *Foods.* 19 de diciembre de 2020; 9(12): 1901. https://doi.org/10.3390/foods9121901.
[13] Dawson P., Al-Jeddawi W., Remington N., «Effect of Freezing on the Shelf Life of Salmon». *International Journal of Food Science.* 12 de agosto de 2018; 2018: 1686121. https://doi.org/10.1155/2018/1686121.

hay algunos nutrientes, como el calcio, que pueden ser más abundantes en el pescado enlatado. Cuando elijas esta opción, opta por los enlatados en agua o por marcas de mayor calidad enlatadas en aceite de oliva. El pescado enlatado en otros tipos de aceite vegetal suele estar lleno de AGPI proinflamatorios que pueden ser perjudiciales, así que lee siempre la etiqueta.

En cuanto a la carne, ya hablamos de los cambios de actitud sobre los efectos de las grasas saturadas en la salud. En épocas anteriores, tal vez te habría recomendado que evitaras la carne roja por completo, pero teniendo en cuenta cómo ha cambiado la investigación sobre las grasas saturadas, vale la pena incluir cantidades moderadas de carne de res en tu dieta para aprovechar su excelente fuente de proteínas, vitaminas del grupo B, hierro y otros nutrientes esenciales. Yo recomiendo comprar carne de res alimentada con pasto y criada de forma sostenible, cada vez más disponible en las tiendas. Si no tienes buenas opciones locales, puedes pedir carne de granjas que utilicen prácticas agrícolas regenerativas.

ALIMENTACIÓN SOSTENIBLE

Los pacientes a menudo me preguntan cómo comer de forma sostenible, en especial si optan por carne y lácteos. Encontrar el equilibrio adecuado entre la salud, las preferencias alimentarias y el impacto medioambiental es una cuestión individual. La ciencia médica y la ambiental son bastante similares en el sentido de que están llenas de contradicciones, conceptos erróneos y posiciones arraigadas.[14] La mayoría de la comunidad científica coincide en que nos enfrentamos a retos colosales tanto para el medioambiente como para la salud personal, pero ambos son sistemas

---

[14] Norberg J., Blenckner T., Cornell S. E., Petchey O. L., Hillebrand H., «Failures to disagree are essential for environmental science to effectively influence policy development». *Ecology Letters*. 25 de febrero de 2022; 25(5): 1075-1093. https://doi.org/10.1111/ele.13984.

complejos tan extremos que imposibilitan un enfoque único en cuanto a un curso de acción correcto para cada persona. Creo que cada uno debe tanto determinar su camino hacia la salud mental y física como decidir de manera reflexiva y consciente cómo el impacto ambiental guía sus decisiones alimentarias.

Para muchos de mis pacientes, comer de forma sostenible es una prioridad, y lo aplaudo. Estudios recientes muestran que ciertos hábitos alimentarios pueden marcar una verdadera diferencia en grandes desafíos ambientales como el cambio climático.[15] La piedra angular de estos hábitos es comer más productos vegetales y menos de origen animal, con un enfoque en alimentos integrales y no procesados. ¡Confío en que te resulta familiar! Afortunadamente, comer para combatir la ansiedad y comer para combatir el cambio climático no son mutuamente excluyentes y, de hecho, seguir las recomendaciones de este libro reduciría la huella ambiental de las personas que están acostumbradas a una dieta típica estadounidense que se basa en la carne y los alimentos procesados.

Si comes carne y productos lácteos, intenta encontrar productores que practiquen la agricultura regenerativa, la cual busca criar ganado de forma sostenible siguiendo patrones de pastoreo naturales, en lugar de alimentar a animales confinados con una dieta altamente procesada.[16]

[15] Jarmul S., Dangour A. D., Green R., Liew Z., Haines A., Scheelbeek P. F., «Climate change mitigation through dietary change: A systematic review of empirical and modelling studies on the environmental footprints and health effects of "sustainable diets"». *Environmental Research Letters*. 22 de diciembre de 2020; 15: 123014. https://doi.org/10.1088/1748-9326/abc2f7.
[16] Provenza F. D., Kronberg S. L., Gregorini P.. «Is Grassfed Meat and Dairy Better for Human and Environmental Health». *Frontiers in Nutrition*. 18 de marzo de 2019; 6: 26. https://doi.org/10.3389/fnut.2019.00026.

Las aves de corral, como el pollo y el pavo, son otra buena fuente de proteínas y vitaminas del grupo B. Todas las aves de corral contienen más o menos la misma cantidad de triptófano, que tu cuerpo absorbe mejor si se combina con un carbohidrato. El pollo de granja puede ser más asequible, pero es menos nutritivo. Si es posible, siempre recomiendo pollo orgánico criado sin antibióticos.

Es importante recordar que incluso los consumidores de carne deben obtener la mayoría de sus macronutrientes de fuentes vegetales. Mi regla general es que dos comidas al día deben ser totalmente vegetales, dejando la carne solo para una. Y algunos tipos de carne deben evitarse por completo. Mantén tu carrito alejado de cualquier tipo de carne procesada o fría, como tocino, salchichas, embutidos en rebanadas y carnes frías. La carne procesada suele tener un alto contenido de azúcar añadido y un exceso de grasas poco saludables, y los nitratos y nitritos utilizados para conservar la carne, incluso la carne etiquetada como «sin curar», se han asociado con un mayor riesgo de cáncer.[17]

Los sustitutos de la carne como Beyond Meat o Impossible Meat están muy procesados y diseñados, porque se enfocan en el sabor y la textura en lugar de en la salud, por lo que yo los comería solo de vez en cuando en lugar de considerarlos una fuente básica de proteínas. También deben evitarse los sustitutos de la carne a base de soya muy procesados, como los *nuggets* de pollo falso y las salchichas vegetarianas. Sin embargo, la soya, una fuente clásica de proteína vegetal, ha demostrado ser prometedora en la lucha contra la ansiedad.

Aunque los productos de soya como el tofu se han consumido durante miles de años en las culturas asiáticas, a finales de los noventa se puso en duda su salubridad. La cuestión giraba en torno a la posibilidad de que las isoflavonas de la soya —un tipo de fitoquímico que puede imitar los efectos de la hormona estrógeno en el cuerpo—

---

[17] Chazelas E., Pierre F., Druesne-Pecollo N., *et al.,* «Nitrites and nitrates from food additives and natural sources and cancer risk: Results from the NutriNet-Santé cohort». *International Journal of Epidemiology.* 18 de marzo de 2022; 51(4): 1106-1119. https://doi.org/10.1093/ije/dyac046.

pudieran aumentar el riesgo de cáncer de mama y otros problemas de salud.[18] Aunque esta investigación ha sido ampliamente desacreditada —se ha demostrado que las isoflavonas de la soya son antiinflamatorias y quizás incluso protectoras contra el cáncer—,[19] todavía existe un cierto estigma en torno a los productos de soya, sobre todo entre las generaciones mayores. Es una pena, porque la soya es una gran fuente de proteínas y se sabe que mitiga la ansiedad en estudios con animales.[20] A la hora de elegir productos de soya, opta por edamames, bebida de soya sin azúcar, tofu y productos de soya fermentada como miso, tempeh y natto.

Los huevos son otra buena fuente de proteínas, así como de vitamina A, vitaminas del grupo B, colina y otros nutrientes beneficiosos. Al igual que la soya, los huevos sufrieron un golpe a su reputación hacia finales del siglo XX, ya que contienen colesterol dietético, que durante mucho tiempo se pensó que elevaba los niveles de colesterol en sangre. Sin embargo, resulta que no existe claridad en el efecto de uno sobre el otro. En estudios recientes, no se ha encontrado relación entre el consumo de huevos y un aumento de las enfermedades cardiacas, el colesterol sérico o la hipertensión.[21] Aunque todavía hay cierto debate, hay pruebas de que el consumo moderado de hasta un huevo al día es seguro.[22] Si consumes huevos, intenta comprar los de gallinas de libre pastoreo, es decir, que pueden moverse con libertad.

---

[18] Messina M., Duncan A., Messina V., Lynch H., Kiel J., Erdman J. W. Jr., «The health effects of soy: A reference guide for health professionals». *Frontiers in Nutrition*. 10 de agosto de 2022; 9: 970364. https://doi.org/10.3389/fnut.2022.970364.

[19] Boutas I., Kontogeorgi A., Dimitrakakis C., Kalantaridou S. N., «Soy Isoflavones and Breast Cancer Risk: A Meta-analysis». *In Vivo*. Marzo-abril de 2022; 36(2): 556-562. https://doi.org/10.21873/invivo.12737.

[20] Ota A., Yamamoto A., Kimura S., *et al.*, «Rational identification of a novel soy-derived anxiolytic-like undecapeptide acting via gut-brain axis after oral administration». *Neurochemistry International*. Mayo de 2017; 105: 51-57. https://doi.org/10.1016/j.neuint.2016.12.020.

[21] Fernandez M. L., Murillo A. G., «Is There a Correlation between Dietary and Blood Cholesterol? Evidence from Epidemiological Data and Clinical Interventions». *Nutrients*. 23 de mayo de 2022; 14(10): 2168. https://doi.org/10.3390/nu14102168.

[22] Drouin-Chartier J. P., Chen S., Li Y., *et al.*, «Egg consumption and risk of cardiovascular disease: Three large prospective US cohort studies, systematic review,

Los lácteos son una buena fuente de proteínas, así como de vitaminas y minerales, sobre todo de calcio. Intenta encontrar leche y lácteos de vacas alimentadas con pasto (a menudo comercializados como «leche de pasto»), que contienen una mayor proporción de omega-3 que la leche convencional.[23] Los productos lácteos fermentados como el yogur, el queso de yogur y el kéfir son buenas fuentes de probióticos que ayudan a promover un microbioma saludable. Quizá ese sea uno de los motivos por los que los estudios demuestran que el yogur y otros productos lácteos fermentados pueden reducir la ansiedad y mejorar la respuesta al estrés.[24] En cuanto a los quesos, recomiendo los quesos duros como el parmesano y los de oveja como el halloumi, ambos muy presentes en la dieta mediterránea.

Al seleccionar los lácteos, es importante asegurarse de que los productos estén mínimamente procesados y no tengan azúcar añadida. Deben evitarse los productos de queso procesado, como el queso americano, y también el yogur azucarado (incluido el que viene con fruta añadida), la leche con chocolate y los helados. También recomiendo evitar los sustitutos de la mantequilla vegetal, que suelen estar elaborados con ácidos grasos poliinsaturados omega-6, que no son saludables.

Si eres vegano o buscas sustituir los lácteos por otros motivos, hay una amplia variedad de bebidas alternativas elaboradas con soya, avena

---

and updated meta-analysis». *BMJ.* 2020; 368: m513. https://doi.org/10.1136/b mj.m513.

[23] Alothman M., Hogan S. A., Hennessy D., *et al.,* «The "grass-fed" milk story: Understanding the impact of pasture feeding on the composition and quality of bovine milk». *Foods.* 17 de agosto de 2019; 8(8): 350. https://doi.org/10.3390/foods 8080350.

[24] Jaatinen N., Korpela R., Poussa T., *et al.,* «Effects of daily intake of yoghurt enriched with bioactive components on chronic stress responses: A double-blinded randomized controlled trial». *International Journal of Food Sciences and Nutrition.* 4 de febrero de 2014; 65(4): 507-514. https://doi.org/10.3109/09637486.2014.880669; Sousa R. J. M., Baptista J. A. B., Silva C. C. G., «Consumption of fermented dairy products is associated with lower anxiety levels in Azorean University students». *Frontiers in Nutrition.* 17 de agosto de 2022; 9: 930949. https://doi.org/10.3389/ fnut.2022.930949.

y frutos secos. No me opongo a ellas en principio, pero a menudo están llenas de azúcar añadida. Asegúrate de comprar variedades sin azúcar. También es posible preparar tus bebidas vegetales en casa (consulta mi receta de bebida de cáñamo casera en la página 330).

LEGUMBRES, FRUTOS SECOS, SEMILLAS Y GRANOS

Los frijoles son una fuente increíble de proteínas vegetales, carbohidratos complejos, fibra dietética y muchos micronutrientes. Deben ser un alimento básico en una dieta ansiolítica. Los frijoles secos son económicos y gratificantes al cocinar, ya que te permiten ajustar los condimentos y llenar tu casa de deliciosos aromas, pero requieren un poco de previsión y planificación, ya que tardan mucho tiempo en cocerse a fuego lento y no siempre se adaptan a tu horario. Por suerte, existe una variedad casi infinita de deliciosos frijoles enlatados, y la pérdida nutricional es mínima. Los frijoles enlatados son una base excelente para una comida rápida y saludable; solo asegúrate de escurrirlos bien, enjuagar el líquido de conserva y comprar una opción orgánica cuando sea posible.

Lo mismo ocurre con otras legumbres como los garbanzos y las lentejas, que se utilizan mucho en la cocina india y de Medio Oriente. Los garbanzos se conservan enlatados muy bien, mientras que las lentejas se cocinan más rápido que la mayoría de las otras legumbres, por lo que es más común comprarlas secas y cocinarlas en casa.

Las nueces y las semillas son auténticos concentrados nutricionales, ricos en proteínas y grasas saludables, así como en fibra dietética, vitaminas y minerales. Las nueces, las semillas de chía y las semillas de linaza son buenas fuentes del ácido graso omega-3 ALA. Las almendras, las nueces pecanas, los pistaches, los anacardos y las nueces de Brasil contienen una gran cantidad de nutrientes, como vitamina E, magnesio, manganeso y zinc. Además de servir como botanas en su versión entera, los frutos secos en crema son una excelente manera de obtener sus beneficios nutricionales. Solo asegúrate de comer opciones naturales, sin azúcares añadidos ni aceites vegetales procesados.

La mayoría de los carbohidratos debe provenir de fuentes de bajo IG, como las legumbres. Pero si te gusta el pan, opta por el que tenga un índice glucémico más bajo, como el pan de masa madre recién horneado, y come solo una rebanada una vez a la semana o menos. Recuerda que el pan integral tiene más o menos el mismo índice glucémico que el pan blanco (aunque puede comercializarse como si incluyera más fibra), por lo que no debe consumirse con más frecuencia. Lo más importante, reitero, es evitar los panes altamente procesados y producidos en masa, que a menudo contienen azúcar añadida y están elaborados con cereales fortificados. Evita también los productos de panadería que facilitan la sobrecarga de harinas refinadas. Por ejemplo, aunque son deliciosos, los *bagels* tienden a ser enormes bombas de carbohidratos de alto índice glucémico. Por último, si tienes celiaquía o cualquier sensibilidad al gluten, evita por completo el pan de trigo.

La pasta es difícil porque muchos de nosotros consideramos que un plato humeante de espaguetis a la boloñesa o de *fettuccine* Alfredo es un alimento reconfortante que esperamos con ansias. Pero comer una gran cantidad pasta significa consumir muchos carbohidratos refinados, que no son buenos para la ansiedad. Te doy tres consejos si te gusta la pasta.

El primero implica un paso culinario adicional quizá no agrade a los chefs italianos: investigaciones recientes demuestran que enfriar la pasta después de cocinarla cambia la estructura del almidón, reduciendo su índice glucémico. Aunque no es tan atractivo comer pasta fría, este efecto positivo persiste incluso después de recalentarla,[25] así que podrías considerar cocinarla con antelación, escurrirla y dejarla enfriar, y luego recalentarla antes de servirla. Este truco también funciona con las papas (consulta mi receta de papa al horno y fría,

---

[25] Hodges C., Archer F., Chowdhury M., *et al.*, «Method of food preparation influences blood glucose response to a high-carbohydrate meal: A randomised crossover tria»l. *Foods*. 25 de diciembre de 2019; 9(1): 23. https://doi.org/10.3390/foods 9010023.

en la página 312) y otros carbohidratos con almidón, así que intenta incorporarlo a tu cocina tanto como sea posible.

En segundo lugar, añade más verduras a la pasta, ya que aumentan el contenido de fibra y nutrientes. Como ejemplo, prueba mis macarrones con queso saludables de la página 301, cuya salsa se elabora con coliflor.

En tercer lugar, un problema importante con la pasta es que tendemos a comer demasiada en una sola comida. Intenta planificar tus comidas de manera que la pasta se sirva en una pequeña porción como entrada (como suele hacerse en Italia) o como guarnición de un platillo principal rico en proteínas, grasas y verduras saludables. Al igual que el pan, debes intentar comer pasta una vez a la semana o menos.

Si quieres poder comer pasta a tu antojo, es posible que quieras explorar sustitutos. Por ejemplo, me gustan los fideos hechos de raíz de *konjac,* que se venden como «shirataki» o «Miracle Noodles». El *konjac* es una planta originaria de Asia oriental y sudoriental; su raíz almidonada ofrece muchos beneficios metabólicos, como reducir el colesterol, la presión arterial y la inflamación, además de proporcionar prebióticos para fomentar una buena salud intestinal.[26] Recomiendo enjuagar bien estos fideos en agua fría y luego pásalos rápidamente en agua hirviendo durante uno o dos minutos. Otro sustituto popular de la pasta son los fideos hechos con calabacitas o espagueti de calabaza (consulta mi receta de tallarines de calabaza con «pesto» de nueces en la página 310).

El arroz es un caso interesante. La variedad blanca tiene un índice glucémico alto, similar al de la harina de trigo refinada, pero al mismo tiempo es un pilar de muchas dietas saludables y ansiolíticas en todo el mundo, incluidas las tradicionales india y japonesa. Las investigaciones demuestran que cuando el arroz se come como parte de una comida completa, su índice glucémico puede reducirse. En

---

[26] Devaraj R. D., Reddy C. K., Xu B., «Health-promoting effects of konjac glucomannan and its practical applications: A critical review». *International Journal of Biological Macromolecules.* 1.° de abril de 2019; 126: 273-81. https://doi.org/10.1016/j.ijbio mac.2018.12.203.

un estudio sobre la cocina japonesa, cuando el arroz blanco se combinaba con vinagre, productos lácteos y productos de frijoles, su IG disminuía entre 20 y 40%.[27] Por lo tanto, si se come en cantidades moderadas junto con otros alimentos saludables, el arroz blanco es una buena opción. El arroz integral tiene un perfil nutricional similar, por lo que, aunque no está mal comerlo con moderación no es tan milagrosamente saludable como a veces se comercializa. El arroz salvaje tiene más fibra, proteínas y antioxidantes que el arroz blanco y el integral, por lo que es una opción recomendable. La raíz de *konjac* también se utiliza para hacer un sustituto del arroz, que se vende como «shirataki» o «arroz milagroso». En cualquier caso, piensa en el arroz como lo hicimos con la pasta: una guarnición y no el platillo principal, y solo una vez a la semana.

La avena es una excelente fuente de fibra y favorece la salud intestinal. Sin embargo, aunque la avena puede ser un desayuno saludable, los datos obtenidos de monitores de glucosa sugieren que aumenta significativamente la glucosa en sangre.[28] El tipo de avena que prepares y los acompañamientos con los que la comas pueden intensificar este efecto. En primer lugar, opta por la avena cortada en acero, que, aunque tarda un poco más en cocinarse, está menos procesada y tiene un índice glucémico más bajo que la avena tradicional en hojuelas o instantánea. En segundo lugar, cuando la consumas, es importante que no le añadas azúcar morena o miel de maple, sino que la comas con frutos rojos, canela o frutos secos. Aun así, no te recomiendo la avena como opción diaria; mis pacientes tienden a mejorar cuando comen avena cortada en acero para desayunar una vez a la semana.

[27] Sugiyama M., Tang A. C., Wakaki Y., Koyama W., «Glycemic index of single and mixed meal foods among common Japanese foods with white rice as a reference food». *European Journal of Clinical Nutrition*. 5 de junio de 2003; 57(6): 743–52. https://doi.org/10.1038/sj.ejcn.1601606.
[28] «10 of the Worst Foods for Blood Sugar—According to CGM Data». *Levels Health*. 18 de junio de 2022. Actualizado el 2 de noviembre de 2022. Consultado el 22 de febrero de 2023. https://www.levelshealth.com/blog/10-of-the-worst-foods-for-blood-sugar-according-to-cgm-data.

En mi clínica, mis pacientes siempre me piden opciones, lo que me enseñó a desarrollar un pensamiento innovador como chef. Hay muchos cereales que han ganado popularidad en los últimos años, aunque la mayoría son cultivos básicos tradicionales de otras épocas o culturas, de modo que no son descubrimientos recientes. Los cereales integrales como el amaranto, la cebada, el bulgur, la espelta, el farro y la quinoa tienden a ser ricos en fibra, proteínas, carbohidratos complejos y micronutrientes. Te animo a que los explores, ya sea en recetas específicas o sustituyéndolos por cereales más comunes como el arroz. Prueba mis cereales de quinoa caseros en la página 298 para un desayuno reconfortante que también calma la ansiedad.

ARTÍCULOS DE COCINA:
ACEITES, CONDIMENTOS Y ESPECIAS

Los aceites de cocina principales deben ser el de aguacate y el de oliva, ambos ricos en AGMI saludables y con un bajo contenido de AGPI omega-6. Prefiero hacer mis aderezos para ensaladas con aceite de oliva extra virgen, ya que está mínimamente procesado y, por lo tanto, conserva la mayor cantidad posible de micronutrientes y bioactivos. Para cocinar a temperaturas más altas, utilizo aceite de aguacate, ya que el de oliva tiene un punto de humeo bajo y puede quemarse con facilidad. Además, a diferencia de este, el de aguacate tiene una proporción algo menor de AGMI que de AGPI, pero sigue siendo mucho mejor que la mayoría de los demás aceites vegetales.[29]

Los condimentos pueden realzar mucho una comida, y algunos de ellos también son beneficiosos para ti. En particular, todo tipo de encurtidos (ya sean pepinos, pimientos u otras verduras encurtidas como el kimchi y el chucrut) favorecen la salud intestinal al reforzar

---

[29] Flores M., Saravia C., Vergara C. E., Avila F., Valdés H., Ortiz-Viedma J. «Avocado Oil: Characteristics, Properties, and Applications». *Molecules*. 10 de junio de 2019; 24(11): 2172. https://doi.org/10.3390/molecules24112172.

las colonias bacterianas y alimentar a las bacterias que ya viven en tu intestino.[30] Yo prefiero comprar alimentos fermentados refrigerados en lugar de productos envasados no perecederos, porque requieren menos procesamiento y conservadores y mantienen mejor sus cultivos vivos activos.

También recomiendo utilizar otros condimentos con bajo contenido de azúcar, como mostaza, salsa de soya baja en sodio (o tamari si no consumes gluten) y salsa picante. Evita los condimentos con grandes cantidades de azúcar añadida, como la salsa de jitomate, la salsa *BBQ,* la salsa *hoisin,* la mostaza con miel y algunos aderezos para ensaladas.

Las hierbas y especias no solo le dan sabor a la comida, sino que aportan una gran cantidad de micronutrientes y bioactivos. No hay ningún inconveniente real en usarlas más allá de sazonar demasiado un platillo, por lo que te animo a experimentar con una variedad de perfiles de sabor. Para combatir la ansiedad, recomiendo la cúrcuma (con una pizca de pimienta negra) y el azafrán (aunque, como vimos en el capítulo 9, es complicado consumir lo suficiente para alcanzar los niveles de un suplemento), así como la paprika, el orégano, el romero, la menta, el perejil y el tomillo.

BEBIDAS

La bebida más importante es el agua. La hidratación es crucial en muchos sentidos, y no es de extrañar que exista cierta correlación entre beber más agua y sufrir menos depresión y ansiedad.[31] Pero no hay razón para comprar el agua en el supermercado; el agua filtrada

---

[30] Leeuwendaal N. K., Stanton C., O'Toole P. W., Beresford T. P. «Fermented Foods, Health and the Gut Microbiome». *Nutrients.* 6 de abril de 2022; 14(7): 1527. https://doi.org/10.3390/nu14071527.

[31] Haghighatdoost F., Feizi A., Esmaillzadeh A., *et al.* «Drinking plain water is associated with decreased risk of depression and anxiety in adults: Results from a large cross-sectional study». *World Journal of Psychiatry.* 20 de septiembre de 2018; 8(3): 88-96. https://doi.org/10.5498/wjp.v8.i3.88.

es la opción más respetuosa con el medioambiente. Las afirmaciones sobre los beneficios para la salud de las aguas especiales que contienen minerales y aditivos como electrolitos se basan más en el *marketing* que en pruebas científicas reales.

Si descubres que no bebes suficiente agua natural, el agua mineral es una opción, sobre todo si es simple, porque es difícil saber qué saborizantes añaden las empresas. Por supuesto, debes evitar los refrescos azucarados, ya sea que contengan azúcar real, edulcorantes ricos en calorías, como el jarabe de maíz de alta fructosa o edulcorantes artificiales. Sabemos que grandes cantidades de azúcar arruinan tu dieta y causan ansiedad, pero recuerda que, aunque tu cuerpo no procesa los edulcorantes artificiales en calorías, tu microbiota intestinal sí se ve afectada. Debes tener mucho cuidado y evitar las bebidas energéticas, que no solo están llenas de edulcorantes, sino también de grandes cantidades de cafeína y otros compuestos que empeoran la ansiedad. Estudios recientes confirman la idea lógica de que las bebidas energéticas son perjudiciales para la ansiedad.[32]

Aunque yo tomo cafeína con precaución, en una dieta contra la ansiedad hay lugar para cantidades moderadas de café y té. El té es la mejor opción, dado su bajo contenido de cafeína y los útiles polifenoles que contiene tanto el té negro como el verde. Pero si eres consumidor de café, asegúrate de mantenerte dentro de unos límites prudentes. Los estudios demuestran que unas cinco tazas de café pueden provocar ataques de pánico y aumentar la ansiedad tanto en adultos sanos como en aquellos que ya sufren de trastorno de pánico.[33] Aunque la mayoría de la gente no bebe cinco tazas de café de una sentada, no es raro tomar esa cantidad a lo largo de un día, así

[32] Kaur S., Christian H., Cooper M. N., Francis J., Allen K., Trapp G., «Consumption of energy drinks is associated with depression, anxiety, and stress in young adult males: Evidence from a longitudinal cohort study». *Depression and Anxiety*. 26 de agosto de 2020; 37(11): 1089-1098. https://doi.org/10.1002/da.23090.
[33] Klevebrant L., Frick A., «Effects of caffeine on anxiety and panic attacks in patients with panic disorder: A systematic review and meta-analysis». *General Hospital Psychiatry*. Enero-febrero de 2022; 74: 22-31. https://doi.org/10.1016/j.genhosppsych.2021.11.005.

que, si estás acostumbrado a ello, sé consciente de que puedes estar bebiendo más de lo que crees, e intenta limitarte a dos o tres tazas.

El alcohol también tiene una relación complicada con los trastornos de ansiedad. Algunos de estos, como la ansiedad social, pueden conducir a un mayor consumo de alcohol,[34] que a su vez incrementa la ansiedad.[35] Por otro lado, algunos estudios demuestran que la abstinencia de alcohol está asociada con mayores probabilidades de desarrollar un trastorno de ansiedad.[36] Si bebes alcohol, prefiere vino tinto en lugar de cerveza o licores, y limita la ingesta a un máximo de cuatro copas a la semana para las mujeres y seis para los hombres. Si eliges cocteles, bebe lo que yo llamo «cocteles limpios», que no están cargados de azúcar, licores añadidos ni jugos de frutas. Presta atención a cómo te hace sentir el alcohol. Si te sientes nervioso o inquieto, puede favorecerte no beber nada para controlar mejor tu ansiedad.

BOTANAS, DULCES Y OTROS ANTOJOS

Esta es la parte del viaje en el que en verdad tendrás que ejercer autocontrol. Las botanas y los antojos tienden a ser poco saludables. Se dirigen a la parte de tu cerebro que quiere atiborrarse de sal, azúcar y grasa. Los fabricantes de botanas y antojos casi siempre dan prioridad a la adicción y a los medios de producción baratos por encima de todo lo demás, por lo que las botanas suelen estar hechas con ingredientes de la más baja calidad, que provocan ganas de comer más.

---

[34] Torvik F. A., Rosenström T. H., Gustavson K., et al., «Explaining the association between anxiety disorders and alcohol use disorder: A twin study». Depression and Anxiety. 5 de marzo de 2019; 36(6): 522-532. https://doi.org/10.1002/da.22886.
[35] Schleider J. L., Ye F., Wang F., Hipwell A. E., Chung T., Sartor C., «Longitudinal Reciprocal Associations Between Anxiety, Depression, and Alcohol Use in Adolescent Girls». Alcoholism, Clinical and Experimental Research. 25 de noviembre de 2018; 43(1): 98-107. https://doi.org/10.1111/acer.13913.
[36] Gibson-Smith D., Bot M., Brouwer I. A., Visser M., Giltay E. J., Penninx B. W. J. H., «Association of food groups with depression and anxiety disorders». European Journal of Nutrition. 2020; 59(2): 767-778. https://doi.org/10.1007/s00394-019-01943-4.

Es una combinación peligrosa, y cuando veo los pasillos repletos de envases brillantes de papas fritas, galletas, helados y otros productos, entiendo por qué nuestra cultura tiene tantas dificultades para resistirse a estas opciones.

Pero debes resistirte. Continúa de largo la sección de las papas fritas. Mira hacia otro lado cuando pases por las galletas. No abras el congelador de helados. Deja los cereales azucarados para el desayuno en la estantería. Incluso muchos alimentos que son saludables en apariencia, como las barritas de cereal, pueden estar llenos de azúcares añadidos. Las botanas elaboradas por empresas de alimentos saludables, como las papas fritas vegetarianas y otras opciones orgánicas, siguen estando muy procesadas y, por supuesto, si te comes la bolsa entera, no son mucho más sanas que las papas fritas normales.

Ya hablamos de muchos alimentos saludables que pueden servir como sabrosos aperitivos: una pieza de fruta o verduras bañadas en hummus, salsa fresca o guacamole. Un puñado de frutos secos es un postre increíble, al igual que el yogur natural. Si necesitas un toque de dulzura con el yogur, te recomiendo una gota de miel de manuka, una variedad de miel que se utiliza con fines medicinales debido a su alto contenido fenólico y sus propiedades antimicrobianas.[37] A la hora del postre, las frutas como los frutos rojos pueden calmar el ansia, así como un poco de chocolate amargo, que siempre recomiendo.

Comprar chocolate es complicado, ya que las tácticas de *marketing* a menudo disfrazan las barras de caramelo cargadas de azúcar como chocolate «amargo». Aconsejo a mis pacientes que elijan chocolate natural extra amargo para maximizar los beneficios neuronales, idealmente trozos de chocolate amargo que no estén empaquetados en barras. También hay preocupaciones recientes sobre la posibilidad de que el chocolate amargo contenga niveles poco saludables de cadmio y plomo. Recomiendo investigar un poco para elegir marcas que tengan los niveles más bajos de estos metales tóxicos, así como no

---

[37] Johnston M., McBride M., Dahiya D., Owusu-Apenten R., Nigam P. S., «Antibacterial activity of Manuka honey and its components: An overview». *AIMS Microbiology*. 27 de noviembre de 2018; 4(4): 655-664. https://doi.org/10.3934/microbiol. 2018.4.655.

consumir más de una onza (alrededor de 28 g) de chocolate al día, que es más que suficiente para beneficiar tu salud.[38]

UN VIAJE A LA TIENDA DE ALIMENTOS TRANQUILIZANTES

Espero que este viaje imaginario al supermercado te haya motivado para llenar tu carrito con alimentos deliciosos que previenen la ansiedad. Pero hasta que no hayas desarrollado el hábito de seleccionarlos, puede ser difícil recordar todo lo que se supone que debes buscar. Cuando estés caminando por la tienda o creando tu lista, recuerda incluir estos ALIMENTOS TRANQUILIZANTES:

- **Verduras crucíferas:** arúgula, *bok choy*, brócoli, col de Bruselas, col, coliflor, berza y kale.

- **Alimentos antiinflamatorios y antioxidantes:** frutos rojos, frutos secos, semillas e infusiones, incluidas las de té negro, té verde y de hierbas.

- **Legumbres y verduras de hoja verde:** legumbres, como frijoles, garbanzos, lentejas y soya; verduras de hoja verde, como arúgula, acelgas, lechuga romana y espinacas.

- **Micronutrientes:** los alimentos integrales y sin procesar, como verduras, legumbres, carne y lácteos, son siempre ricos en micronutrientes, por ejemplo, en las vitaminas A, B_1, B_6, C y E y minerales como el calcio, el hierro y el magnesio.

- **Fibra y alimentos fermentados:** la fibra incluida en verduras, legumbres, frutos secos y semillas; alimentos fermentados como kimchi, miso, chucrut y yogur.

---

[38] Callahan A., «Do I need to avoid dark chocolate now?», *The New York Times*. 9 de febrero de 2023. Consultado el 23 de febrero de 2023. https://www.nytimes.com/2023/02/09/well/eat/dark-chocolate-metal-lead.html.

- **Ácidos grasos omega-3:** salmón, frutos secos y semillas.

- **Aceite:** aceite de oliva extra virgen para aderezos y salsas, y aceite de aguacate para cocinar a altas temperaturas.

- **Chocolate amargo:** chocolate natural extraamargo.

- **Especias y hierbas:** cúrcuma (con pimienta negra), azafrán, paprika, orégano, romero, menta, perejil y tomillo.

Cuando llegues a casa con tu botín de ingredientes ansiolíticos, estarás listo para preparar comidas deliciosas y saludables que te pondrán en el camino de calmar tu mente a través de tu alimentación.

PARTE III

EL PROTOCOLO

CAPÍTULO 11

LOS SEIS PILARES PARA CALMAR TU MENTE

En 2004, el reportero de *National Geographic* Dan Buettner se propuso descubrir los lugares del mundo donde la gente vive más tiempo con la esperanza de encontrar los secretos de la longevidad. La investigación de su equipo reveló cinco lugares con el mayor porcentaje de residentes que superan los cien años de edad: Loma Linda, California; Nicoya, Costa Rica; Cerdeña, Italia; Icaria, Grecia; y Okinawa, Japón. Llamaron a estas ciudades las «zonas azules» y estudiaron sus dietas, estilos de vida y filosofías para desarrollar un conjunto de pautas para una vida larga que llamaron «el Poder 9», que incluye una serie de factores como el movimiento, la perspectiva de la vida, la conexión con los demás y, por supuesto, patrones de alimentación saludables.[1]

Los bestsellers inspirados en las zonas azules y las populares charlas TED se convirtieron en una referencia fundamental para una vida saludable. Una iniciativa en la que se aplicaron aspectos del Poder 9 en la ciudad de Albert Lea, Minnesota, dio lugar a importantes beneficios para la salud de la comunidad, como la pérdida de peso y la reducción de los costos sanitarios.[2]

El proyecto Zonas Azules se centró en aumentar la longevidad en lugar de reducir la ansiedad. Sin embargo, sabemos que los mayores

---

[1] Buettner D., Skemp S., «Blue Zones: Lessons From the World's Longest Lived». *American Journal of Lifestyle Medicine*. 21 de marzo de 2016; 10(5): 318-321. https://doi.org/10.1177/1559827616637066.

[2] Marston H. R., Niles-Yokum K., Silva P. A. «A Commentary on Blue Zones®: A Critical Review of Age-Friendly Environments in the 21st Century and Beyond». *International Journal of Environmental Research and Public Health*. 19 de enero de 2021; 18(2): 837. https://doi.org/10.3390/ijerph18020837.

impedimentos para la longevidad, como la inflamación crónica y la alteración metabólica, también contribuyen en gran medida a la ansiedad. Los estudios inspirados en las zonas azules demostraron cómo ciertas elecciones del estilo de vida pueden reducir la ansiedad. Por ejemplo, durante la pandemia por COVID-19, un grupo de empleados de la Universidad del Norte de Arizona participó en un programa de ocho semanas de educación sobre las zonas azules, que incluía presentaciones virtuales, demostraciones de cocina y asesoramiento sobre bienestar. Incluso durante un momento tan angustioso, los participantes en el estudio experimentaron un mejor sueño y una disminución de los síntomas de depresión y ansiedad al final del curso.[3]

Estoy segura de que vivir según el Poder 9 ayudaría a reducir la ansiedad de muchas maneras. Factores del estilo de vida como aumentar el movimiento, fortalecer la comunidad y aprovechar el poder del descanso promueven efectos positivos para la salud mental. Pero, como siempre, lo que más me interesa es lo que podemos aprender del enfoque de las zonas azules sobre la alimentación. Tres de los principios del Poder 9 se aplican directamente a la alimentación, y en cada uno hay lecciones útiles:

- *Inclinación vegetal:* una de las zonas azules, Loma Linda, California, está compuesta en su mayoría por veganos, aunque hay quienes incluyen algo de carne y lácteos en sus dietas. Sin embargo, *todas* las dietas de los residentes de las zonas azules son ricas en alimentos de origen vegetal, sobre todo frijoles, un superalimento ansiolítico debido a sus altos niveles de fibra, micronutrientes y un equilibrio ideal de carbohidratos de bajo IG y proteínas de origen vegetal.

- *La regla del 80%:* esta proviene del mantra de Okinawa «*Hara hachi bu*», que se traduce como «Come hasta que estés lleno

---

[3] Heath C., Lopez N. V., Seeton V., Sutliffe J. T., «Blue Zones-Based Worksite Nutrition Intervention: Positive Impact on Employee Wellbeing». *Frontiers in Nutrition.* 10 de febrero de 2022; 9: 795387. https://doi.org/10.3389/fnut.2022.795387.

LOS SEIS PILARES PARA CALMAR TU MENTE

al 80%». Todos los residentes de las zonas azules tienen una práctica similar, a menudo consumen la mayor parte de su comida por la mañana y al mediodía, seguida de una comida ligera al final de la tarde o al anochecer, y luego no vuelven a comer hasta la mañana siguiente.[4] Ciertamente estoy de acuerdo con este consejo: alimentarse con moderación.

- *Tomar vino a las 5:* esta es la única regla del Poder 9 respecto a la cual te aconsejaría cautela antes de adoptarla como práctica habitual. Los residentes de las Zonas Azules (excepto los residentes de Loma Linda, California, que se abstienen por motivos religiosos) beben cantidades moderadas de vino tinto (no más de cuatro copas por semana para las mujeres y seis copas por semana para los hombres). Sabemos que el vino tinto es rico en polifenoles y antioxidantes que han demostrado tener efectos cognitivos positivos. Sin embargo, si tienes algún problema para moderar tu consumo, no considero que el vino sea imprescindible. Es mucho mejor no consumir alcohol que excederse en su consumo.

Lo que más valoro del estudio de las zonas azules es que ilustra diversas formas de llevar una dieta saludable, siempre y cuando se sigan ciertos principios alimentarios. Aunque todas las poblaciones de estas zonas seguían una dieta basada en gran medida en plantas, rica en cereales, verduras y legumbres, había mucha variación en sus composiciones individuales. Las dietas de Okinawa incluyen pocos o ningún lácteo, mientras que las cocinas sarda y griega son ricas en ellos, en especial en quesos curados, aunque ambas utilizan leche de cabra y oveja en lugar de leche de vaca. Las comunidades sarda y costarricense comen más papas, aunque por lo regular en preparaciones que reducen su índice glucémico, como hervirlas en lugar de freírlas.

---

[4] Buettner D., Skemp S., «Blue Zones: Lessons From the World's Longest Lived». *American Journal of Lifestyle Medicine.* 1.° de marzo de 2016; 10(5): 318-321. https://doi.org/10.1177/1559827616637066.

Me encantaría ver un estudio similar que tomara en cuenta la ansiedad, que identificara los lugares del mundo donde las personas tienen la mente más tranquila y centrada. Pero incluso sin realizar un estudio masivo a nivel mundial, podemos recurrir a nuestros conocimientos de psiquiatría nutricional para desarrollar un conjunto de principios dietéticos que te ayuden a combatir la ansiedad y crear calma. Basándonos en la ciencia que exploramos en la parte 1 y en la gran cantidad de conocimientos sobre alimentación que adquirimos en la parte 2, hablemos de los seis pilares de la doctora Uma para calmar tu mente.

PILAR 1: COMER INTEGRAL PARA ESTAR ÍNTEGRO

El primer y más importante paso para llevar una dieta ansiolítica es comer alimentos integrales. Utiliza ingredientes que no estén procesados o lo menos procesados posible. Los cereales integrales, las legumbres, las frutas y verduras frescas, los frutos secos y las semillas, así como las carnes, los huevos y los lácteos sin procesar deben constituir la mayor parte de tu dieta, y estas son las razones:

- Los alimentos integrales —como verduras, frutas, cereales sin procesar y legumbres— son buenas fuentes de fibra, crucial para la salud intestinal al fomentar un entorno adecuado para que prosperen las bacterias beneficiosas.

- Los alimentos integrales son buenos para la salud metabólica. Los carbohidratos no procesados tienen un índice glucémico más bajo, lo que significa que tu cuerpo tarda más en metabolizarlos, evitando picos de glucosa en sangre. Seguir una dieta de alimentos integrales se asocia firmemente con la mejora de los factores metabólicos y con un menor riesgo de enfermedades cardiacas y diabetes mellitus tipo 2.

- Comer alimentos integrales es como un código de trucos nutricionales que también te ayudará con todos los demás pilares, ya que el procesamiento a menudo priva a los alimentos de nutrientes y añade grasas y azúcares poco saludables.

PILAR 2: EL PLATO CALEIDOSCOPIO TRANQUILIZANTE

La variedad es valiosa. Enriquece tu vocabulario vegetal incluyendo una gran variedad de plantas, hierbas y especias multicolor en tu dieta. Tu plato debe parecerse a un caleidoscopio lleno de colores vibrantes que estimulen tu cerebro y cautiven tu paladar. Desde el verde oscuro del brócoli y las espinacas hasta el naranja y amarillo de las zanahorias y la calabaza, los rojos vibrantes de las frambuesas y los betabeles, y los azules y morados intensos de los arándanos, el brócoli morado y la berenjena, comer una variedad de colores ayuda a garantizar un suministro saludable de nutrientes que calmen la mente.

- Las frutas y verduras de colores vivos son la principal fuente de polifenoles y otros bioactivos que favorecen la salud porque tienen propiedades antioxidantes y antiinflamatorias, y aportan una microbiota benéfica a tu intestino.

- No solo las verduras y frutas pueden aportar color, sabor y compuestos que combaten la ansiedad a tus comidas. Las hierbas y especias como el azafrán, el romero, la cúrcuma y la albahaca también proporcionan un impulso de bioactivos, al tiempo que realzan el sabor de tus comidas.

- Comer una amplia variedad de plantas también ayuda a garantizar un suministro constante de vitaminas y minerales esenciales para el correcto funcionamiento del cerebro, que es el tema central de nuestro siguiente pilar.

PILAR 3: AUMENTAR LOS MICRONUTRIENTES

Aunque solo los necesitamos en mínimas cantidades, los micronutrientes desempeñan un papel muy importante en una amplia gama de funciones corporales, incluidos los procesos que mantienen el cerebro tranquilo y estable. Dado que hay tantas vitaminas y minerales importantes, es fundamental comer una amplia variedad de alimentos, así como identificar cualquier carencia en la dieta mediante análisis de laboratorio y considerar si es necesario el consumo de suplementos. Las vitaminas más importantes para ayudar a calmar la ansiedad son el complejo B y las vitaminas C, D y E. Los minerales más importantes son el calcio, el hierro, el magnesio y el zinc.

- Los micronutrientes son importantes para la función de los neurotransmisores, ya que ayudan a producir y regular las sustancias químicas del estado de ánimo, como la dopamina y la serotonina.

- Muchos micronutrientes tienen propiedades antioxidantes y antiinflamatorias que ayudan a proteger el cerebro del deterioro a largo plazo.

- Prueba, no adivines: pídele a tu médico que te realice pruebas que ayuden a identificar un déficit de micronutrientes. Si tienes alguna carencia en la ingesta de micronutrientes después de ajustar tu dieta, considera tomar suplementos para compensar la deficiencia.

PILAR 4: DAR PRIORIDAD
A LAS GRASAS SALUDABLES

Tu cerebro está compuesto por 60% de grasa, y un suministro constante de grasas saludables es uno de los factores más importantes para mantenerlo sano y libre de ansiedad. Pero no todas las grasas son iguales. Estar seguro de que tu ingesta de grasas provenga de las fuentes más saludables posibles es otra clave para una mente tranquila.

- Los aceites sin procesar ricos en AGMI, como el de oliva y el de aguacate, son antiinflamatorios y favorecen la salud intestinal y metabólica. Deben ser tus aceites principales en la preparación de alimentos, ya que constituyen la mayor parte de tu ingesta de grasas.

- Los AGPI omega-3 que se encuentran en los mariscos, los frutos secos y las semillas son fundamentales para reducir la ansiedad, prevenir la neuroinflamación y la neurodegeneración. Come pescado graso como el salmón para obtener EPA y DHA, y frutos secos y semillas para obtener ALA.

- Aunque no debería ser una parte importante de tu dieta, la grasa saturada de la carne no procesada y los lácteos enteros no es tan perjudicial como se cree, en realidad, es aceptable en cantidades moderadas.

PILAR 5: EVITAR LOS ALIMENTOS QUE DESENCADENAN LA ANSIEDAD

A medida que adoptas los cambios positivos en tu dieta, es igual de importante eliminar los alimentos que socaven tus esfuerzos y desencadenen la ansiedad. Debes ser consciente de evitar los alimentos procesados y artificiales que pueden promover la disbiosis intestinal, causar inflamación y empeorar la salud metabólica.

- Los carbohidratos de alto IG, como la harina de trigo refinada, el arroz blanco y otros almidones, aumentan tu nivel de glucosa en sangre, lo que puede significar un subidón de energía seguido de un bajón, lo cual el ciclo de altibajos que se correlaciona con la ansiedad.

- Los azúcares añadidos son alimentos con un IG alto y tienen poco o ningún beneficio nutricional. Aunque obtendrás azúcares naturales de las frutas y verduras, los azúcares añadidos deben reducirse al mínimo. No los sustituyas por simples edulcorantes artificiales, pues aunque no aportan las mismas calorías que el azúcar, pueden provocar disbiosis intestinal y empeorar la ansiedad.

- Los AGPI omega-6 de los aceites vegetales, como el de cártamo, soya y girasol, tienen una reputación inmerecida de ser saludables; son proinflamatorios, por lo que recomiendo evitarlos en la medida de lo posible. Procura eliminar las botanas empaquetadas y los alimentos fritos y de comida rápida, que están cargados de grasas poco saludables, incluidos los AGPI proinflamatorios y, a veces, las grasas trans.

PILAR 6: ENCONTRAR LA CONSISTENCIA Y EL EQUILIBRIO

Nuestras mentes nos acompañan el resto de nuestras vidas. Para calmar la ansiedad, lograr la calma y optimizar nuestra salud mental a largo plazo, es importante crear cambios sostenibles en la dieta y el estilo de vida en lugar de caer en soluciones rápidas y dietas milagrosas. La mejor dieta para tu cerebro es aquella que está llena de alimentos saludables que también *disfrutes*. Comer se trata de alimentar tu cuerpo, pero también del placer que proviene de una comida deliciosa.

- Construye tu dieta en torno a alimentos saludables que te gusten. Ya sean fundamentales en la gastronomía de tu cultura o simplemente tus comidas favoritas que te brindan tranquilidad y seguridad, todos tenemos alimentos que son importantes para nosotros. En lugar de obligarte a que te apegues a un plan de nutrición 100% nuevo, busca alimentos saludables que se ajusten a los perfiles de sabor y formas de comer que *te gus-tan,* aplicando estos pilares a tus tipos de alimentos favoritos.

- Utiliza tu inteligencia corporal para medir cómo los cambios en la dieta afectan a tu ansiedad. Si te sientes irritable, hambriento y nervioso después de comer ciertos alimentos, intenta eliminarlos de tu dieta. Si algo no te hace sentir bien después de comerlo, tal vez no sea bueno para ti.

- Si de vez en cuando comes alimentos poco saludables, sé amable contigo mismo. A veces tengo pacientes cuya ansiedad empeora debido a la culpa por comer pastel en el cumpleaños de un niño o papas a la francesa cuando salen con amigos. Pero si estás convirtiendo el comer sano en un hábito, no tienes que castigarte por las desviaciones ocasionales del plan.

EL PODER DE LOS PILARES

Al igual que el Poder 9 establece un plan para la longevidad, seguir los seis pilares es una forma revolucionaria de controlar la ansiedad a través de los alimentos que consumes. En lugar de pensar en la ansiedad como un problema mental, es clave hacer que la conexión entre el intestino y el cerebro funcione para calmarla. Si ya sigues patrones de alimentación saludables, no tienes problemas de peso y tus indicadores metabólicos, como la presión arterial y el colesterol, están dentro de los rangos seguros, hacer cambios podría ser tan simple como identificar un conjunto de sustituciones ansiolíticas a tus elecciones alimentarias actuales, como preferir aceite de oliva o de aguacate en lugar de usar otros tipos de aceite vegetal, agregar una mayor variedad de verduras a tu repertorio o eliminar los azúcares añadidos.

Comer para mejorar tu salud mental no es una propuesta de todo o nada, y cada pequeña elección que hagas para acercar tus hábitos alimentarios a los seis pilares puede ayudar a reducir tu ansiedad. Sin embargo, si tú o tu médico consideran que necesitas un reajuste dietético más profundo, te recomiendo empezar desde cero para replantear tu forma de comer, apoyándote en el poder de los seis pilares para determinar una nueva forma de guiarte hacia el conocimiento y la confianza de planificar, cocinar y comer comidas saludables que calmen tu mente. En los dos próximos capítulos exploraremos cómo hacerlo.

CAPÍTULO 12

CÓMO ELABORAR TU PLAN DE ALIMENTACIÓN CONTRA LA ANSIEDAD

Cuando mis pacientes acuden por primera vez a mi clínica, a menudo están confundidos sobre qué comer. No es difícil saber por qué. Las voces más fuertes en la guerra de las dietas compiten constantemente por tener el consejo más novedoso sobre la forma exacta de comer, produciendo un flujo permanente de contenido que promete una solución universal. Cuando les digo a mis pacientes que no existe una dieta mágica o una receta secreta que cure la ansiedad de forma inmediata y definitiva, entiendo por qué pueden sentirse un poco decepcionados. Resulta reconfortante la idea de contar con un conjunto de instrucciones que resuelven un problema sin riesgo de incertidumbre.

Aunque ningún plan de alimentación es una solución mágica para todas las personas, algunas de las dietas populares de las que tanto se habla en los medios de comunicación *son* valiosas. De hecho, las dos dietas sobre las que más preguntan mis pacientes son las que tienen un mejor sustento científico y de investigación: la mediterránea y la cetogénica. Aunque sus principios son bastante diferentes, ambas pueden adaptarse a los seis pilares para formar la base de un plan de alimentación personalizado contra la ansiedad que sea adecuado para ti. En este capítulo consideraremos los puntos fuertes y débiles de cada dieta y desglosaremos las formas de encajarlas mejor en el marco de los seis pilares. También repasaremos algunas buenas prácticas alimentarias que debes implementar, más allá del plan que elijas seguir.

EL MEJOR PUNTO DE PARTIDA PARA LA MAYORÍA DE LAS PERSONAS: LA DIETA MEDITERRÁNEA

La dieta mediterránea se basa en las dietas tradicionales de las culturas situadas alrededor del mar Mediterráneo: Grecia, Italia, el sur de Francia, España y regiones de Medio Oriente, incluidas las zonas azules de Cerdeña, Italia; e Icaria, Grecia. A mediados de la década de 1950, el científico Ancel Keys trató de averiguar por qué la población pobre del sur de Italia era mucho más sana que los habitantes ricos de la ciudad de Nueva York. Su curiosidad fue el punto de partida famoso estudio de los Siete Países, que analizó las dietas de Estados Unidos, Finlandia, Yugoslavia, Japón, Países Bajos, Italia y Grecia. El estudio de los Siete Países es reconocido como el primero en relacionar la dieta con las enfermedades cardiovasculares; con él se descubrió que las dietas de la región mediterránea eran las más saludables para el corazón.[1]

En la década de 1960, esta investigación dio lugar al desarrollo de una dieta inspirada en las culturas mediterráneas, rica en aceite de oliva, frutas, verduras, legumbres, cereales integrales y pescado. A pesar de que la dieta mediterránea se ha perfeccionado y modificado a lo largo de los años, sigue siendo una piedra angular de la buena salud. Aunque los estudios a largo plazo de dietas complejas son notoriamente difíciles de realizar debido a los plazos prolongados y a las infinitas variables dietéticas, las propiedades antiinflamatorias de la dieta mediterránea y sus efectos positivos en la salud cardiovascular y metabólica se han confirmado en numerosas ocasiones. Por ejemplo, un estudio de 2020 descubrió que seguir la dieta mediterránea mejoraba la salud metabólica de quienes padecían diabetes mellitus tipo 2, además de reducir 30% los paros cardiacos y otros eventos cardiovasculares graves.[2] También conduce a un microbioma

---

[1] Altomare R., Cacciabaudo F., Damiano G., *et al.,* «The Mediterranean diet: A history of health». *Iranian Journal of Public Health.* 1.° de mayo de 2013; 42(5): 449-457.
[2] Ventriglio A., Sancassiani F., *et al.,* «Mediterranean Diet and its Benefits on Health and Mental Health: A Literature Review». *Clinical Practice and Epidemiology*

intestinal más diverso en comparación con el de la dieta estadounidense promedio.[3]

Los componentes de la dieta mediterránea se alinean bien con los seis pilares. Esta se basa en alimentos integrales e incluye una amplia variedad de verduras, micronutrientes y grasas saludables, sin considerar numerosas señales de alarma que provocan ansiedad, como azúcares añadidos y otros carbohidratos de alto índice glucémico. Como ocurre con todas las asociaciones entre la dieta y la salud mental, el efecto de la dieta mediterránea en afecciones como la ansiedad no se había estudiado en profundidad hasta hace poco. Como era de esperarse, hay indicios claros de que la dieta mediterránea es beneficiosa para la depresión y la ansiedad.[4] Una investigación sueca hizo un seguimiento de casi 100 000 mujeres suecas durante veinte años para evaluar su adherencia a la dieta. Los resultados mostraron que las participantes que seguían más la dieta mediterránea eran menos propensas a ser diagnosticadas con depresión, en especial la depresión grave.[5] Aunque no se ha realizado un estudio similar a largo plazo sobre la ansiedad en específico, dado que estas condiciones están estrechamente relacionadas, estoy convencida de que la mediterránea es una buena opción para reducir la ansiedad.

En teoría, seguir fielmente un plan de dieta mediterránea es una estrategia viable para comer todos los alimentos necesarios en favor de una mente tranquila. De hecho, es probable que esta sea lo más parecido a una dieta mágica universal para la salud en general, por lo que tiene sentido que sea tan comúnmente recomendada por médicos y dietistas, incluyéndome.

in Mental Health. 30 de julio de 2020; 16(Suppl 1): 156-164. https:// doi.org/10.21 74/1745017902016010156.

[3] Merra G., Noce A., Marrone G., *et al.,* «Influence of Mediterranean Diet on Human Gut Microbiota». *Nutrients*. 22 de diciembre de 2020; 13(1): 7. https://doi.org/ 10.3390/nu13010007.

[4] *Ibid.*

[5] Yin W., Löf M., Chen R., Hultman C. M., Fang F., Sandin S., «Mediterranean diet and depression: A population-based cohort study». *International Journal of Behavioral Nutrition and Physical Activity*. 2021; 18(1): 153. https://doi.org/10.1186/ s12966-021-01227-3.

Sin embargo, es importante reconocer el punto débil de la dieta mediterránea: la falta de flexibilidad. Aunque sus componentes son saludables en general, no significa que a todas las personas les resulte fácil seguirla y disfrutarla. Su dependencia de los mariscos y los lácteos dificulta que los vegetarianos y veganos la sigan fielmente. Además, una dieta basada en gran medida en los alimentos y sabores tradicionales mediterráneos no va a ser perfecta para todos. Después de una conferencia sobre los beneficios de esta dieta, uno de mis muy inteligentes estudiantes de Medicina de la División de Nutrición de Harvard me preguntó por qué la dieta mediterránea es recomendada de modo tan universal, dado que muchas culturas comen alimentos muy diferentes. Al ser asiática, no le interesaba renovar su dieta en torno a los principios mediterráneos, ni se sentía cómoda sugiriendo que sus pacientes de diversas culturas lo hicieran. Eso me hizo descubrir que yo siento lo mismo; aunque hay muchas comidas y platos tradicionales mediterráneos que me encantan, nunca querría separarme de la cocina del sur de Asia con la que crecí, ni de ninguna otra cocina del mundo.

En efecto, cuando veo que mis pacientes tienen dificultades con la dieta mediterránea, a menudo se debe a conflictos con el pilar 6: encontrar la consistencia y el equilibrio. Si la dieta mediterránea no se ajusta a tus preferencias por razones culturales, restricciones dietéticas o gustos personales, puede ser difícil seguirla con constancia. Incluso si no tienes una fuerte conexión con tu tradición alimentaria, querrás asegurarte de aprovechar la posibilidad de comer alimentos saludables de todo el mundo, por ejemplo, los aguacates y los frijoles negros de la cocina latinoamericana, el nori y el miso de las cocinas de Asia oriental, y el dal y las especias de las cocinas del sur de Asia. Todos ellos son excelentes alimentos para combatir la ansiedad, por lo que no hay razón para excluirlos solo porque no son alimentos mediterráneos tradicionales.

Por fortuna, existen muchas opciones para ampliar los límites de la dieta mediterránea e incorporar diferentes alimentos, sin dejar de seguir las pautas de los seis pilares. Por ejemplo, los investigadores y los creadores de recetas han explorado dietas mediterráneas híbridas que buscan combinar los fundamentos de la mediterránea con alimentos de las dietas asiáticas tradicionales, proporcionando espacio para diferentes sabores, así como los bioactivos de la soya, las algas, el té verde y la cúrcuma, que pueden mejorar los efectos de la dieta mediterránea tradicional.[6] En mi cocina y en mi trabajo clínico he tenido un gran éxito al añadir alimentos saludables del sur de Asia, sabores coreanos y japoneses, y otros toques diversos a los fundamentos de esta dieta, que se reflejan en las recetas de este libro.

Para ejemplificarlo, desglosemos los detalles de un plan de alimentación que sintetiza la dieta mediterránea con una variedad de alimentos y sabores de todo el mundo, todo ello ajustándose al marco de los seis pilares. Dado que los puntos fuertes de la dieta son tan universales, este plan de alimentación inspirado en ella es lo que recomendaría en primer lugar a alguien que acaba de iniciar el viaje para calmar su mente con la comida. En ello está la inspiración de las recetas del capítulo 14.

EL PLAN ALIMENTICIO ANSIOLÍTICO INSPIRADO EN EL MEDITERRÁNEO

Come a diario

Estos alimentos diarios formarán la base de tu dieta ansiolítica, proporcionándote un buen equilibrio de macronutrientes, micronutrientes, grasas saludables y fibra.

- Come al menos dos verduras frescas diferentes en cada comida principal, para un total de seis a ocho raciones de verduras al día. Dales prioridad a las porciones de una taza de verduras de hoja verde crudas (espinacas, arúgula, lechuga romana) y a

---

[6] Pallauf K., Giller K., Huebbe P., Rimbach G., «Nutrition and Healthy Ageing: Calorie Restriction or Polyphenol-Rich "MediterrAsian" Diet» *Oxidative Medicine and Cellular Longevity.* 28 de agosto de 2013; 2013: 707421. https://doi.org/10.1155/2013/707421.

las de media taza de verduras crucíferas ligeramente cocidas (brócoli, col de Bruselas, coliflor), mezclando verduras de colores vivos como pimientos, jitomates, zanahorias, pepinos y calabacitas, así como ajo, puerros y cebollas.

- Come dos porciones de fruta al día, ya sea como parte de una comida, colación o postre. Mis porciones individuales favoritas de fruta son ¼ de taza de arándanos; ¼ de taza de una combinación de frambuesas, moras y fresas, una manzana pequeña o mediana, una mandarina o una naranja pequeña.

- Los requerimientos diarios de proteínas pueden estimarse con la calculadora de ingestas dietéticas de referencia del USDA (https://www.nal.usda.gov/human-nutrition-and-food-safe ty/dri-calculator), pero debes consultar con tu médico, ya que las necesidades proteicas cambian según ciertas afecciones médicas. Las mejores fuentes de proteínas para el día a día son las de origen vegetal, por ejemplo, 110 g de tofu orgánico sin OGM (alrededor de 9 g de proteína); ½ taza de lentejas (alrededor de 9 g de proteína); ½ taza de frijoles rojos, negros, alubias o cannellini (alrededor de 8 g de proteína); o ½ taza de garbanzos (alrededor 6 g de proteína).

- Si decides comer proteínas animales, intenta que dos de tus comidas diarias sean basadas en plantas y, a continuación, come una ración de carne, pescado, aves o huevo en la tercera comida. Las opciones son de 85 a 113 g de salmón salvaje (unos 30 g de proteína), de 113 a 150 g de pollo o pavo de pastoreo libre (unos 30 g de proteína), 113 g de ternera alimentada con pasto (unos 33 g de proteína) o 1 o 2 huevos de gallinas criadas en pastos (12 g de proteína).

- Aceite de oliva extra virgen: 1 o 2 cucharadas en aderezos para ensaladas y otros usos a baja temperatura; aceite de aguacate para cocinar a mayor temperatura.

- Frutos secos (nueces, pacanas, almendras): aproximadamente ¼ de taza.

- Semillas (linaza, chía, cáñamo): aproximadamente ¼ de taza.
- Alimentos fermentados (pepinillos, kimchi, chucrut): ¼ de taza.
- Té (lavanda, pasiflora, manzanilla, chai dorado): 1 o 2 tazas.

Come algunas veces a la semana

Estos alimentos no deben consumirse todos los días, pero siguen siendo buenos componentes de una dieta ansiolítica y pueden consumirse de dos a cuatro veces por semana.

- Lácteos, de preferencia de animales alimentados con pasto: ½ taza de leche, requesón o yogur natural; o 30 g de queso parmesano (las bebidas vegetales, el yogur y los sustitutos caseros de queso funcionan para aquellos que prefieren una dieta vegetal).
- Aguacate: ¼ de aguacate mediano.
- Chocolate: 45 g de chocolate extraamargo como recompensa saludable para el cerebro después de comer.

No comas más de tres o cuatro veces al mes

Aunque estos alimentos no son básicos, pueden consumirse en porciones moderadas una vez a la semana o menos. Presta atención a la inteligencia de tu cuerpo después de consumirlos. Si te sientes nervioso, inquieto o de mal humor después de comer almidones o cereales, elimínalos por completo.

- Pan y pasta hechos con harina de trigo: una rebanada de pan (de preferencia de masa madre) o 60 g de pasta seca (cocida y completamente fría antes de recalentarla para comerla).

- Arroz cocido, blanco o integral: ½ taza o menos.

- Papa y camote: una pieza mediana, asada, hervida o al horno en lugar de frita (cocida y completamente fría antes de recalentarla para comer).

- Sustitutos de la carne: una ración según se indique en el empaque.

Evita siempre

Estos alimentos y bebidas son omnipresentes y tentadores, pero es importante evitarlos en la medida de lo posible, ya que todos pueden ser desencadenantes importantes de ansiedad.

- Alimentos procesados y empaquetados como cereales para el desayuno, barritas de cereal, papas fritas y galletas saladas.

- Carnes y quesos procesados, incluyendo embutidos en rebanadas y queso americano.

- Dulces como galletas, pasteles y caramelos, incluso los endulzados con edulcorantes artificiales.

- Bebidas dulces, como refrescos (normales y de dieta), jugos de frutas, bebidas energetizantes y bebidas deportivas.

Una muestra de un plan de comidas

Convertir esas pautas en un conjunto de comidas de la vida real es la parte divertida. Aquí tienes un plan de comidas de muestra de siete días que sigue los seis pilares y combina los alimentos saludables de la dieta mediterránea con alimentos y sabores de todo el mundo.

Colaciones/botanas (elige 1 o 2 al día)

- 2 cucharadas de granola nutritiva (página 297) con yogur o requesón
- ¼ de taza de arándanos u otros frutos mixtos
- ½ taza de requesón orgánico de leche de pasto con una pizca de canela
- ½ taza de yogur lácteo, o no lácteo, de leche de pasto con canela o puré de manzana natural y una gota de miel de manuka
- Rodajas de manzana Fuji con 30 g de queso parmesano
- 2 cucharadas de hummus con palitos de apio

Lunes

- Desayuno: pudín de semillas de albahaca (página 294) con arándanos y almendras
- Comida: camarones de inspiración coreana (página 305) con floretes de brócoli morado salteados (página 322)
- Cena: impresionante cabeza de brócoli asada (página 308) acompañado de espinacas al vapor con ajo

Martes

- Desayuno: omelette de dos huevos o revuelto de garbanzos (página 295) con espinacas, cebollín y champiñones
- Comida: ensalada caleidoscopio crujiente de la doctora Uma (página 318) con tocino de shiitake (página 323)
- Cena: Sambar, o dal (página 307), con verduras y ensalada verde relajante (página 317) con verduras, frutos secos y semillas

Miércoles

- Desayuno: yogur (lácteo o no lácteo) y frutos rojos con canela y un toque de miel de manuka

- Comida: pollo al horno indocoreano (página 303) con ensalada de pepino crujiente y picante (página 324); puedes sustituir el pollo por tofu orgánico sin OGM o tofu birmano de garbanzos (página 299).

- Cena: ensalada mixta con col morada, zanahorias, pepinos en rodajas y tomates cherry; y papas asadas enfriadas (página 312) con cebollín picado, crema fresca y queso parmesano rallado

Jueves

- Desayuno: cereal de quinoa (página 298) con frutos rojos

- Comida: macarrones con queso saludables (página 301) con ensalada verde de acompañamiento

- Cena: tallarines de calabaza con «pesto» de nueces (página 310), o añade pavo picado salteado; y verduras picadas con tofu tikka masala crujiente (página 300)

Viernes

- Desayuno: aguacate picado con jitomates y lechuga sobre pan tostado de masa madre, y ¼ de taza de arándanos

- Comida: 170 g de tofu birmano de garbanzos (página 299) salteado con verduras mixtas y arroz milagroso sazonado

- Cena: coliflor sazonada con la mezcla de especias tikka masala del sur de Asia (solo omite el tofu de la receta de la página 300) con papas fritas crujientes mediterráneas y asiáticas de quimbombó (página 315) y ensalada de arúgula.

Sábado

- Desayuno: revuelto de tofu, espinacas y pimiento morrón rojo (sustituye el tofu por dos huevos de corral, si lo deseas); y fresas en rodajas

- Comida: berenjena de inspiración mediterránea y asiática (página 320) con cebollas cipollini y alubias verdes con miso (página 321)

- Cena: sopa cremosa de alubias cannellini y verduras (página 313), col china baby y ensalada romana

Domingo

- Desayuno: licuado Cherry CALM de la doctora Uma (página 328)

- Comida: sopa de coliflor al curry y coco (página 314) con microvegetales; guarnición de garbanzos crujientes asados

- Cena: fideos milagrosos de konjac con salsa de cacahuate y verduras laminadas (o añade pollo a la parrilla picado, tofu, garbanzos o ternera)

Esta es la equivalencia de una semana de comidas destinadas a mantener la mente tranquila y las papilas gustativas ocupadas, siguiendo los seis pilares y los fundamentos de la dieta mediterránea sin estar atado a los alimentos y sabores de una sola región.

UNA OPCIÓN BAJA EN CARBOHIDRATOS: KETO LIMPIO

Muchos de mis pacientes están interesados en las dietas bajas en carbohidratos, atraídos por su reputación de ayudar a las personas a bajar de peso. En particular, a menudo me preguntan sobre la dieta cetogénica, baja en carbohidratos y alta en grasas, que ha conquistado el mundo de la alimentación. Aunque no creo que sus restricciones sean necesarias para la mayoría de las personas, en situaciones en las que la ansiedad de un paciente no responde a un plan de alimentación de tipo mediterráneo, o la pérdida de peso es una prioridad, existe evidencia suficiente y convincente sobre los beneficios de la dieta cetogénica para la salud mental. Creo que vale la pena probarla, siempre y cuando se adapte a nuestros seis pilares.

Dada su repentina popularidad, podrías pensar que la dieta cetogénica es un invento reciente. Pero, de hecho, se desarrolló como tratamiento para la epilepsia en la década de 1920, con raíces que se remontan a la Antigüedad. Su objetivo es imitar esencialmente el ayuno, de modo que tu cuerpo piense que no está recibiendo suficiente sustento y se convenza de quemar grasa como combustible. Cuando reduces tus niveles de carbohidratos a menos del 15% de tu ingesta calórica, tu cuerpo no tiene su flujo habitual de glucosa para alimentar los procesos vitales. En ausencia de su combustible favorito, recurre a quemar grasa para obtener energía. Cuando se controla mediante una dieta cuidadosa, comienza un proceso llamado cetosis nutricional (un estado de cetosis no controlada se llama cetoacidosis, que puede ser perjudicial e, incluso, mortal). El hígado crea compuestos llamados cetonas que sustituyen a la glucosa como fuente de energía para el cerebro y el cuerpo. Si no comieras nada, la cetosis no sería sostenible; tus reservas de grasa se agotarían con el tiempo y tendrías un gran problema. Sin embargo, si siguieras la dieta cetogénica, reducirías de manera significativa los carbohidratos, pero ingerirías constantemente calorías de la grasa (y en menor medida de las proteínas), lo que le permitiría a tu cuerpo mantener la cetosis nutricional de forma indefinida. En resumen, estarías cambiando la glucosa por la grasa, es decir, la fuente de energía de tu cuerpo.

El proceso de quema de grasa de la cetosis nutricional es la razón por la que la dieta cetogénica es tan eficaz para promover la pérdida de peso. Sin embargo, ahora también tenemos una mayor comprensión de sus efectos en el cerebro y sus posibilidades para reducir la ansiedad.[7] Existen pruebas de que este tipo de alimentación ayuda a reducir la inflamación, así como a limitar el estrés oxidativo.[8] La teoría es que el metabolismo de las cetonas produce menos radicales libres nocivos que el metabolismo de la glucosa, y esto reduce el riesgo de inflamación crónica.

Los estudios sobre el impacto de la dieta cetogénica en la salud mental han sido alentadores: una revisión exhaustiva de sus efectos en una serie de afecciones psiquiátricas, como la depresión, el trastorno bipolar y la esquizofrenia (por desgracia, no se incluyó la ansiedad), reveló que todos y cada uno de los estudios mostraban efectos positivos en la salud mental.[9] Otro estudio descubrió que la dieta mejoraba de manera significativa la depresión y la ansiedad en pacientes con párkinson.[10] Aun así, nuestra comprensión de los efectos a largo plazo de la dieta cetogénica en la salud mental y física son relativamente desconocidos, dada la reciente notoriedad que ha adquirido. Por ejemplo, las investigaciones sobre cómo afecta al microbioma intestinal han sido contradictorias, ya que algunos estudios muestran que mejora la diversidad de las bacterias intestinales y otros, que la impide.[11]

---

[7] Włodarczyk A., Cubała W. J., Wielewicka A., «Ketogenic Diet: A Dietary Modification as an Anxiolytic Approach» *Nutrients*. 14 de diciembre de 2020; 12(12): 3822. https://doi.org/10.3390/nu12123822. PMID: 33327540; PMCID: PMC7765029.

[8] Sullivan P. G., Rippy N. A., Dorenbos K., Concepcion R. C., Agarwal A. K., Rho J. M. «The ketogenic diet increases mitochondrial uncoupling protein levels and activity». *Annals of Neurology*. 22 de marzo de 2004; 55(4): 576-580. https://doi.org/10.1002/ana.20062.

[9] Tillery E. E., Ellis K. D., Threatt T. B., Reyes H. A., Plummer C. S., Barney L. R., «The use of the ketogenic diet in the treatment of psychiatric disorders». *Mental Health Clinician*. 12 de mayo de 2021; 11(3): 211-219. https://doi.org/10.9740/mhc.2021.05.211.

[10] Tidman M., «Effects of a Ketogenic Diet on Symptoms, Biomarkers, Depression, and Anxiety in Parkinson's Disease: A Case Study». *Cureus*. 31 de marzo de 2022; 14(3): e23684. https://doi.org/10.7759/cureus.23684.

[11] Paoli A., Mancin L., Bianco A., Thomas E., Mota J. F., Piccini F., «Ketogenic Diet and Microbiota: Friends or Enemies» *Genes*. 15 de julio de 2019; 10(7): 534. https://doi.org/10.3390/genes10070534.

Dado que una dieta tan rica en grasas va en contra de los consejos dietéticos tradicionales, entiendo por qué muchos profesionales de la salud son cautelosos a la hora de recomendarla. Con esto en mente, estoy entusiasmada con lo que mostrarán las nuevas investigaciones; creo que la dieta cetogénica llegó para quedarse como una poderosa herramienta dietética a corto plazo para calmar la ansiedad cuando sea necesario.

LIMPIEZA DE LA DIETA KETO

A diferencia de la mediterránea, las dietas cetogénicas no se definen por alimentos específicos, sino que se centran en un desglose específico de macronutrientes. Por ejemplo, puede especificar que ingieras entre el 55 y el 60% de las calorías de las grasas, entre el 30 y el 35% de las calorías de las proteínas y entre el 5 y el 10% de las calorías de los carbohidratos.[12] Pero los planes cetogénicos no siempre especifican las fuentes de esos macronutrientes, lo que suele ocasionar que las personas elijan alimentos poco saludables sin saberlo, en particular grasas poco saludables, como los AGPI omega-6 proinflamatorios. Para complicar las cosas, muchos productores de alimentos han aprovechado el auge de las dietas cetogénicas para comercializar alimentos etiquetados como aptos para ellas, a pesar de que están muy procesados y suelen incluir edulcorantes artificiales.

Por lo tanto, cuando mis pacientes sienten curiosidad por probarla, les recomiendo una variante llamada «cetogénica limpia», que se esfuerza por cumplir con los componentes dietéticos de la tradicional y, al mismo tiempo, hace hincapié en la alimentación saludable. Al igual que con la dieta mediterránea, las grasas deben provenir en gran medida del aceite de oliva, el pescado azul, los aguacates, los frutos secos y las yemas de huevo. Las proteínas proceden de los lácteos, la carne no procesada y los huevos. La pequeña cantidad de

---

[12] Masood W., Annamaraju P., Uppaluri K. R., «Ketogenic Diet». StatPearls. 11 de junio de 2022. https://www.ncbi.nlm.nih.gov/books/NBK499830/.

carbohidratos procede de fuentes complejas y de bajo índice glucémico como los espárragos, las espinacas, los hongos, la lechuga y los jitomates, que también contienen fibra dietética.

Adaptar nuestro plan de alimentación de inspiración mediterránea a un molde cetogénico limpio requiere una serie de cambios para aumentar el consumo de grasas y restringir los carbohidratos.

- La mayor omisión de una dieta de inspiración mediterránea son las legumbres. Las alubias, los garbanzos y las lentejas son demasiado ricos en carbohidratos para incluirlos en una dieta cetogénica. Sin embargo, la mayoría de las demás fuentes de proteínas, como el tofu, las aves, la carne y los mariscos, están permitidas.

- Una amplia variedad de verduras sigue siendo crucial en una dieta cetogénica limpia, sobre todo porque estás eliminando muchas otras buenas fuentes de fibra dietética como los frijoles. Se permiten las verduras de hoja verde, las crucíferas, los espárragos, los pimientos morrones, los hongos las cebollas, los ajos y otras verduras bajas en carbohidratos. Sin embargo, tendrás que evitar por completo las verduras con almidón como las papas, los camotes, el maíz, los betabeles y los chícharos.

- No se permiten las frutas. Algunas dietas cetogénicas solo permiten pequeñas cantidades de frutos rojos. Aumentar la ingesta de grasas saludables significa consumir más aceite de oliva, frutos secos, semillas y aguacates. Aunque siempre es importante incluir grasas vegetales, las dietas cetogénicas son más fáciles si se consumen grasas animales, en particular lácteos enteros y grasas omega-3 del salmón y otros mariscos.

- Debes evitar por completo los cereales como el trigo y la avena. Nada de pan ni pasta.

La dieta cetogénica no es para todo el mundo, y entiendo que muchos desconfían de los mensajes de moda que la rodean y se muestran escépticos ante la idea de que comer grandes cantidades de grasa sea la clave para una buena salud; y, ciertamente, hay investigadores médicos que han cuestionado la conveniencia a largo plazo de las dietas bajas en carbohidratos.[13] Debido a estas preocupaciones, y al nivel de dedicación que se necesita para seguirlas, en mi clínica reservo el plan cetogénico limpio para personas que han probado una dieta más general de estilo mediterráneo y continúan luchando contra la ansiedad y el aumento de peso. Cuando empiezan a seguir el plan, se les evalúa con sumo cuidado durante un periodo de prueba para garantizar que pueden soportar las restricciones alimentarias y, al mismo tiempo, alimentarse de manera adecuada.

Aunque hay motivos para ser precavido, si tu ansiedad no ha respondido a otras intervenciones dietéticas menos radicales, te animo a que trabajes con un dietista para desarrollar un plan de dieta cetogénica limpia. Podría tener un efecto importante en tu salud mental.

AYUNO INTERMITENTE

Junto con la dieta cetogénica, otra estrella en ascenso en el mundo de la nutrición es el concepto de «ayuno intermitente», una práctica dietética que ha ganado fervientes seguidores en los últimos años por su potencial para promover la pérdida de peso y mejorar la salud metabólica. La idea básica del ayuno intermitente es que solo se come durante ciertos intervalos de tiempo. Aunque existen muchas variaciones del ayuno intermitente, todas ellas implican comer solo en intervalos planificados, puntuados por periodos de ayuno en los que se come muy poco o nada en absoluto. Por ejemplo, un plan diario de ayuno intermitente podría consistir en comer durante ocho horas del día y luego ayunar durante las 16 siguientes. Otro enfoque popular es el plan 5:2, en el que se come normalmente cinco días a la semana y solo se ingieren calorías mínimas los otros dos.

---

[13] Schutz Y., Montani J., Dulloo A. G., «Low-carbohydrate ketogenic diets in body weight control: A recurrent plaguing issue of fad diets?», *Obesity Reviews*. 20 de enero de 2021; 22(S2). https://doi.org/10.1111/obr.13195.

La ciencia sobre el ayuno intermitente no es inexpugnable en este momento, pero hay investigaciones prometedoras que sugieren que es una herramienta valiosa para la pérdida de peso, la salud metabólica y la función de la leptina, todo lo cual sabemos que puede ser beneficioso para reducir la ansiedad.[14] También se han realizado investigaciones sobre los efectos directos del ayuno intermitente en la ansiedad, en gran parte derivadas de estudios relacionados con la festividad islámica del Ramadán, en la que los seguidores ayunan ritualmente desde el amanecer hasta el anochecer. Aunque el ayuno religioso se basa en una mentalidad diferente al ayuno para la salud general, sigue siendo prometedor ver que estos estudios muestran un efecto positivo sobre la depresión y la ansiedad.[15]

También hay pruebas de que el ayuno intermitente es beneficioso para la diversidad de tu microbioma intestinal. La composición de la microbiota fluctúa cíclicamente a lo largo del día, y ciertos patrones de alimentación, como comer cerca de la hora de acostarse, pueden alterar estas fluctuaciones, lo que conduce a una reducción de la diversidad del microbioma. Se ha demostrado que el ayuno intermitente normaliza los patrones de tu microbioma y conduce a una mayor diversidad, lo que a su vez puede ayudar a disminuir la ansiedad.[16]

A falta de una investigación más directa que vincule el ayuno intermitente con una reducción de la ansiedad, no suelo recomendarlo a todos mis pacientes. Pero si sufren de ansiedad y trastornos metabólicos, puede proporcionar una palanca adicional para acompañar los cambios en la dieta. Si tienes curiosidad por probar el ayuno intermitente, vale la pena asesorarte con un profesional de la salud para

---

[14] Vasim I., Majeed C. N., DeBoer M. D., «Intermittent Fasting and Metabolic Health». *Nutrients*. 31 de enero de 2022; 14(3): 631. https://doi.org/10.3390/nu140 30631. PMID: 35276989; PMCID: PMC8839325.

[15] Berthelot E., Etchecopar-Etchart D., Thellier D., Lancon C., Boyer L., Fond G., «Fasting Interventions for Stress, Anxiety and Depressive Symptoms: A Systematic Review and Meta-Analysis». *Nutrients*. 5 de noviembre de 2021; 13(11): 3947. https://doi.org/10.3390/nu13113947.

[16] Gudden J., Arias Vasquez A., Bloemendaal M., «The Effects of Intermittent Fasting on Brain and Cognitive Function». *Nutrients*. 10 de septiembre de 2021; 13(9): 3166. https://doi.org/10.3390/nu13093166.

desarrollar un plan. Aunque existen varios métodos seguros de ayuno intermitente, restringir las calorías durante largos periodos puede ser peligroso, en especial para personas con afecciones como la diabetes, por lo que es importante obtener orientación profesional.

BUENAS PRÁCTICAS ALIMENTARIAS

Además de elegir alimentos y planificar las comidas basándote en los seis pilares, la última pieza de tu dieta ansiolítica es establecer buenas prácticas alimentarias que garanticen que las comidas sean momentos de calma y libres de estrés. En primer lugar, volvamos a la sabiduría de las zonas azules para pensar en algunas formas en las que las reglas del Poder 9 que no se refieren a la comida en concreto pueden verse a través de una lente dietética.

- *Comunidad:* el sentido de pertenencia y el compromiso con la familia y otros seres queridos son los ejes centrales del Poder 9. Para nosotros, esto significa encontrar una comunidad solidaria y cómoda con la que comer. ¡Eso será diferente para cada uno! Para unos, puede ser la clásica cena familiar; mientras que para otros, un grupo más grande en una iglesia o en la comunidad que celebran los alimentos juntos. Para algunos, puede significar conectarse por videollamada con un amigo para compartir una comida, uno de los aspectos positivos que la tecnología moderna permitió durante la pandemia por COVID-19, y que seguirá siendo útil en una sociedad cada vez más dispersa.

- *Reducción de la velocidad:* los residentes de las zonas azules reducen el estrés encontrando oportunidades para alejarse de las presiones del día. Te animo a que aproveches las comidas como una oportunidad para descansar y relajarte. Siéntate a la mesa en lugar de comer mientras caminas. Apaga los dispositivos móviles y trata de no comer frente a la televisión.

- *Comer con un propósito:* uno de los nueve principios es vivir con un propósito, y creo que también se debe comer con uno. Reconoce que estás comiendo para nutrir tu cuerpo y tu cerebro, y para vencer la ansiedad. Sé consciente de tu comida: mastica con calma y presta atención al sabor. No sientas culpa ni arrepentimiento por la comida que ingieres. Disfruta de cada bocado, desde el primero hasta el último.

Más allá del Poder 9, te platicaré de dos pacientes míos que necesitaban reajustar sus hábitos alimentarios antes de poder cosechar los beneficios de una dieta ansiolítica.

LOS PELIGROS DE UNA RESTRICCIÓN EXCESIVA

Aunque creo firmemente en la práctica de conceptos como el mantra *«Hara hachi bu»* para evitar comer en exceso, también es importante ser consciente de que la ansiedad puede empujar a algunas personas en la dirección opuesta, llevándolas a prácticas alimentarias demasiado restrictivas que pueden desnutrirlas y derivar en problemas graves de salud mental como los trastornos alimentarios.

Annie estaba en su segundo año de universidad cuando acudió a mí con una ansiedad severa por su peso y apariencia. Sus síntomas eran tan fuertes que evitaba todas las situaciones sociales porque se avergonzaba de su aspecto. Tuve cuidado de no mostrarme sorprendida cuando me dijo que siempre había luchado por bajar de peso, pero estaba muy claro que no tenía sobrepeso. En todo caso, parecía tener un peso significativamente *inferior*. Parecía probable que Annie sufriera un trastorno dismórfico corporal, una afección psiquiátrica que le provocaba una obsesión por los defectos que percibía en su cuerpo y que no eran evidentes para nadie más.[17]

---

[17] Bjornsson A. S., Didie E. R., Phillips K. A., «Body dysmorphic disorder». *Dialogues in Clinical Neuroscience.* 2010; 12(2): 221–232. https://doi.org/10.31887/DCNS.2010.12.2/abjornsson.

Cuando hablamos de su alimentación, me aseguró que comía muy sano: verduras frescas, pechuga de pollo y, de vez en cuando, salmón; no comía carne roja ni azúcares añadidos. Parecía una dieta convencionalmente saludable, pero a medida que seguíamos hablando, quedó claro que comía porciones pequeñas, ayunaba a menudo y rechazaba muchos tipos de alimentos integrales y no procesados. La dismorfia corporal de Annie se veía agravada por un caso de ortorexia nerviosa, una afección en la que las personas están obsesionadas con la calidad de sus alimentos y exageran en comportamientos restrictivos.[18]

La consulta de Annie me puso en alerta máxima. En mi clínica, no puedo trabajar con pacientes que tienen trastornos alimentarios activos, ya sea que sufran de un trastorno de tipo anoréxico altamente restrictivo o de atracones. Los pacientes con trastornos alimentarios necesitan un estrecho seguimiento tanto de su salud física (por ejemplo, control de laboratorio de los niveles de hidratación e hipoglucemia) como de su salud emocional, ya que con frecuencia sus afecciones conducen a autolesiones o al suicidio.[19] Quienes luchan contra los trastornos alimentarios suelen necesitar hospitalizaciones psiquiátricas, y algunos pueden necesitar un programa de tratamiento residencial especializado.

Después de pasar tiempo con Annie y hablar con ella sobre sus emociones subyacentes en torno a la comida, llegué a la conclusión de que su alimentación restrictiva aún no estaba lo suficientemente avanzada como para suponer una amenaza inmediata para su salud física, y aunque estaba demasiado ansiosa, no corría el riesgo de infringirse daño. En lugar de canalizarla a cuidados intensivos, decidí ayudarla a desarrollar un plan de tratamiento psiquiátrico nutricional personalizado. Mi primer paso fue incorporar a otros dos miembros

---

[18] Scarff J. R. «Orthorexia nervosa: An obsession with healthy eating». *Federal Practitioner.* Junio de 2017; 34(6): 36-39. PMID: 30766283; PMCID: PMC6370446.
[19] Smith A. R., Zuromski K. L., Dodd D. R., «Eating disorders and suicidality: What we know, what we don't know, and suggestions for future research». *Current Opinion in Psychology.* Agosto de 2018; 22: 63-67. https://doi.org/10.1016/j.copsyc.2017.08.023.

del equipo: Alex, un entrenador nutricional, y un consejero de trastornos alimentarios que la ayudara a trabajar en los problemas más profundos que surgían a través de sus comportamientos alimentarios.

Le receté un ISRS para ayudarla a controlar la ansiedad, y hablaba dos veces por semana con su terapeuta para mejorar y sanar su relación con la comida. Alex trabajaba junto a Annie y a mí, ayudándonos a planificar las compras, en las que tocaban, sentían y exploraban más alimentos para añadir a su dieta. Alex le pedía a Annie que escribiera una lista semanal de su despensa, y luego trabajábamos juntos para animarla a incluir poco a poco más alimentos de los que estaba comiendo. La ayudamos a comprender el valor nutritivo de una dieta rica en alimentos integrales. No prestamos atención al peso ni a la báscula. Al darnos cuenta de que su trastorno dismórfico corporal la había mantenido escondida bajo ropa voluminosa, cuando estuvo lista, le sugerimos que planeara un día de compras con una amiga para comprar ropa nueva y disfrutar de una sesión de estética y maquillaje. Poco a poco, fue ganando confianza y se sintió más fuerte emocionalmente hasta que pudo comer una gama más amplia de alimentos, alcanzar un peso saludable y ganar perspectiva sobre su dismorfia corporal.

Como vi con Annie, la ortorexia nerviosa es recalcitrante y frecuentemente se correlaciona con la ansiedad y la baja autoestima,[20] así que es algo que vigilo de cerca en mis pacientes a medida que rediseñamos sus dietas hacia alimentos más saludables. Así como es importante comer alimentos saludables no procesados, es igual de importante mantener una perspectiva adecuada al establecer metas realistas y comprender que es posible llevar demasiado lejos la obsesión por la alimentación saludable. Incluso los pacientes que no llegan a la ortorexia nerviosa en toda regla pueden caer en la trampa de dejar que lo perfecto sea enemigo de lo bueno, por ejemplo, al frustrarse cuando se desvían de su plan alimentario mientras viajan, celebran o

---

[20] Yılmaz M. N., Dundar C., «The relationship between orthorexia nervosa, anxiety, and self-esteem: A cross-sectional study in Turkish faculty members». *BMC Psychology*. 2022; 10(1): 82. https://doi.org/10.1186/s40359-022-00796-7.

participan en eventos de trabajo. Esto se ve agravado por la presión constante y la avalancha de consejos (a menudo incorrectos) de las redes sociales. Es fundamental que recuerdes en todo momento que tu cuerpo es resistente y que ninguna comida hará posible u obstaculizará tu búsqueda para escapar de la ansiedad. Por ello, recomiendo que sigas pautas generales como los seis pilares, en lugar de contabilizar cada caloría ingerida. Es mucho más importante cambiar los hábitos alimentarios de manera sostenible para tu estilo de vida en lugar de perseguir la adherencia perfecta a un plan específico.

REDEFINIR UNA RELACIÓN DIFÍCIL CON LA COMIDA

Sobre los pacientes que acuden a mí por una mala relación con la comida, ya sea por un historial de dietas infructuosas para bajar de peso, una tendencia a los atracones o una alimentación demasiado restrictiva como la de Annie, a menudo me doy cuenta de que ayudarles a orientarse hacia alimentos más saludables y desarrollar un plan de comidas psiquiátrico-nutricional personalizado es solo una parte del proceso. También hay que trabajar en replantear su forma de pensar sobre la alimentación, y en abrir la puerta para que la comida calme sus mentes.

Kayu era una mujer japonesa que emigró a Estados Unidos cuando tenía poco más de 30 años. En Japón, había seguido una dieta tradicional japonesa llena de mariscos y verduras, que encajaba muy bien con los seis pilares, y me dijo que, en general, se sentía tranquila y concentrada en su trabajo como estilista. Cuando se mudó a Estados Unidos, sus hábitos cambiaron. Estaba nerviosa por integrarse en la cultura estadounidense, así que comía lo que comían sus amigos, a menudo atiborrándose de alimentos fritos y pizza. Seguía comiendo comida japonesa con frecuencia, pero se sintió atraída por la versión americanizada que nunca había comido en Japón, como las alitas de pollo fritas y la tempura, todo ello servido con abundantes cantidades de arroz.

Cuando vino a verme, Kayu estaba tan alterada que apenas podía articular palabras. Me dijo que le temblaban las manos en el trabajo, algo que nadie desea, pero que es considerablemente malo para una estilista, y que, tras un aumento de peso significativo, apenas se reconocía a sí misma. El estrés y la ansiedad por su nuevo peso la llevaron a buscar más comida reconfortante. Se dio cuenta de que sus nuevos hábitos alimentarios no eran saludables, pero sentía que no podía cambiarlos, ya que la comida se había convertido en lo único que podía calmarla. Lo más preocupante que me dijo es que había empezado a odiarse a sí misma.

Me identifiqué con Kayu y le expliqué que no estaba sola. Muchos inmigrantes pasan por un proceso llamado aculturación alimentaria, que consiste en cambiar drásticamente su dieta en un intento de adaptarse a una nueva cultura. Un estudio reciente analizó la aculturación alimentaria en inmigrantes de Asia oriental que se trasladan a países occidentales, y los trastornos relacionados con la dieta que pueden surgir, incluido un mayor riesgo de diabetes y enfermedades cardiovasculares.[21]

Reconocí que el mayor problema de Kayu no era no saber qué comer —ahora sabía que su dieta tradicional japonesa estaba entrelazada con su salud mental—, sino que necesitaba redefinir su relación con la comida a un nivel más profundo.

Cuando empecé a hablar con ella sobre formas de cambiar su relación con la comida, no estaba interesada. Me dijo que el movimiento de positividad corporal le molestaba y que lo único que quería era bajar de peso y mejorar su estado de ánimo para recuperar su antigua vida. Le expliqué que, aunque sin duda podía ayudarla a crear una nueva dieta y a controlar su ansiedad, lo más importante era que adquiriera las condiciones de ayudarse a sí misma. Si seguía comiendo por ansiedad, su dieta ansiolítica sería ineficaz.

---

[21] Lee S. D., Kellow N. J., Choi T. S. T., Huggins C. E., «Assessment of Dietary Acculturation in East Asian Populations: A Scoping Review». *Advances in Nutrition.* 2020; 12(3): 865-886. https://doi.org/10.1093/advances/nmaa127.

Mi conversación con Kayu se inspiró en una filosofía llamada «alimentación intuitiva». Aunque hacer dieta puede dar resultados a corto plazo en cuanto a pérdida de peso y a salud, los estudios demuestran que la restricción alimentaria tiene un éxito limitado a largo plazo. De hecho, existe evidencia de que hacer dieta no solo aumenta el riesgo de volver a subir de peso cinco años después,[22] sino que también anima al cerebro a asociar la comida con la recompensa y la atención.[23] La alimentación intuitiva fue desarrollada por primera vez en 1995 por las nutriólogas Evelyn Tribole y Elyse Resch, que buscaban una alternativa a esta cultura de la dieta poco saludable e ineficaz.

La idea central de la alimentación intuitiva es que, en lugar de limitar tu dieta a ciertos tipos o cantidades de alimentos, identifiques señales corporales para determinar qué y cuánto debes comer. Como vimos con la regla del 80% de las zonas azules, te enfocas en dejar que tu cuerpo te diga cuándo estás lleno, en lugar de comer, de forma habitual o reactiva, atiborrándote solo porque hay comida disponible o porque te hace sentir bien en el momento. La alimentación intuitiva y los diez principios que la sustentan se tratan ampliamente en otros libros, por lo que no entraré en muchos detalles aquí, pero, sin duda, te animo a explorar este enfoque reflexivo y útil de la alimentación.

La alimentación intuitiva puede ser en especial difícil de seguir para las personas que padecen ansiedad. Al igual que con Kayu, la ansiedad puede debilitarte al punto de evitar que hagas lo que necesitas hacer para ayudarte a ti mismo. Pero desarrollar una práctica de alimentación intuitiva también es sumamente poderoso para las

---

[22] Neumark-Sztainer D., Wall M., Guo J., Story M., Haines J., Eisenberg M., «Obesity, Disordered Eating, and Eating Disorders in a Longitudinal Study of Adolescents: How Do Dieters Fare 5 Years Later», *Journal of the American Dietetic Association*. Abril de 2006; 106(4): 559-568. https://doi.org/10.1016/j.jada.2006.01.003.
[23] Stice E., Burger K., Yokum S. «Caloric deprivation increases responsivity of attention and reward brain regions to intake, anticipated intake, and images of palatable foods». *Neuroimage*. 15 de febrero de 2013; 67: 322-330. https://doi.org/10.1016/j.neuroimage.2012.11.028.

personas ansiosas. Como vimos en muchos casos diferentes en este libro, la ansiedad conduce a comer en exceso o a comer poco,[24] distorsionando tus sensaciones de hambre o saciedad.[25] Si a esto le sumamos el tipo de presiones sociales que sentía Kayu para encajar en su nueva cultura y grupo de amigos, puede ser un reto relacionarse con la comida de forma consciente y mesurada. Pero también significa que hay un gran potencial para que replantees tu concepción de la alimentación y desarrolles una nueva relación enfocada en calmar tu ansiedad, sin importar qué tipo de dieta elijas seguir.

Para empezar, le presenté a Kayu un plan sencillo que desarrollé llamado «La dieta de la calma de la doctora Uma». Su propósito es mostrar que las dietas no deben ser herramientas punitivas. Están pensadas para proporcionar marcos de mejora personal basados en tus necesidades personales. Las investigaciones demuestran que la vergüenza, la autocrítica y las percepciones de inferioridad hacen que pierdas el autocontrol y socavan la eficacia de lo que intentas lograr al cambiar tus hábitos alimentarios.

Enfócate en:

- *Amor propio y respeto.* Estos comienzan al conocer y honrar tus necesidades. Constituyen un pilar para ayudarte a curar tu ansiedad.

---

[24] Hussenoeder F. S., Conrad I., Engel C., *et al.,* «Analyzing the link between anxiety and eating behavior as a potential pathway to eating-related health outcomes». *Scientific Reports.* 2021; 11: 14717. https://doi.org/10.1038/s41598-021-94279-1; Lloyd E. C., Haase A. M., Verplanken B., «Anxiety and the development and maintenance of anorexia nervosa: Protocol for a systematic review». *Systematic Reviews.* 2018; 7:14. https://doi.org/10.1186/s13643-018-0685-x.

[25] Mestre Z. L., Melhorn S. J., Askren M. K., *et al.,* «Effects of Anxiety on Caloric Intake and Satiety-Related Brain Activation in Women and Men». *Psychosomatic Medicine.* Mayo de 2016; 78(4): 454-464. https://doi.org/10.1097/PSY.000000000 0000299.

- *Sintonización con uno mismo.* Prestar atención a la inteligencia corporal te ayuda a estar en sintonía con tu cuerpo y tu cerebro, lo que contribuye a que midas los efectos de cada alimento.

- *Autoescucha.* La ansiedad viene acompañada de diferentes emociones para cada persona. Escuchar tus desencadenantes es clave para ayudarte a superar tu tipo específico de ansiedad.

- *Autodirección.* Ser autodirigido te hace sentir empoderado y en control de la gestión de tu ansiedad al dirigir tu amor propio, la sintonía contigo mismo y la autoescucha para reducir tu ansiedad.

- *Superación personal.* A medida que avanzas en los otros pasos, permítete apreciar tu mejoría en cuanto a la ansiedad.

Ten cuidado con:

- *El perfeccionismo.* No intentes ser perfecto, sobre todo en lo que respecta a lo que comes y cómo te sientes. Todo el mundo comete errores y tiene días malos. Sé autoindulgente.

- *Las críticas y los juicios.* Dejar de ser duro contigo mismo y con los demás te ayudará a liberarte y a reducir la ansiedad.

- *Dejar que otros te guíen.* Uno de los impactos positivos de la psiquiatría nutricional es que te da autonomía sobre los pasos iniciales que puedes dar para reducir tu ansiedad. Si bien es bueno trabajar con un profesional de confianza, no dejes que la prensa popular o las redes sociales te guíen.

- *El odio a uno mismo y la crítica.* Practicar la atención plena y calmar el odio a uno mismo ayudará a aliviar los desencadenantes de la ansiedad.

- *Poner tus emociones por delante de tu totalidad.* Tu ansiedad es parte de ti, pero debes entender que no te define. Siguiendo los principios nutricionales e integradores de este libro, puedes disminuir la carga de la ansiedad en todo lo que eres.

Mientras guiaba a Kayu a través de estos pasos para replantear su relación con la alimentación, le expliqué que no le estaba pidiendo que aceptara su aumento de peso o su ansiedad, sino que se permitiera escuchar lo que ya sabía. Ella no creía que comer habitualmente un plato de tempura o alitas de pollo fuera adecuado. Por supuesto que esos alimentos eran deliciosos, pero a ella no solo le importaba el sabor, quería que su cerebro y su cuerpo se sintieran lo mejor posible. Sin embargo, había perdido de vista esas prioridades, ya que, de modo comprensible, dejó que su deseo de encajar lo anulara todo. En lugar de criticarse a sí misma o dejar que sus emociones la convencieran de que no podía cambiar, la animé a sintonizar de nuevo con la forma en que comía en Japón.

Ella asimiló lo que le estaba diciendo y se entusiasmó más por encontrar caminos de regreso a la normalidad. Nuestro plan era sencillo: hicimos un inventario de los alimentos japoneses que se ajustaban a los seis pilares y buscamos cómo podía integrarlos de nuevo en su dieta. Hablamos de principios como el «*Hara hachi bu*», que la ayudaron a sentirse más arraigada culturalmente en su alimentación. Me dijo que nunca había sido muy buena cocinando, y le respondí que me pasaba lo mismo: tenía parientes que eran cocineros expertos, pero nunca aprendí a cocinar muchos de los platillos que comía de pequeña hasta que estudié y me fui a vivir sola. Se propuso pedirles recetas y consejos de cocina a sus parientes, además de tomar clases de cocina japonesa que se ofrecían cerca de su casa. A medida que empezó a cocinar más para sí misma, priorizó opciones más saludables como el sushi, las verduras al vapor y las ensaladas frescas, evitando la tempura y la comida rápida.

Con estos cambios, y sin tomar ningún medicamento, los cuales quería evitar a toda costa, Kayu pudo volver a cortar el cabello con manos firmes. En seis meses, perdió diez kilos y se convirtió en la versión de sí misma que quería ser.

LA MEJOR DIETA ES LA QUE FUNCIONA PARA TI

Mis años de trabajo clínico han reforzado una y otra vez la idea de que cada persona come de manera diferente. Todos tenemos distintos antecedentes culturales, paladares y prioridades alimentarias. Cada uno de nuestros cuerpos y microbiomas intestinales reacciona a los alimentos de manera diferente. Sería una tontería tratar de encajar a cada persona en un único patrón dietético. De hecho, sospecho que esta es una de las principales razones por las que las dietas no funcionan para la mayoría de la gente. La forma en que comemos es la forma en que vivimos, no están separadas, por lo que alinear nuestros verdaderos valores con los alimentos que comemos es crucial para tener nuestra mejor vida.

Además de los alimentos que elegimos comer, a algunas personas les disgusta seguir un horario rígido de alimentación en el que cada comida se planifica con semanas de antelación. A otras les encanta la estructura y saber de antemano lo que van a comer. Algunas tienen más autocontrol que otras en cuanto a sus elecciones alimentarias. Unas cocinan al tanteo, añadiendo una pizca de esto y una pizca de aquello, mientras que otras disfrutan de usar la báscula para pesar las porciones por gramo.

En este capítulo espero haberte convencido de que las diferentes formas de comer están bien, siempre y cuando sigas los seis pilares para calmar tu mente. Al combinar esos principios con los fundamentos de las mejores dietas que existen, y escuchar a tu cuerpo a través de la alimentación intuitiva, tendrás el poder de construir un plan personalizado revolucionario para controlar tu ansiedad a través de lo que comes.

CAPÍTULO 13

CONSEJOS DE COCINA PARA UNA ALIMENTACIÓN TRANQUILA

Terminamos nuestra búsqueda de alimentos para calmar nuestra mente en mi lugar favorito: la cocina. Este siempre ha sido un lugar de comodidad y calma para mí, desde mi infancia, cuando mi familia multigeneracional cocinaba comida saludable y deliciosa para disfrutar juntos, hasta mi época en la facultad de Medicina, cuando mi amor por Julia Child me llevó a devorar todos los episodios de *The French Chef* en PBS. Ahora, una de las mayores alegrías que experimento como psiquiatra nutricional es ver cómo mis pacientes sin una fuerte conexión con la cocina aprenden a amarla tanto como yo, llegando a verla como un lugar donde pueden nutrir su cuerpo y calmar su mente.

Si te asusta la idea de cocinar desde cero en lugar de calentar comidas preparadas, aquí tienes algunos consejos sobre equipos y técnicas de cocina.

¿Qué equipamiento básico debería tener todo cocinero en su cocina?

Debo confesar que me encanta todo en la cocina, desde la comida en sí hasta cada herramienta y utensilio que utilizo. Es mi patio de recreo y mi lienzo; me aporta alegría y una sensación de calma. Es mi lugar feliz.

Empecé a cocinar tarde. Cuando era pequeña, en una familia multigeneracional del sur de Asia, mi querida abuela, mis tías, mis primos mayores y mi madre siempre se encargaban de las comidas.

Por supuesto, ayudaba en la preparación, aprendiendo a pelar chícharos frescos o a quitar piedras y restos de las bandejas de lentejas secas antes de cocinarlas; pero como nunca me encargaba de los ingredientes principales de la comida, cuando empecé a cocinar, aprendí a evaluar lo que me quedaba mejor mediante ensayo y error. Después de descubrir algunas cosas por mi cuenta, fui a una escuela gastronómica para perfeccionar mis conocimientos, y añadí la cocina clásica a mis habilidades.

Aunque echar un vistazo a una tienda especializada basta para darte cuenta de que hay una gama casi ilimitada de utensilios y aparatos de cocina, los principales son bastante sencillos. Aquí tienes una lista de los utensilios básicos que necesitarás, junto con algunos favoritos especializados.

- *Una olla y un sartén con tapas, junto con una bandeja de horno con borde.* Una olla de buena calidad de 1 o 1½ l, un sartén de 25 cm de diámetro y otro de hierro fundido serán los caballos de batalla de tu cocina. En la olla, puedes cocer a fuego lento o hervir lentejas, frijoles y legumbres; hacer sopas y curry; y cocer al vapor tus verduras favoritas. El sartén es para cocinar huevos, revueltos de tofu o un salteado colorido y rico en fibra. La bandeja de horno es perfecta para hornear salmón o asar verduras.

- *Un cuchillo de chef.* Busca un cuchillo con el que te sientas cómodo. A la mayoría de los chefs con formación se les enseña a utilizar un cuchillo de chef de 20 o 25 cm para todas las tareas (yo prefiero uno de 20 cm), pero utilizar un cuchillo grande para cortar ingredientes pequeños requiere práctica, y muchos cocineros caseros prefieren tener una variedad de cuchillos de cocina más pequeños. De cualquier manera, mantén tu cuchillo afilado, ya que los desafilados resbalan con mayor facilidad y provocan cortes peligrosos. Siempre y cuando puedas mantenerlos afilados, no hay nada de malo en usar cuchillos menos costosos a medida que desarrollas tus preferencias por el estilo o el tamaño. Luego puedes optar por una hoja de mayor calidad que durará toda la vida.

- *Un pelador de verduras.* Tener un pelador a la mano es clave. Si haces compostaje, guarda las cáscaras para tu jardín o para el sitio de compostaje local. Aunque prefiero pelar ciertas verduras y frutas, como zanahorias y mangos, deja siempre las cáscaras si la receta te da la opción, ya que tienen una alta concentración de fibra y polifenoles.

- *Un rallador de cítricos.* Los cítricos potencian los sabores naturales de forma deliciosa y son ricos en antioxidantes. Añadir ralladura de limón, lima o naranja a una ensalada, sopa, licuado o incluso té es una forma económica y saludable para el cerebro de potenciar el sabor. Guarda también rodajas de cítricos para tu botella de agua. Si exprimes un limón, pero no usas toda la cáscara, siempre puedes congelarla para rallarla más tarde.

- *Una tabla de cortar.* Me encantan las tablas de cortar de madera de alta calidad, pero también hay excelentes opciones sostenibles hechas de materiales reciclados y reutilizados. No me importa que comiences con un cuchillo barato, pero no te recomiendo una tabla de cortar de plástico de baja calidad. Lo mejor es gastar un poco más en una de madera o en una sintética sin BPA, ya que las toxinas pueden filtrarse en los alimentos a través de una tabla de plástico de baja calidad. Una de las cosas que nos inculcaron en la escuela de cocina fueron las buenas prácticas de seguridad alimentaria. Si preparas carne y mariscos, siempre debes lavar la tabla con detergente y agua caliente después de usarla, y debes darle la vuelta antes de cortar otro alimento para evitar la contaminación cruzada.

- *Un rascador de banco.* Durante mis primeros días de estudio en el Culinary Institute of America, me presentaron una herramienta desconocida que se convirtió en una de mis estrellas de cocina. Un rascador de banco es una simple hoja de metal rígido con un mango en un lado. Aunque tradicionalmente lo utilizan los panaderos para hacer masa, un rascador de banco puede utilizarse para recoger verduras picadas o cualquier otra cosa de la tabla de cortar, lo que facilita su transferencia a una olla o ensaladera.

- *Un juego de recipientes pequeños de acero inoxidable o vidrio para la preparación de las comidas y la* mise en place, *y recipientes grandes para servir la comida.* «Mise en place» es una expresión de la cocina francesa que significa «Cada cosa en su lugar». Este es uno de los conceptos más importantes que aprendí en la escuela de cocina. Antes de combinar los ingredientes de una receta, tómate el tiempo de lavar, cortar, preparar y colocar cada uno en su propio tazón pequeño. Así, una vez que el fuego está encendido, todo está listo al alcance de tu mano, dándote libertad para asegurarte de que estás cocinando las cosas correctamente.

- *Esponjas sostenibles y un jabón para trastes de buena calidad.* Compro esponjas sostenibles que lavo con jabón y agua caliente todas las noches y dejo secar al aire. Las reciclo con regularidad.

¿Hay alguna técnica fácil que hayas aprendido en tu formación culinaria que creas que todo cocinero casero debería saber?

- Siéntete cómodo al experimentar con diferentes especias y mezclas de estas para que tu comida sea sabrosa y saludable. Es un mito desafortunado que la comida saludable no puede ser deliciosa, y las especias básicas pueden animar una comida y proporcionar beneficios que alivian la ansiedad.

- Aprende a escaldar y a congelar las verduras para conservar su sabor y su valor nutritivo. Por ejemplo, si estuviera cocinando brócoli morado, lo pasaría rápidamente por agua hirviendo con sal durante 3 o 4 minutos y luego lo sumergiría en un baño de hielo. Este proceso detiene la cocción al instante para que la verdura conserve su color y sus nutrientes, y evita que se ablande.

- Pela el jengibre con el dorso de una cuchara; un cuchillo o un pelador no suelen ser adecuados para la forma irregular y nudosa del jengibre. El jengibre pelado se puede congelar para su uso posterior. Las cáscaras limpias se pueden utilizar para preparar un delicioso té.

- Si necesitas cortar chocolate amargo, utiliza un cuchillo de sierra. Se cortará con mayor facilidad y será mucho menos probable que el cuchillo se resbale.

CAPÍTULO 14

RECETAS PARA CALMAR TU MENTE

DESAYUNO

Pudín de semillas de albahaca

Vegetariano, sin gluten, sin lácteos

En mi infancia bebíamos un licuado cargado de azúcar llamado fa-looda, que contenía helado, jarabe de rosas y una capa de semillas de albahaca flotando en la superficie. Aunque el verdadero falooda es demasiado dulce para ser saludable para el cerebro, me inspiró para crear este pudín saludable y mi versión del té de perlas (ver página 331), que aprovecha los poderes ansiolíticos de las semillas de albahaca. Al igual que la chía y la linaza, las semillas de albahaca son ricas en fibra, proteínas y micronutrientes, lo que favorece la salud intestinal. Cuando se sumergen en líquido, crean un pudín que resulta un desayuno excelente y saciante. A mí me gusta añadirle avellanas y arándanos.

Porciones: 1
Tiempo de preparación: 10 min;
tiempo de reposo: 1-6 h o toda la noche

2 cdas. de semillas de albahaca
¾ taza de bebida de cáñamo (o leche de tu elección)
½ cdta. de miel de manuka
½ cdta. de extracto de vainilla

¼ cdta. de cardamomo molido

¼ taza de arándanos

1. Licúa todos los ingredientes, excepto los arándanos, en una taza medidora de 500 ml o en un tazón de vidrio mediano. Viértelo en un molde de 110 g. Tapa y deja reposar en el refrigerador durante la noche.

2. A la mañana siguiente, la parte inferior del pudín puede estar espesa y la parte superior más líquida. Si es así, remueve bien el pudín hasta que el espesor sea homogéneo. Esta receta no es dulce, así que añade algunos arándanos como cobertura para endulzarla de forma natural.

Consejos de la chef:

- El pudín durará unos cinco días en el refrigerador, cerrado con film transparente, así que puedes preparar el desayuno para la semana que viene.

- Un molde de 110 g es el tamaño adecuado para el desayuno, pero también puedes dividir el pudín en dos moldes (55 g) para comerlo como colación.

- Dale sabor a chocolate calentando la bebida de cáñamo y mezclando una cucharadita de cacao amargo en polvo. Deja enfriar antes de añadir las semillas de albahaca y otros ingredientes.

Revuelto de garbanzos

Vegano, sin gluten

Este revuelto sin huevo es una forma estupenda de empezar el día con el poder de las legumbres, las verduras y las especias. También es una comida o cena satisfactoria cuando se acompaña de una ensalada o una guarnición de verduras.

Porciones: 1
Tiempo de preparación: 10 min
Tiempo de cocción: 10 min

¼ taza de harina de garbanzos
¼ cdta. de sal kosher
¼ cdta. de pimienta negra
½ cdta. de cúrcuma molida
½ cdta. de ajo en polvo
½ cdta. de cebolla en polvo
¼ cdta. de pimienta de cayena
Una pizca de garam masala
¼ taza de levadura nutricional
1 cda. de aceite de aguacate o mantequilla clarificada
1 cebollín en rodajas
¼ taza de champiñones en rodajas
¼ taza de espinacas tiernas
1 cda. de cilantro fresco picado

1. Mezcla la harina, la sal, las especias y la levadura nutricional en un tazón mediano.
2. Añade ⅓ de taza de agua y bate hasta obtener una masa.
3. Calienta el aceite en un sartén de 25 cm. Añade el cebollín, los champiñones y las espinacas y saltea hasta que se ablanden por unos 5 minutos.
4. Vierte la mezcla y cocina a fuego medio hasta que esté hecha. Mueve la mezcla por el sartén con una espátula como si fueran huevos revueltos, durante unos 5 minutos.
5. Decora con cilantro picado.

Granola nutritiva

Vegetariano, sin gluten

La granola empaquetada tiende a tener un alto contenido de azúcares añadidos e ingredientes procesados, pero es muy fácil hacer tu granola saludable y deliciosa en casa. Mi versión está repleta de frutos secos, semillas y especias, y queda increíble servida con yogur, o sola como botana. Me gusta hacer una gran cantidad, que dura alrededor de un mes guardada en un frasco de vidrio sellado.

Porciones: 20
Tiempo de preparación: 10 min
Tiempo de cocción: 1 h

2 cdas. de aceite de coco
3 cdas. de miel cruda o miel de manuka
2 cdas. de canela molida
1 cda. de jengibre molido
1 cdta. de nuez moscada molida
1 taza de nueces trituradas
1 taza de almendras trituradas
2 ½ tazas de avena
2 cdas. de linaza
2 cdas. de semillas de cáñamo
1 taza de semillas de girasol
1 taza de semillas de calabaza

1. Precalienta el horno a 150 °C. Cubre una bandeja para horno con papel encerado.
2. Calienta el aceite en una olla mediana a fuego lento. Añade la miel y las especias.
3. En un bol grande, mezcla los frutos secos, la avena y las semillas. Vierte el aceite, la miel y la mezcla de especias. Mezcla bien y extiende la mezcla en la bandeja.

4. Hornea durante una hora hasta que esté dorada, removiendo la mezcla de granola cada 15 minutos para evitar que se queme.
5. Deja enfriar y sirve.

Cereal de quinoa

Vegetariano, sin gluten

Este desayuno abundante y reconfortante es una versión saludable del clásico tazón de avena. Aunque los cereales de quinoa son cada vez más comunes en las tiendas, prepararlos desde cero te asegura evitar los ingredientes, procesados que suelen estar presentes en esas versiones empaquetadas. La quinoa es rica en proteínas, fibra y una variedad de micronutrientes. Me gusta añadirle arándanos, una cucharada de ralladura de coco sin azúcar o 30 g de trozos de chocolate amargo.

Porciones: 2
Tiempo de preparación: 15 min
Tiempo de cocción: 10 min

½ taza de quinoa
1½ tazas de bebida de cáñamo (o la leche de tu elección)
2 cdtas. de puré de manzana
1 cdta. de miel de manuka (u otra miel)
¼ de cdta. de canela molida
Una pizca de nuez moscada rallada

1. Enjuaga la quinoa con un colador.
2. Pon la bebida de cáñamo y la quinoa a hervir en una cacerola pequeña.
3. Reduce el fuego a bajo y cocina a fuego lento, tapa la cacerola hasta que se absorba la mayor parte del líquido, por unos 10 minutos.
4. Retira del fuego y añade el puré de manzana, la miel y la canela.
5. Espolvorea con nuez moscada rallada.

Consejo del chef:

- Para añadir cremosidad y omegas que te ayuden a combatir la ansiedad, agrega una cucharada de untable de semillas y frutos secos como opción.

COMIDA Y CENA

Tofu birmano de garbanzos

Vegano, sin gluten

Este tofu a base de garbanzos es una deliciosa alternativa al conocido tofu de soya, que ofrece un poco de variedad y está repleto de fibra y nutrientes. Una vez preparado, se puede cortar en trozos pequeños y utilizarse en cualquier receta que requiera tofu.

Porciones: 5
Tiempo de preparación: 10 min
Tiempo de cocción: 15 min más 2 h para que cuaje

1 taza de harina de garbanzo
½ cdta. de sal kosher
¼ de cdta. de cúrcuma molida
1 cdta. de ajo en polvo
1 cdta. de cebolla en polvo
½ cdta. de paprika
Una pizca de pimienta negra

1. Forra un recipiente de vidrio con tapa de 20 × 20 cm con papel encerado.
2. Hierve 350 ml de agua en una cacerola mediana.

3. En un tazón de vidrio mediano, licúa todos los ingredientes con 250 ml de agua fría hasta que la mezcla esté suave.

4. Baja el fuego a medio y, a continuación, vierte despacio la mezcla de garbanzos en el agua hirviendo, batiendo suavemente para integrar.

5. Deja cocer durante unos 4 min a fuego bajo o medio, luego vierte la mezcla espesa en un plato de cristal, utilizando una espátula para extenderla suavemente en una capa lisa. Es normal que parte de la mezcla se pegue al fondo del sartén, así que retira todo lo que puedas.

6. Tapa el plato de cristal y colócalo en el refrigerador. Deja enfriar durante 2 h. Escurre el líquido restante, pártelo y úsalo como desees.

Tofu tikka masala crujiente

Vegano, sin gluten

Hay muchas formas de preparar el tofu, pero mi favorita es hacerlo bien crujiente en una freidora de aire. Esta versión lleva especias del sur de Asia, pero se puede adaptar a muchos otros perfiles de sabor cambiando la mezcla de especias utilizada. Auméntalas si te gustan los alimentos más picantes. Y añade esto a mi ensalada verde relajante de la página 317 como proteína.

Porciones: 4
Tiempo de preparación: 10 min
Tiempo de cocción: 20 min

2 cdas. de aceite de aguacate
1 cdta. de chile rojo en polvo
½ cdta. de garam masala
1 cdta. de cúrcuma molida
¼ de cdta. de pimienta negra

½ cdta. de cilantro molido
½ cdta. de comino molido
½ cdta. de cebolla en polvo
½ cdta. de ajo en polvo
1 cdta. de sal kosher
100 g de tofu firme orgánico sin OGM, o 250 g de tofu de garbanzos birmano

1. Mezcla el aceite de aguacate, las especias y la sal en un recipiente grande.
2. Escurre el tofu. Colócalo en una fuente de horno mediana y cúbrelo con papel encerado.
3. Coloca una bandeja de horno sobre el papel encerado y aplástala con 2 latas pesadas de comida. Presiona el tofu durante 30 min. Destapa y escurre el exceso de líquido. Corta el bloque de tofu en cubos de 1.5 a 2.5 cm. Después de colocar los trozos en la cesta de la freidora, espolvorea la mezcla de aceite y especias.
4. Hornea en una freidora a 190 °C durante 10 o12 min o hasta que estén dorados y crujientes (8 min si prefieres una textura más suave), o bien hornea a 190 °C durante 15 o 20 minutos, dependiendo de lo suave o crujiente que prefieras.

Macarrones con queso saludables

Vegetariano

Los macarrones con queso son un plato reconfortante para muchos, pero la mayoría de las versiones son muy poco saludables. Mi versión de este clásico sustituye la mayor parte del queso por un puré de coliflor para obtener las bondades de las crucíferas. Cocinar la pasta con antelación y enfriarla por completo antes de combinarla en el plato ayuda a reducir su índice glucémico. Para hacer vegana esta receta, ajusta la levadura nutricional y sustituye el parmesano y el cheddar por una opción vegana.

Porciones: 6
Tiempo de preparación: 20 min
Tiempo de cocción: 15 min

1½ tazas de macarrones
2 tazas de floretes de coliflor congelados
1½ tazas de bebida de almendras (o la leche de tu elección)
1 cdta. de sal kosher
¼ de cdta. de pimienta negra
2 cdas. de levadura nutricional
1 diente de ajo picado
1 cdta. de perejil fresco picado
1 cdta. de tomillo fresco picado
¼ taza de queso parmesano rallado
1 cda. de aceite de oliva
½ taza de queso cheddar rallado

Para la pasta:

1. Al menos una hora antes de preparar la receta, hierve agua con sal en una olla mediana y cuece los macarrones según las instrucciones del paquete. Con esto obtendrás aproximadamente tres tazas de macarrones cocidos.
2. Escúrrelos y enfríalos. Los macarrones se pueden guardar en un recipiente hermético en el refrigerador hasta por tres días.

Para los macarrones con queso:

1. Precalienta el horno a 190 °C.
2. Coloca la coliflor en un tazón de cristal mediano y cocínala al vapor en el microondas durante 2 o 3 minutos, o hasta que esté blanda y tierna.
3. Añade la coliflor y la bebida de almendra a un procesador de alimentos o licuadora y mezcla hasta que quede suave (si está

demasiado espesa, como una pasta, añade más líquido hasta que tenga la consistencia de una salsa).

4. Vierte la mezcla en una olla mediana y deja que hierva a fuego lento. Añade la sal, la pimienta, la levadura nutricional, el ajo y las hierbas, removiendo suavemente. Cocina a fuego lento durante 5 minutos.

5. Añade los macarrones fríos a la salsa caliente. Incorpora el queso parmesano y el aceite de oliva. Vierte la mezcla en una charola para hornear cuadrada de 24 cm × 24 cm. Espolvorea con el queso cheddar.

6. Hornea entre 10 y 15 minutos, o hasta que la parte superior esté dorada y burbujeante.

Consejos del chef:

- Cubre con almendras trituradas para darle textura y un toque crujiente.
- Para añadir proteínas, saltea solomillo de ternera orgánico o pavo molido con cebolla, sal y pimienta, y añádelo a la salsa.
- Si utilizas perejil o tomillo seco, reduce a la mitad la cantidad, ya que las hierbas secas están más concentradas.

Pollo al horno indocoreano

Sin gluten

El pollo al horno es una opción de proteína saludable y fácil de preparar, y es una excelente comida con guarniciones de verduras. Esta receta utiliza tanto gochugaru, un chile en polvo coreano, como chile en polvo de Cachemira para darle sabor y picor. Puedes encontrar versiones orgánicas de buena calidad de estas especias en un supermercado étnico o en internet. Si tienes problemas para encontrar alguna de ellas, se pueden sustituir por pimienta de cayena o paprika.

Porciones: 2
Tiempo de preparación: 5 min,
más 30 min (por lo menos) para marinar
Tiempo de cocción: 30 min

½ cdta. de chile en polvo de Cachemira
½ cdta. de gochugaru
1 cdta. de cúrcuma molida
¼ de cdta. de pimienta negra
½ cdta. de cilantro molido
½ cdta. de comino molido
½ cdta. de ajo en polvo
½ cdta. de sal kosher
1 cda. de aceite de aguacate
2 pechugas de pollo deshuesadas y sin piel (200 g)
1 cda. de cilantro fresco picado

1. Mezcla las especias, la sal y el aceite en un tazón grande. Combina la mezcla de especias con las pechugas de pollo y tapa. Deja marinar en el refrigerador durante al menos 30 min, o incluso toda la noche.
2. Cuando estés listo para cocinar, coloca una rejilla en el centro del horno y precaliéntalo a 200 °C. Forra una bandeja con papel encerado.
3. Coloca las pechugas de pollo en la bandeja y hornéalas durante unos 30 min, o hasta que la temperatura interna en la parte más gruesa de la pechuga marque entre 75 y 78 °C.
4. Adorna con cilantro.

Camarones de inspiración coreana

Sin gluten

Los camarones son ricos en proteínas, micronutrientes (en especial vitamina B$_{12}$) y ácidos grasos omega-3, que son saludables para el cerebro. Si vives en una zona donde hay mariscos frescos disponibles, los camarones son mejores; de lo contrario, su versión congelada está ampliamente disponible.

Porciones: 1
Tiempo de preparación: 10 min
Tiempo de cocción: 3 min

8 camarones medianos, pelados y desvenados, con cola
1 cdta. de gochugaru
½ cdta. de cúrcuma molida
¼ de cdta. de pimienta negra
¼ de cdta. de ajo en polvo
½ cdta. de sal kosher
1 cda. de aceite de aguacate

1. Mezcla los camarones con las especias y la sal.
2. Calienta el aceite en un sartén de hierro fundido a fuego medio.
3. Añade los camarones y saltea hasta que estén bien cocidos y rosados, por unos 3 minutos.

Salmón al horno con masala

Sin gluten

Los pescados grasos como el salmón son la mejor fuente de omega-3, y también de una importante ingesta de proteínas y micronutrientes. El salmón al horno es versátil y fácil de preparar, y esta receta lo combina con una pasta de masala del sur de Asia. Si lo prefieres, la masala también se puede utilizar en lugar de pollo o tofu al horno.

Porciones: 2
Tiempo de preparación: 10 min
Tiempo de cocción: de 8 a 12 min,
dependiendo de la temperatura interna

2 filetes de salmón (110-170 g) sin espinas
2 cdas. de aceite de aguacate
1 cdta. de chile en polvo de Cachemira
1 cdta. de cúrcuma molida
¼ de cdta. de pimienta negra
½ cdta. de cilantro molido
½ cdta. de comino molido
½ cdta. de cebolla en polvo
½ cdta. de ajo en polvo
½ cdta. de sal kosher
1 cda. de cilantro fresco picado (opcional)

1. Precalienta el horno a 175 °C y cubre una bandeja de horno con papel encerado.
2. Coloca el salmón en la bandeja con la piel hacia abajo.
3. En un tazón pequeño de cristal, bate el aceite, las especias y la sal para crear una pasta espesa. Unta la pasta de masala a los trozos de salmón.
4. Hornea por 8 a 12 minutos, o hasta que el salmón esté bien cocido, a una temperatura interna de 60 °C.
5. Si lo deseas, decora con cilantro.

Sambar (dal)

Vegetariano, sin gluten

El dal, un guiso indio de lentejas, es una de mis comidas reconfortantes favoritas para la salud del cerebro. El sambar es una versión del dal popular en el sur de la India, aromatizado con tamarindo, una fruta tropical que produce vainas que contienen una fruta agridulce similar a una pasta. El concentrado de tamarindo se vende en tiendas de alimentos especiales y en línea. Lee la etiqueta para asegurarte de que no lleva conservadores. El polvo de asafétida se utiliza en la cocina india como digestivo, ayudando a reducir los efectos de los gases y la hinchazón producidos por alimentos como las alubias y las lentejas. Aunque tiene un aroma fuerte, una vez añadido a un platillo resulta muy sabroso.

Porciones: 8
Tiempo de preparación: 30 min
(más el remojo durante la noche)
Tiempo de cocción: 30 min

2 tazas de lentejas amarillas
2 cdas. de manteca clarificada o aceite de aguacate
1 cdta. de semillas de mostaza negra, opcional
1 cdta. de semillas de comino
2 dientes de ajo, pelados y cortados por la mitad a lo largo
1 chile rojo seco entero, opcional
1 cebolla mediana, finamente picada
1 jitomate mediano, finamente picado
1 taza de berenjena cortada en trozos de 2.5 cm
1 taza de pimiento morrón rojo cortado en trozos de 2.5 cm
1 cdta. de cúrcuma molida
¼ de cdta. de pimienta negra
1 cdta. de pasta de concentrado de tamarindo
1 cda. de sal kosher

1 cdta. de asafétida en polvo (opcional)
1 cdta. de cilantro fresco picado

1. Enjuaga y deja remojar las lentejas en un tazón de cristal tapado en el refrigerador durante la noche. Asegúrate de que el agua cubra las lentejas 1.5 cm por encima.
2. Enjuaga las lentejas al día siguiente, transfiérelas a una cacerola grande y añade cuatro tazas de agua. Hierve las lentejas durante unos 30 min hasta que estén blandas. La textura debe ser suave, como una pasta, así que, si es necesario, puedes suavizarla con una licuadora de inmersión. También puedes cocinar las lentejas en una olla de presión.
3. Calienta la mantequilla clarificada en una olla mediana de acero inoxidable a fuego medio. Añade las semillas de mostaza negra, si las usas, y cocina hasta que estallen. Agrega las semillas de comino, el ajo, el chile rojo (opcional), y la cebolla picada. Cocina entre 3 y 5 min, o hasta que la cebolla esté transparente.
4. Añade el jitomate, la berenjena, el pimiento rojo, la cúrcuma y la pimienta negra, y remueve para mezclar.
5. Fríe la mezcla durante 5 min hasta que esté tierna.
6. Incorpora las lentejas, baja el fuego y añade la pasta de tamarindo y dos tazas de agua, removiendo suavemente para integrar. Deja que se cocine durante unos 20 minutos.
7. Sazona con sal y asafétida en polvo (si la usas).
8. Sirve caliente y adorna con cilantro picado.

Impresionante cabeza de brócoli asada

Vegano, sin gluten

El brócoli está repleto de todos los beneficios nutricionales de las verduras crucíferas: carbohidratos de bajo índice glucémico, fibra, micronutrientes y bioactivos. Esta receta es un gran ejemplo de cómo las verduras pueden ser el platillo principal y no solo un complemento.

Porciones: 4
Tiempo de preparación: 5 min
Tiempo de cocción: 30 min

1 cabeza grande de brócoli
¼ de taza de aceite de aguacate
1 cda. de gochugaru
½ cdta. de cúrcuma molida
¼ de cdta. de pimienta negra
1 cdta. de sal kosher
1 diente de ajo, finamente picado
1 cda. de cilantro fresco picado
2 cdas. de jugo de limón
1 cda. de ralladura de limón
1 cda. de semillas de granada

1. Precalienta el horno a 220 °C.
2. Si la cabeza de brócoli tiene un tallo grande, córtalo por la base y coloca la cabeza con firmeza en una fuente de horno mediana.
3. Mezcla el aceite con las especias, la sal, el ajo y el cilantro en un tazón pequeño y vierte la mezcla sobre la cabeza de brócoli.
4. Asa el brócoli en el horno durante 20 o 25 minutos.
5. Antes de servir, rocíalos con jugo de limón fresco, ralladura de limón y semillas de granada.

Consejo del chef:

- Guarda los tallos de brócoli y pícalos para hacer una sopa o un salteado.

Tallarines de calabaza
con «pesto» de nueces

Vegano, sin gluten

Los tallarines de calabaza son un excelente sustituto de la pasta de trigo estándar, ya que proporciona la misma calidad que los fideos, pero sin el pico de glucosa en sangre. En esta receta, nuestro pesto deja atrás los sabores tradicionales italianos para ofrecer una mezcla mediterránea y asiática de miso fermentado y especias, combinado con las grasas saludables de las nueces. El vinagre de arroz ofrece un excelente sabor umami, pero puedes omitirlo si no lo tienes a mano.

Porciones: 4
Tiempo de preparación: 10 min
Tiempo de cocción: 20 min

1 calabaza espagueti grande
2 cdas. de aceite de aguacate
2 cdtas. de sal kosher, divididas
1 taza de nueces crudas
¼ de taza de levadura nutricional
1 cdta. de gochugaru
½ cdta. de vinagre de arroz
1½ cdas. de pasta de miso blanco
1 cdta. de ajo en polvo

Para la calabaza:

1. Precalienta el horno a 200 °C. Forra una bandeja con papel encerado.
2. Corta la calabaza por la mitad a lo largo y sácale las semillas. Unta cada mitad con aceite, sazónalas con la mitad de la sal y colócalas bocabajo en la bandeja de horno.

3. Asa durante 20 o 25 min, o hasta que esté tierna al pincharla con un tenedor. Deja enfriar la calabaza y saca los «espaguetis» de la calabaza con un tenedor y colócalos en un tazón grande.

Para el pesto:

1. Mezcla los ingredientes restantes en un procesador de alimentos durante 2 o 3 min, o hasta que la mezcla esté desmenuzada.
2. Añade el pesto a los fideos de calabaza y remueve hasta que esté bien integrado.

ENSALADAS, GUARNICIONES Y SOPAS

Papa al horno (fría)

Vegetariana, sin gluten

Aunque las papas pueden tener demasiadas calorías como alimento diario, me encanta una papa al horno, ya sea sola como guarnición o con ingredientes como comida completa. Este método de cocción y enfriamiento completo ayuda a reducir el índice glucémico de las papas, haciéndolas más saludables para tu metabolismo e intestino.

Porciones: 4
Tiempo de preparación: 3 min
Tiempo de cocción: 45-60 min para hornear,
más 12 h para enfriar

4 papas asadas grandes
¼ de taza de aceite de aguacate
1 cda. de sal kosher

1. Precalienta el horno a 230 °C. Cubre una bandeja de horno con papel encerado.
2. Lava bien las papas y sécalas con una toalla limpia. Con un tenedor, haz varios agujeros en la piel de cada papa. Frota un poco de aceite en cada una y espolvoréalas con sal.
3. Coloca las papas en la bandeja y hornéalas durante 45 o 60 min, o hasta que cada una esté tierna al picarla con un tenedor o puedas cortar fácilmente su superficie con un cuchillo de cocina.
4. Guarda las papas en el refrigerador, cubiertas, durante la noche.

5. Cuando estés listo para comerlas, calienta las papas en el microondas durante 2 o 3 min, o en una freidora de aire a 175-180 °C durante 4 minutos.
6. Sirve las papas con los ingredientes que prefieras, como mantequilla, cebollín, queso parmesano o tocino de shiitake (ver página 323). Utiliza opciones veganas para la mantequilla o el queso, según desees. Cómete la piel para obtener más fibra y nutrientes.

Sopa cremosa de alubias cannellini y verduras

Vegana, sin gluten

Esta sopa combina los poderes ansiolíticos de las alubias y las verduras de hoja verde para crear una deliciosa comida de estilo mediterráneo.

Porciones: 6
Tiempo de preparación: 15 min
Tiempo de cocción: 15 min

1 cda. de aceite de aguacate
½ taza de cebollas amarillas picadas
1½ cdtas. de sal kosher
½ cdta. de pimienta blanca
1 cdta. de ajo en polvo
½ cdta. de tomillo fresco
2 latas de alubias cannellini orgánicas, escurridas y enjuagadas
2 tazas de caldo de verduras bajo en sodio
2 tazas de bebida de cáñamo u otra vegetal de tu elección
2 tazas de espinacas *baby*
Jugo de ½ limón
1 cda. de perejil fresco picado
1 cda. de pepitas tostadas

1. Calienta el aceite en una olla grande de acero inoxidable a fuego medio. Saltea las cebollas con la sal, las especias y el tomillo durante unos 5 min, o hasta que las cebollas estén blandas y doradas.
2. Añade las alubias y saltea durante otros 5 min. Añade el caldo y la bebida de cáñamo, y lleva a ebullición.
3. Retira del fuego y coloca la sopa en una licuadora; añade más caldo si está demasiado espesa. Otra opción es utilizar una licuadora de inmersión para licuar la sopa mientras aún está en la olla, fuera del fuego.
4. Añade las espinacas y el jugo de limón justo antes de servir, dejando que las verduras se ablanden en la sopa.
5. Sirve con perejil picado y pepitas por encima.

Sopa de coliflor al curry y coco

Vegana, sin gluten

Esta sustanciosa sopa aprovecha la fuerza nutricional de la coliflor, así como la mezcla beneficiosa para el cerebro de cúrcuma y pimienta negra.

Porciones: 8
Tiempo de preparación: 10 min
Tiempo de cocción: 30 min

2 bolsas (de 450 g) de floretes de coliflor congelados
4 cdas. de aceite de aguacate
1 cebolla amarilla, cortada en dados
4 dientes de ajo picados
½ cdta. de sal kosher
½ cdta. de cúrcuma molida
1 cdta. de pimienta de cayena
½ cdta. de nuez moscada
Una pizca de pimienta negra

1 cdta. de gochujang
4 tazas de caldo de verduras bajo en sodio
1 taza de bebida de coco
Una pizca de almendras o pepitas picadas (opcional)
Cilantro fresco picado

1. Precalienta el horno a 220 °C.
2. Coloca los floretes de coliflor en una bandeja de horno y úntalas con una cucharada de aceite. Hornéalas durante 20 min, o hasta que estén tiernas.
3. Calienta el aceite restante en una olla grande a fuego medio. Cuando el aceite esté brillante, añade la cebolla y el ajo. Cocina, removiendo de vez en cuando hasta que la cebolla esté transparente, entre 6 y 8 minutos.
4. Añade la sal, las especias y la coliflor asada a la olla. Vierte el caldo y la bebida de coco. Deja que la sopa hierva, luego, reduce el fuego y cocina a fuego lento durante unos 15 minutos.
5. Deja que la sopa se enfríe un poco. Mezcla en una licuadora o con una batidora de inmersión hasta que se suavice.
6. Sirve con almendras o pepitas por encima, si lo deseas, y cilantro picado. Para añadir fibra y densidad de nutrientes, agrega floretes de brócoli crujientes y tostados.

Papas fritas de quimbombó mediterráneas

Veganas, sin gluten

No se puede negar que a todos nos encantan las papas a la francesa, aunque no sean saludables y empeoren la ansiedad. Estas papas fritas de quimbombó son una forma mucho más saludable de satisfacer ese antojo, ya que el quimbombó es una buena fuente de fibra y micronutrientes.

Porciones: 4
Tiempo de preparación: 20 min
Tiempo de cocción: 20 min

45 g de quimbombó
2 cdas. de aceite de aguacate
1 cda. de harina de garbanzo
1 cda. de arrurruz en polvo
1½ cdtas. de cebolla en polvo
1½ cdtas. de ajo en polvo
1 cdta. de comino
1 cdta. de cilantro molido
1 cdta. de chile en polvo de Cachemira
½ cdta. de cúrcuma molida
¼ de cdta. de pimienta negra
2 cdas. de cilantro fresco picado (opcional)

1. Ajusta la freidora de aire a 200 °C o precalienta el horno a 220 °C. Forra la cesta de la freidora con un trozo pequeño de papel encerado.
2. Limpia el quimbombó con un paño de cocina limpio y húmedo y sécalo con palmaditas. Corta cada quimbombó por el centro a lo largo. Coloca el quimbombó en una bandeja de horno y rocíalo con aceite antes de mezclarlo con harina de garbanzo y polvo de arrurruz.
3. Mezcla las especias en un tazón pequeño y espárcelas sobre el quimbombó.
4. Si utilizas la freidora de aire, coloca el quimbombó en su cesta y cocina durante 10 minutos. Retira la cesta, dale la vuelta al quimbombó con cuidado y cocina durante otros 5 u 8 min hasta que esté crujiente. Conseguirás un mejor efecto si colocas el quimbombó en una sola capa y la fríes al aire por tandas.
5. Si utilizas el horno, coloca el quimbombó en una sola capa sobre una bandeja forrada con papel encerado y hornéalo durante unos 10 min, o hasta que quede crujiente.

6. Cúbrelo con cilantro picado, si lo deseas. Si quieres, añade una salsa de yogur lácteo o vegano a un lado.

Ensalada verde relajante

Vegana, sin gluten

Las verduras de hoja verde son uno de los alimentos más importantes en la lucha contra la ansiedad. No hay nada de malo en una simple ensalada a base de un solo tipo de verdura, pero siempre que puedo, me gusta combinar varias verduras diferentes en una ensalada enorme y satisfactoria. Esta ensalada se puede servir sola, como complemento o con una proteína para completar una comida.

Porciones: 2
Tiempo de preparación: 15 min

1 taza de arúgula *baby*
1 taza de hojas de diente de león picadas
1 taza de lechuga romana picada
1 taza de bok choy *baby* picado
2 tallos de apio cortados en trozos de 1.25 cm
4 pimientos morrones rojos, amarillos o naranjas en rodajas
½ pepino inglés cortado en dados
½ taza de jitomates cherry cortados por la mitad
2 cdas. de aceite de oliva extra virgen
2 cdas. de ralladura de limón
Jugo de ½ limón
½ cdta. de sal kosher
Una pizca de pimienta negra

1. Cuando estés listo para comer, mezcla todos los ingredientes en un tazón grande y sírvelo fresco. Si no tienes pensado servir la

ensalada en ese instante, no añadas el aceite, la ralladura de limón ni el jugo hasta que estés listo para comerla.

2. Puedes guardar la ensalada en un recipiente de vidrio o de acero inoxidable tapado hasta por cuatro días en el refrigerador. También puedes servirla con otra de tus vinagretas caseras favoritas.

Para una comida completa, mis ingredientes ricos en proteínas favoritos por ración son:

¼ aguacate mediano, en rodajas
2 cdas. de almendras fileteadas o nueces picadas
½ taza de brotes de brócoli
½ taza de garbanzos picantes
½ taza de tofu picante en cubos cocinado en la freidora de aire

Ensalada caleidoscopio crujiente de la doctora Uma

Vegana, sin gluten

Como alternativa a una ensalada verde tradicional, esta hermosa ensalada multicolor está llena de legumbres y verduras ricas en nutrientes ansiolíticas. Si quieres, puedes añadir una fuente de proteínas como semillas de cáñamo o de chía, o anchoas, ostras o sardinas enlatadas.

Porciones: 4
Tiempo de preparación: 20 min

Para la ensalada:

1 lata (425 g) de alubias blancas orgánicas, escurridas y enjuagadas
1 lata (425 g) de alubias negras orgánicas, escurridas y enjuagadas
1 bolsa (280 g) de maíz orgánico congelado, descongelado y escurrido

4 pimientos morrones naranjas y pequeños, cortados en dados
4 pimientos morrones rojos y pequeños, cortados en dados
4 pimientos morrones amarillos y pequeños, cortados en dados
2 tallos de apio, cortados en dados
4 pepinos persas, cortados en dados
1 chile serrano pequeño, finamente picado (quítale las semillas para que pique menos)
¼ de cebolla roja mediana, finamente picada
½ taza de perejil italiano fresco de hoja plana, finamente picado
½ taza de cilantro fresco, finamente picado
¼ de taza de menta fresca, finamente picada
1 cda. de ralladura de lima

Para el aderezo:

½ taza de aceite de oliva extra virgen
2 cdtas. de miel
El jugo de 1½ limas
1 cdta. de sal kosher
½ cdta. de pimienta negra

1. Para preparar la ensalada, integra todos los ingredientes en un tazón grande.
2. Para preparar el aderezo, integra todos los ingredientes en un frasco de cristal con tapa y agítalo para emulsionar. Mezcla la ensalada con el aderezo.

Berenjena de inspiración mediterránea y asiática

Vegana, sin gluten

La berenjena es común en las cocinas mediterránea y asiática, por lo que es un complemento natural para un platillo mediterráneo y asiático. La berenjena japonesa es más larga, más delgada y de un color púrpura más claro que la popular italiana (si no encuentras berenjena japonesa, puedes sustituirla por una italiana grande cortada en rodajas horizontales de 2.5 cm de grosor). ¡Este platillo es picante!

Porciones: 4
Tiempo de preparación: 30 min
Tiempo de cocción: 20 min

4 berenjenas japonesas
2 cdas. de aceite de aguacate
2 cdtas. de aceite de ajonjolí
1 cda. de gochujang
2 cdtas. de aminoácidos de coco
1 cdta. de vinagre de arroz
½ cdta. de gochugaru
¼ de cdta. de chile en polvo de Cachemira
¼ de cdta. de comino molido
¼ de cdta. de cilantro molido
2 cebollines finamente picados
1 cda. de semillas de ajonjolí
1 chile serrano pequeño, finamente picado (quítale las semillas para que pique menos)
1 cda. de cilantro fresco picado

1. Precalienta el horno a 200 °C. Cubre una charola de horno con papel encerado.

2. Corta las berenjenas por la mitad a lo largo. Marca el lado de la pulpa con un patrón entrecruzado. Unta este lado con una cucharada de aceite de aguacate.
3. Añade la cucharada restante de aceite de aguacate a un sartén de hierro fundido a fuego medio. Dora las berenjenas con la pulpa hacia abajo durante 3 min. Usa unas pinzas para transferir las berenjenas a la charola con la pulpa hacia arriba.
4. Combina el aceite de ajonjolí con el gochujang, los aminoácidos de coco, el vinagre y las especias para hacer una salsa. Unta las berenjenas con la salsa.
5. Hornea durante 15 min hasta que las berenjenas estén doradas.
6. Espolvorea los cebollines, las semillas de ajonjolí, el chile serrano picado y el cilantro fresco antes de servir.

Cebollas cipollini y alubias verdes con miso

Vegano, sin gluten

Las cebollas son una gran fuente de fibra prebiótica y las alubias verdes están llenas de micronutrientes. Yo prefiero las que son más largas y delgadas, a veces llamadas alubias verdes francesas o haricots verts, pero cualquier variedad servirá. Omití la sal porque el miso es salado.

Porciones: 4
Tiempo de preparación: 10 min
Tiempo de cocción: de 20 a 25 min

½ taza de pasta de miso blanco
2 cdas. de aceite de aguacate
2 dientes de ajo, picados
¼ de cdta. de pimienta negra
2 tazas de cebollas cipollini
2 tazas de alubias verdes, limpias y cortadas en trozos de 5 cm

1. Precalienta el horno a 220 °C. Cubre una charola para hornear con papel encerado.
2. Mezcla la pasta de miso, el aceite, el ajo y la pimienta en un tazón grande. Añade las cebollas cipollini y las alubias verdes, y remueve para integrar.
3. Coloca las verduras en la charola preparada, asegurándote de que estén dispuestas en una sola capa. Hornea durante unos 45 min, o hasta que las cebollas estén caramelizadas y las alubias verdes estén tiernas. Como los hornos varían, comprueba las verduras periódicamente, ya que pueden estar listas antes o después. Las alubias verdes congeladas se cocinarán más rápido.

Floretes de brócoli morado salteados

Vegano, sin gluten

El brócoli morado con brotes es mi superalimento ansiolítico favorito. Aporta una dosis mayor de micronutrientes y bioactivos beneficiosos que el brócoli verde normal debido a las antocianinas que le dan ese glorioso tono púrpura. Si no lo encuentras en el supermercado, prueba en un mercado local de agricultores o incluso intenta cultivarlo tú mismo.

Porciones: 4
Tiempo de preparación: 5 min
Tiempo de cocción: 15 min

45 g de brócoli morado en floretes
2 cdas. de aceite de aguacate
2 dientes de ajo, en rodajas finas
1 cdta. de sal kosher
½ cdta. de pimienta blanca
½ cdta. de perejil seco

1 cdta. de orégano seco
½ limón
Aceite de oliva extra virgen (opcional)

1. Corta los floretes del brócoli morado y corta los tallos en rodajas.
2. Calienta el aceite de aguacate en un sartén de hierro fundido a fuego alto. Añade el ajo, la sal, la pimienta y las hierbas, y luego añade el brócoli. Saltea muy rápidamente, removiendo con una espátula durante unos 3 minutos.
3. Si lo deseas, antes de servir añade un chorrito de jugo de limón y un chorrito de aceite de oliva extra virgen.

Tocino de shiitake

Vegano, sin gluten

Esta versión vegetal del tocino es un gran capricho para servir como guarnición de papas al horno o ensaladas, o incluso solo como complemento. Los hongos contienen potentes bioactivos que ayudan a mantener la calma. No es necesario añadir sal, ya que los aminoácidos del coco son lo suficientemente salados.

Porciones: 4
Tiempo de preparación: 10 min
Tiempo de cocción: 15 min

1 cdta. de aceite de aguacate
2 tazas de hongos shiitake, sin tallo y en rodajas de 6 mm de grosor
1 cda. de aminoácidos de coco
¼ de cdta. de pimienta negra
¼ de cdta. de cúrcuma molida
1 cdta. de paprika ahumada

1. Precalienta el horno a 200 °C.
2. Calienta el aceite en un sartén de hierro fundido a fuego medio. Añade el resto de los ingredientes, mezcla para integrarlos y saltea durante unos 3 minutos.
3. Mete el sartén en el horno y hornea durante 10 min, o hasta que los hongos estén secos, dorados y crujientes.

Ensalada de pepino crujiente y picante

Vegana, sin gluten

Esta fresca y fría ensalada es un excelente complemento para casi cualquier platillo. Mis pepinos favoritos son los persas, que son más pequeños y estrechos que los pepinos estándar o ingleses.

Porciones: 4
Tiempo de preparación: 15 min

6 pepinos persas
1 cdta. de aceite de ajonjolí
1 cdta. de aceite de aguacate
2 cdas. de vinagre de arroz
1 cda. de tamari
1 cda. de aminoácidos de coco
½ cdta. de miel
¼ de cdta. de sal kosher
3 dientes de ajo, picados
1 cdta. de gochugaru
1 cdta. de ajonjolí

1. Corta los pepinos en rodajas, sin quitarles la cáscara. Colócalos en un plato de cristal pequeño con tapa.
2. Licúa los ingredientes restantes en un tazón pequeño. Vierte el aderezo sobre los pepinos y remuévelos.
3. Guárdalos tapados en el refrigerador y sírvelos fríos.

POSTRES

Mousse calmante de chocolate

Vegano, sin gluten

Este mousse vegano de chocolate es una forma estupenda de disfrutar de un capricho sin los ingredientes poco saludables que pueden añadirse a un mousse comprado en la tienda. También tiene una dosis de grasas saludables procedentes del aguacate. Sírvelo solo o con una pizca de sal rosa del Himalaya o de paprika, un puñado de pistaches sin sal o una pizca de canela, que estabiliza la glucosa en sangre.

Porciones: 1
Tiempo de preparación: 15 min

1 plátano maduro
¼ de aguacate grande maduro
3 cdas. de cacao orgánico en polvo
½ cdta. de miel de manuka

1. Añade todos los ingredientes a un procesador de alimentos y mezcla hasta obtener una pasta suave. Tápala.
2. Enfría en el refrigerador hasta que estés listo para servir. Si lo deseas, añade arándanos o fresas y nibs de cacao para un impulso antioxidante extra.

Crema de avellanas con chocolate

Vegana, sin gluten

Me encanta la Nutella, pero está llena de azúcares añadidos y grasas poco saludables. Esta versión tiene el mismo perfil de sabor, pero es mucho más saludable para comer con rodajas de manzana, palitos de apio o zanahoria, o para añadir a un licuado. Es una crema tan rica y deliciosa que solo necesitarás un poco para estar satisfecho.

Porciones: 12
Tiempo de preparación: 15 min
Tiempo de cocción: 30 min

2½ tazas de avellanas peladas
⅔ de taza de chocolate extraamargo
2 cdas. de aceite de coco
1 cda. de miel
1 cda. de cacao en polvo
1 cda. de extracto de vainilla

1. Precalienta el horno a 175 °C. Forra una charola para hornear con papel encerado.
2. Esparce las avellanas en la bandeja y hornéalas durante unos 10 min, o hasta que estén ligeramente doradas. Retíralas y déjalas enfriar durante 30 minutos.
3. Mientras tanto, derrite el chocolate a baño maría (véase el consejo del chef). Mantén el chocolate derretido caliente hasta que las avellanas se hayan enfriado.
4. Coloca las avellanas frías en un procesador de alimentos y pulsa hasta que tengan la textura de la arena. Vierte el chocolate derretido, el aceite de coco, la miel, el cacao en polvo y el extracto de vainilla. Procesa hasta que quede suave; es posible que necesites un procesador potente o un toque de bebida de cáñamo para que el untable quede suave y con menos grumos.

5. Vierte la crema en un frasco de vidrio limpio, ciérralo bien y refrigéralo hasta por tres meses.

Consejo del chef:

- Para derretir el chocolate a baño maría, llena una olla de acero inoxidable con un tercio de agua. Pon el chocolate en un tazón de vidrio resistente al calor y colócalo sobre la olla, de forma que su base no toque el agua. Calienta el agua a fuego medio. Cuando el chocolate empiece a derretirse, retira el tazón del fuego con un guante de cocina y remuévelo suavemente hasta que se derrita por completo.

Trufas de chocolate negro con chile

Veganas, sin gluten

Si se te antoja un dulce de chocolate, pero no quieres arriesgarte a empeorar tu ansiedad con azúcares añadidos, estas trufas, endulzadas de forma natural con plátanos, pueden ser una gran opción. Están saborizadas con café y chile, pero también puedes usar nueces trituradas, coco sin azúcar o cualquier otra opción que te guste.

Porciones: 8
Tiempo de preparación: 20 min
Tiempo de cocción: 30 min,
más una noche para que se asiente

200 g de chocolate extraamargo, rallado
½ cdta. de café expreso descafeinado en polvo
2 plátanos maduros
1 cdta. de chile chipotle en polvo
½ cdta. de sal de mar Maldon

1. Forra un molde de vidrio cuadrado (de 20 cm por lado) con una capa de film transparente cubierta por una de papel encerado. Enfría el molde en el congelador durante media hora.
2. Derrite el chocolate a baño maría. Añade el café expreso en polvo y remueve.
3. Tritura los plátanos en un procesador de alimentos hasta que queden suaves. Mézclalos con el chocolate derretido, removiendo con suavidad.
4. Vierte la mezcla en el molde para hornear y usa una espátula para alisar la superficie. Espolvorea con chipotle en polvo y sal de mar.
5. Coloca el molde en el congelador durante la noche para que se endurezca.
6. Transfiere la mezcla de trufa del molde de vidrio a una tabla de cortar limpia. Corta en cuadrados de 2.5 cm para servir.
7. Guárdalo en el congelador hasta por un mes en un recipiente sellado.

Licuado Cherry CALM de la doctora Uma

Vegano, sin gluten

Con un equilibrio de carbohidratos de bajo índice glucémico, grasas saludables, fibra y proteínas, este licuado de chocolate y cerezas proteico es un excelente desayuno para llevar, que te mantendrá lleno y concentrado durante toda la mañana. Si quieres, puedes añadir una cucharada de chía, linaza o cáñamo.

Mezcla los ingredientes en una licuadora hasta que el resultado quede suave.

1 taza de cerezas frescas o congeladas, sin hueso
1 cda. de proteína en polvo de tu elección

2 cdtas. de cacao en polvo sin azúcar
½ cdta. de canela en polvo
1 cda. de crema de nueces cruda
1½ tazas de espinacas
225 ml de bebida de cáñamo o leche de tu elección

BEBIDAS

Bebida de cáñamo casera

Vegana, sin gluten

La bebida de cáñamo es mi alternativa favorita a la leche. Se puede tomar sola o utilizar en cualquier receta que requiera leche. Se usa menos agua para obtener un resultado más cremoso y espeso. También es fácil crear versiones saborizadas y ligeramente endulzadas con dátiles y saborizantes.

Porciones: 6
Tiempo de preparación: 5 min

½ taza de semillas de cáñamo descascarilladas (corazones de cáñamo)
Una pizca de sal kosher
4 tazas de agua

1. Añade las semillas de cáñamo, la sal y el agua a una licuadora. Bate durante 1 min o hasta que el líquido esté cremoso. Utiliza una manta de cielo limpia o una bolsa especial para colar el líquido y obtener una textura menos granulada.
2. Para conservarlo, vierte el líquido en una botella de vidrio y ciérrala bien. Se conserva en el refrigerador hasta por 5 días.

Para darle sabor a vainilla:

Añade ½ cdta. de extracto de vainilla y 1 dátil sin hueso ablandado en agua caliente a la mezcla cuando la proceses.

Para darle sabor a chocolate:

Añade 2 cucharadas de cacao en polvo natural y 1 dátil sin hueso ablandado en agua caliente a la mezcla cuando la proceses.

Para darle sabor a fresa:

Añade ½ taza de fresas frescas o congeladas y 1 dátil sin hueso ablandado en agua caliente a la mezcla cuando la proceses.

Té verde matcha con perlas de tapioca

Vegano, sin gluten

El té con perlas de tapioca tradicional es delicioso, pero está hecho con polvos de frutas endulzados poco saludables, azúcar y perlas de tapioca con almidón. Inspirada en mi favorito de la infancia, el falooda, mi versión cambia las perlas de tapioca por semillas de albahaca remojadas, saludables para el cerebro, y contiene otros ingredientes calmantes.

Porciones: 1
Tiempo de preparación: 40 min

1 cdta. de té matcha
½ cdta. de cardamomo en polvo
½ cdta. de semillas de albahaca
1 taza de bebida de almendras o de cáñamo
1 cdta. de miel
½ cdta. de extracto de vainilla
½ taza de hielo

1. Licúa el té matcha y el cardamomo con ¼ de taza de agua hirviendo y deja enfriar.

2. Remoja las semillas de albahaca en una taza de agua durante 30 min, luego escúrrelas y enjuágalas.
3. En un vaso alto, añade el té matcha frío y la bebida de almendras, la miel y el extracto de vainilla. Remueve.
4. Añade las semillas de albahaca y el hielo. Sírvelo con un popote.

Tisana de pasiflora

Vegana, sin gluten

La pasiflora es un remedio herbal que puede aliviar la ansiedad. Esta sencilla receta de té de hierbas también se puede adaptar a otros tipos de té.

Porciones: 1
Tiempo de preparación: 10 min

1 cda. de pasiflora seca
½ cdta. de miel (opcional)

1. Coloca la pasiflora en una taza mediana para té. Vierte una taza de agua hirviendo sobre la pasiflora y déjala reposar durante unos 10 min. Si tienes un filtro de té u otro infusor, también te será útil.
2. Cuela la pasiflora y endulza el té con la miel, si lo deseas.

TRANQUILÍZATE JUGANDO

Plastilina de lavanda

Para esta última receta, no comestible, quiero compartir mi forma táctil favorita de calmar la ansiedad. Me encanta llevar una bola de esta plastilina casera en la bolsa para apretarla cuando me siento ansiosa o estresada. En lugar de lavanda, puedes usar otros aceites esenciales calmantes, como jazmín, melisa, albahaca dulce orgánica o manzanilla, por nombrar algunos. Incluso el proceso de elaboración es relajante: amasar la masa calma y divierte.

Tiempo de preparación: 5 min
Tiempo de cocción: 10 min

2 tazas de harina para todo uso
¾ de taza de sal kosher
4 cdtas. de cremor tártaro (o bitartrato de potasio)
1½ cdas. de aceite de coco
½ cda. de aceite esencial de lavanda
Colorante vegetal morado o del color de tu elección

1. Combina la harina, la sal y el cremor tártaro en una cacerola mediana antiadherente. Añade 2 tazas de agua tibia y el resto de los ingredientes, y remueve a fuego medio, por unos 2 min, hasta que la masa se espese y empiece a formar una bola.
2. Cuando la bola esté firme, retírala del fuego. Transfiere la bola a un tazón limpio y déjala enfriar durante 2 min. Amasa en una superficie lisa hasta que quede suave, por unos 5 minutos.
3. Guárdala en una bolsa de plástico hasta por 2 meses.

AGRADECIMIENTOS

Cuando escribí mi primer libro, *Lo que la comida le hace a tu cerebro,* jamás imaginé que tendría tanta aceptación. Me siento muy afortunada por haber compartido mi trabajo en salud mental y llegar a más personas de las que habría llegado en los confines de mi clínica. Este segundo libro ha sido un viaje para conectar de verdad con quienes luchan contra la ansiedad, una condición que afecta a todos los grupos demográficos. Por eso, quiero agradecerle a cada paciente, amigo, familiar y colega por compartirme su ansiedad, me enseñaron mucho y me ayudaron a desarrollar el protocolo de este libro: que hay esperanza, y que la nutrición y la comida son el motor de nuestro trabajo.

Le agradezco a mi equipo de oncología y quirófano: al doctor Eric Winer, a las doctoras Tari King, Adrienne Gropper Waks, Jennifer McKenna, a las enfermeras y a todo el personal de Dana-Farber (Boston) por haberme ayudado a sobrevivir mientras escribía este libro.

A mis agentes Celeste, Sarah, Mia, Emily y a todo su equipo de PFLM, gracias por darle vida a este libro y por convertir *Lo que la comida le hace a tu cerebro* en un referente en el catálogo.

A Tracy, mi editora, me siento afortunada de que me hayas elegido a mí, una autora de medicina, desconocida y con un mensaje específico en psiquiatría nutricional. Gracias por creer en mi primer libro y por tu apoyo constante.

Gracias a todo el equipo de Little, Brown Spark de Hachette: Jess, Jules, Karina y el increíble equipo de derechos internacionales. Muchísimas gracias a William; qué suerte tuve de volver trabajar tan estrechamente contigo.

A mis mentores en Ciencias, Medicina, Psiquiatría y Nutrición en Harvard y demás lugares, gracias por su apoyo y aliento en cada paso del camino. Estas áreas suelen ser un enigma para la mayoría, pero he tenido la suerte de contar con todos ustedes a lo largo de mi carrera.

A la Academia de Psiquiatría General de Massachusetts: al doctor David Rubin, a Jane Pimental, a Shauna Futch y a todo el equipo, gracias por ayudarme a desarrollar el primer plan académico del mundo en Psiquiatría Nutricional y Metabólica en Harvard.

Para mí fue un gran honor conocer a su alteza real el expríncipe de Gales. Fue suya la sugerencia de una guía clara para el público sobre qué es la alimentación saludable, lo que a la postre dio origen a la campaña Food for Mood en Reino Unido.

Al doctor Dixon, a Amanda King y a todo el equipo de la Facultad de Medicina de Reino Unido, gracias por ayudarme a difundir la campaña Food for Mood.

A Olivia, Andrea, Roshini, Connor, Vina, Tanusha, Sayuj, Angela Jill y Alexis, gracias, querido equipo, por ser auténticas joyas, por amar este trabajo tanto como yo y por esforzarse en compartirlo con el mundo.

Asimismo, no habría podido escribir este libro sin mis mejores amigos, Srini, Rajiv y Denise.

Por último, un enorme agradecimiento a mi familia: a mi difunto padre; a mi madre, que sigue siendo una auténtica superestrella en todo lo que hace; a mis hermanos, Vahini, Hesh y Vishy. A mi querida tía Nimi, quien falleció repentinamente antes de la publicación de esta obra, gracias por el libro de cocina que me compraste y por todo lo que me enseñaste, te extraño muchísimo. Al resto de mi querida familia: Kamil, Laura, Namitha, Nag, Sashen y Sayuri. A Oisín, Orin y Nyra, quienes son un hermoso recordatorio de que la comida es amor, ¡incluso cuando es saludable!